中华传统保健文化

图说穴道按摩治百病

国医编委会 主编

集千古智慧成治病奇方流传百世

汇集针灸药膳惠民实书恩被集民强身健体

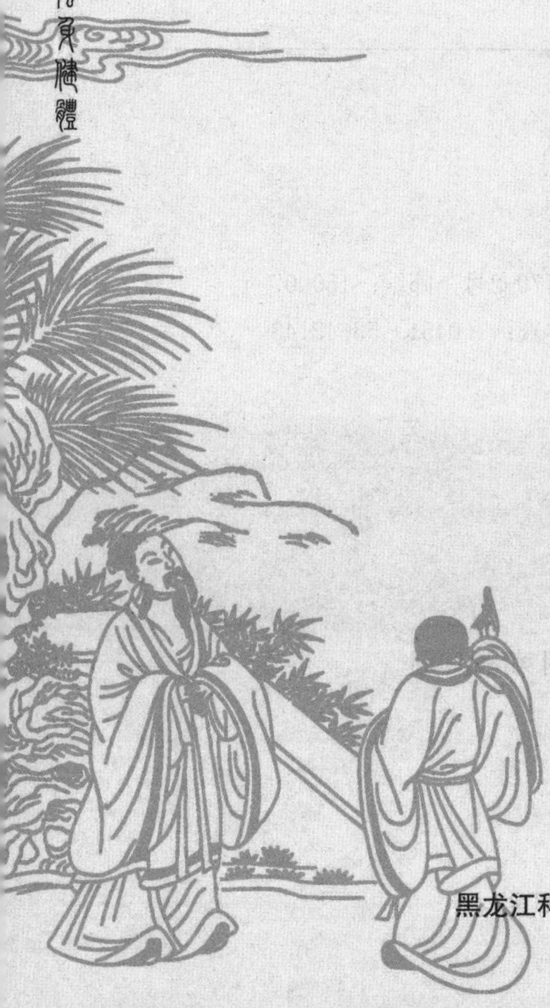

黑龙江科学技术出版社

图书在版编目(CIP)数据

图说穴道按摩治百病 / 国医编委会主编. -- 哈尔滨:
黑龙江科学技术出版社, 2014.5(2020.5重印)
ISBN 978-7-5388-7882-0

Ⅰ.①图… Ⅱ.①国… Ⅲ.①穴位按压疗法－图解
Ⅳ.①R245.9-64

中国版本图书馆CIP数据核字(2014)第097789号

图说穴道按摩治百病

TUSHUO XUEDAO ANMO ZHI BAIBING

主　　编　国医编委会
责任编辑　王嘉英　宋秋颖
封面设计　盛世博悦
出　　版　黑龙江科学技术出版社
地址：哈尔滨市南岗区公安街70-2号　邮编：150007
电话：（0451）53642106　传真：（0451）53642143
网址：www.lkcbs.cn
发　　行　全国新华书店
印　　刷　北京一鑫印务有限责任公司
开　　本　787mm×1092mm　1/16
印　　张　18
字　　数　280千字
版　　次　2014年5月第1版　2020年5月第3次印刷
书　　号　ISBN 978-7-5388-7882-0
定　　价　69.00元

>>前言

当代医学研究取得了巨大成就，大量医学疑难问题相继得到解决，大大提高了人类的健康水平。但是一方面，来自外界环境的污染、自然界生态平衡的人为破坏，导致危害人类健康状况的因素增加；另一方面精神压力的增大、各种社会问题的蓄积，又使得人们的承受能力面临着新的挑战。与此相应的是，人们的自我保健意识大大增强了。正是在这一背景下，古老的中医传统疗法有了新的用武之地，重新焕发出灿烂的光芒。

本书所介绍的穴道按摩疗法，正是我国传统医学宝库里的一朵奇葩。根据中国传统医学的经络理论，人体布满各种各样的穴道，它们和人体的各种器官之间有着密切的联系。通过对穴道的多种处治手段，诸如针刺、按摩、指压等，可以对相关器官起到明显的保健和治疗作用。这一神奇疗法目前已传遍全世界，人们对其显著的疗效啧啧称奇之余，竞相效法。

穴道疗法的优点很多，首先在于它的安全性，它没有药物治疗，特别是西药的诸多不良反应；其次是它集治疗和保健于一身的双重疗效，使它具有更为广泛的适用性；最后在于它不受场地的限制，又简便易学，因此它可以从医院里走出来，成为人民大众能够普遍采用的一种自我保健方法。

本书内容深入浅出，言简意赅，配以大量清晰的人体图片，明白准确地向人们介绍了穴道疗法的系统知识，使读者看过即可基本掌握，实为广大患者和医务工作者的良师益友。穴道按摩疗法对于各种疾病的辅助治疗和常见疾病的家庭护理，以及人们的自我保健，无疑将产生显著的疗效和养生保健的效果。

因编者水平有限，能力绵薄，书中难免有不当之处。建议读者在应用本书介绍的方法施治时，须结合自己身体的实际状况对症治疗，必要时须咨询专业医师再行施治。在此，恳请广大读者体谅，批评斧正。

目录
contents

一、穴道按摩必读

二、有效的全身穴道对症疗法

三、疗效非凡的无痛灸治疗法

四、足底按摩

五、手部穴道按摩

一、穴道按摩必读

给人按摩的注意事项

（1）受术者只需露出进行按摩的部位，其余部分应遮盖保暖，以免着凉。

（2）受术者体位要得当，以推拿部位舒适放松为标准。

（3）施术者禁止戴戒指和手链。

（4）施术者要修剪指甲，以免损伤受术者皮肤。在冬天则应先将手搓暖，以免手太凉而引起受术者肌肉紧张，感觉不舒服。

（5）按摩时应嘱咐受术者放松肌肉，取穴要准确，用力应由轻到重，既柔和均匀又有持久力。给小儿按摩，手法应更轻柔缓和，不宜过分用力。要随时观察受术者的神态，以受术者不会感到疼痛难受为度。

自我按摩的注意事项

自我按摩，既可以强身防病，又可以达到治疗疾病的目的，且患者自身就可施行，因而受到很多患者，特别是中老年人的青睐。在实行自我按摩时，一定要注意以下几点：

（1）身心放松：

按摩时除要集中精力外，还要做到心平气和、全身放松。

（2）取穴准确：

按摩是依靠刺激穴位来疏通经络，使血脉流畅，达到健身、治病的目的。只有取穴准确才能收到很好的疗效。

（3）用力恰当：

用力的大小，应以有一定的酸、麻、胀感为度。用力过小，不能起到应有的刺激作用；用力过大，既易疲劳，也易擦伤皮肤或引起不良反应。

（4）循序渐进：

按摩的穴位和次数，都应由少渐多，由轻渐重。

（5）持之以恒：

使用按摩来保健或治疗慢性病，不能急功近利，持之以恒才会收到疗效。

正确找寻穴道位置

按摩指导类的书最需要解决的问题是：人体穴位标注得是否准确。因为手绘的图与人体实际有一定的出入，所以，我们编委会注意到这个问题，用人体真图准确地标注了人体的相关穴位，由于这些穴道在身体上没有做特别的记号，所以，按摩前须先找出正确的穴道位置。

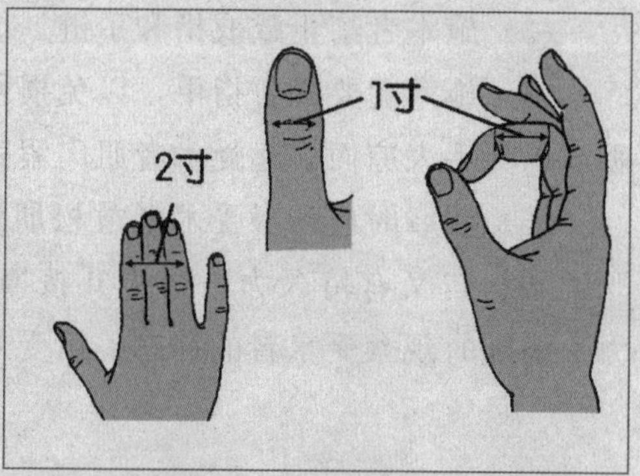

在按摩指导中，常根据人体各部分的长短定出一定的分寸，按寸取穴。但需说明的是：这里的“寸”与度量衡制中的寸不同，并非表示固定的长度，因为其长度因人而异。

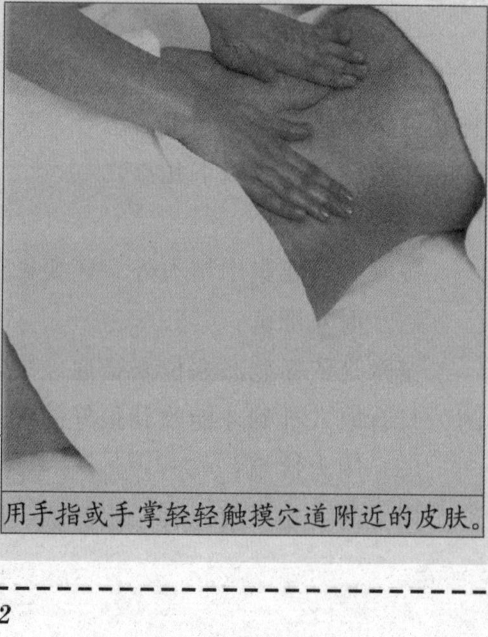
用手指或手掌轻轻触摸穴道附近的皮肤。

正如人的骨骼各异，其骨头的长度和宽度也有所不同，其穴道距离骨头隆起处的远近也有所差别。所以2寸是指食指、中指和无名指加起来的宽幅。

因此，应用感觉舒服的方法，

参考各症状的“对症的穴道”和“对症按摩疗法”项，找出正确的穴道位置。

不过，即使以符合自己身体尺寸法的标准，也未必立刻就能找到实际的穴道。想要找寻正确的穴道位置，可用以下方法。

（1）以手指或手掌轻轻触摸穴道附近的皮肤。如果感觉粗涩不光滑，或有小皮疹、雀斑、黑痣，就用拇指和食指轻捏此部位。这时，应该有异于其他皮肤的痛感。

（2）假如感觉疼痛，即以拇指或食指指腹轻轻施力［1～2 千克的压

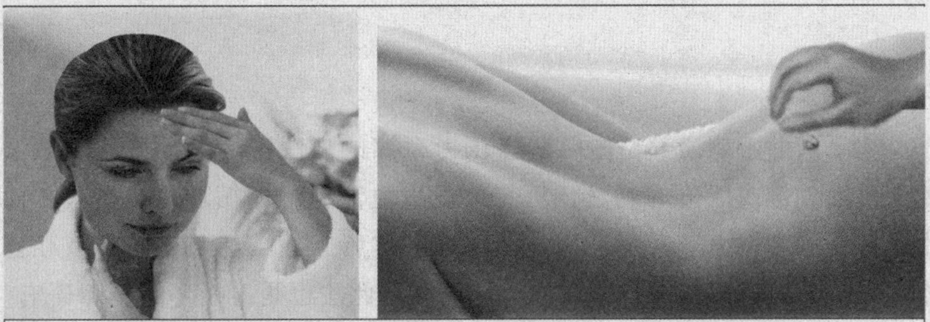

如果觉得粗糙、干燥异于他处，就轻轻抓一抓此处的皮肤。

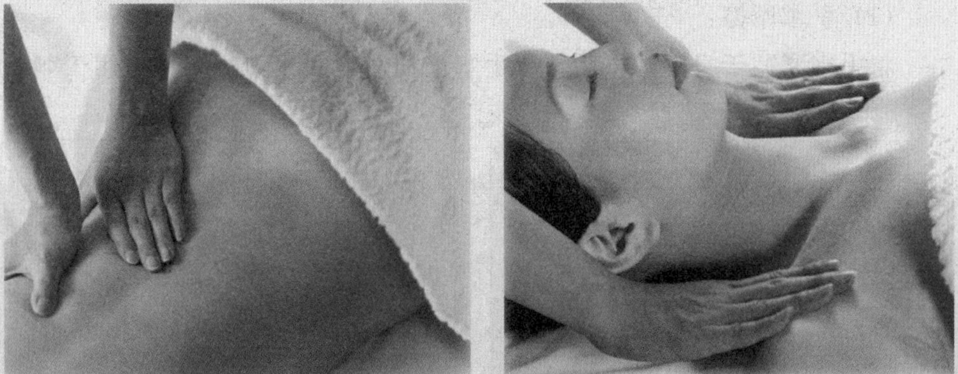

抓起来会痛的话，就轻轻按压这里。假如没有感觉到疼痛，则仔细按压其周围找出痛点，然后再稍微用力按压。如果感觉疼痛上下移动或有酸痛感，即表示此处为“准确的穴道”。

力（1 千克力≈9.8 牛）]，疼痛会更显著。

(3) 如果用手指按压刺激该处并不觉得疼痛，即表示此处并非穴道位置，必须再细心按压其四周，找寻有痛感的点。

(4) 找到有痛感的地方，再稍微施力（3～5 千克的压力），如果觉得痛感会上下移动，而且按压的地方有类似疙瘩或筋的硬块，那就是穴道的正确位置了，也就是有疗效的穴道。

常用的手掌、手指按摩手法

1. 摩擦

用手紧贴于刺激部位施以适当压力摩擦的方法，是最常见的刺激法。此法借助碰触或压迫的刺激，可有效促进血液和淋巴循环。在皮肤方面，由于感受调和、血液循环良好，使汗腺和皮脂腺的功能及皮肤呼吸旺盛，增强抵抗力，所以能保持肌肤活力。同时，此法也是对循环器官障碍有疗效的方法。麻痹、疲劳引起的手脚冰冷、麻木、浮肿和肌肉疲倦等，只要施以局部的摩擦，即可减轻症状。依刺激的部位不同，分别使用下列方法。

(1) 手掌摩擦：

将手掌紧贴于身上，再用整个手掌施加适当的压力摩擦。适用于刺激

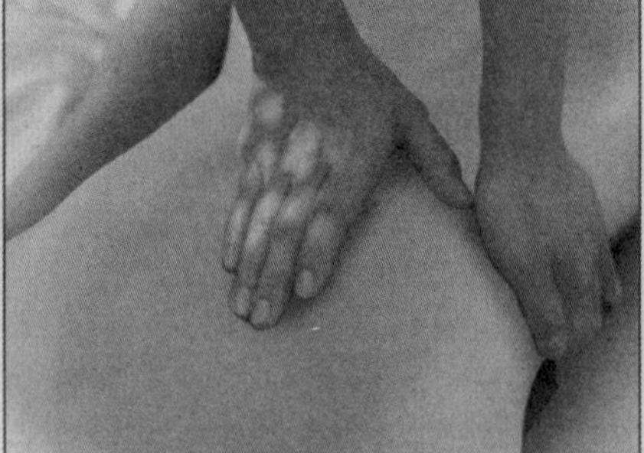

用手掌摩擦

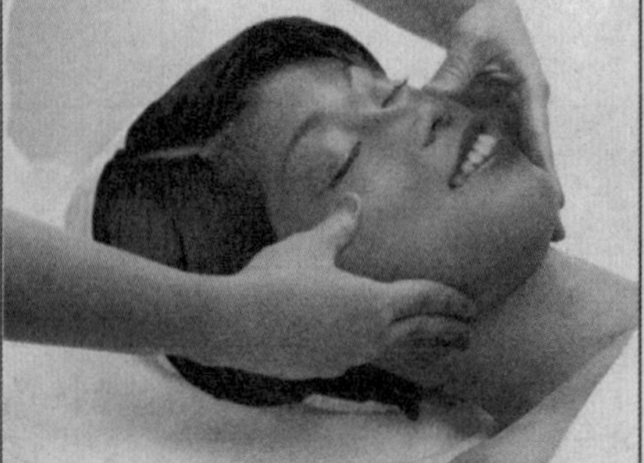

用拇指摩擦

背部、腰部、腹部、上手臂和小腿等大面积部位。

（2）拇指摩擦：

用拇指腹摩擦的主要目的是刺激手指或脚趾、手背、脚背、骨之间等面积狭小的部位。

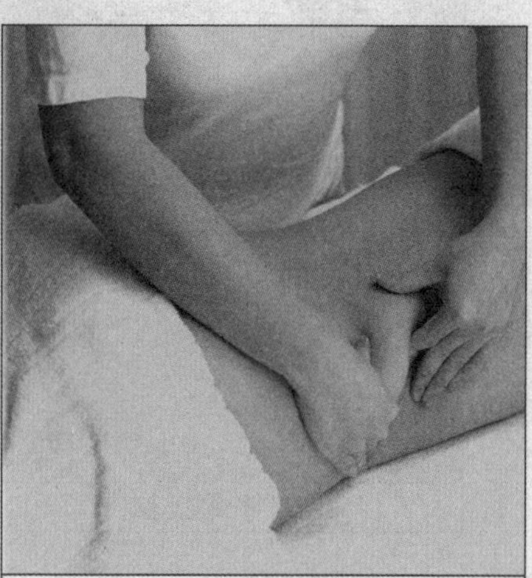
用拇指和食指摩擦

（3）拇指和食指摩擦：

用拇指和食指夹着摩擦是刺激手指和脚趾的方法。

（4）四指摩擦：

用拇指以外的四根手指摩擦的方法，用于刺激脸部、头部、胸部、腹部及其他腱与腱之间的部位。

（5）拳头背面摩擦：

手握拳，用四根手指的基部或中间摩擦，是对手掌、脚底等厚硬皮肤部位或筋膜硬的地方最好的刺激。

2. 揉捏

揉捏与前面的摩擦方法经常交替使用。目的在于刺激肌肉，同时刺激几处穴道。

此法有助于血液流通、促进新陈代谢。可排除老化废物，迅速消除肌肉疲劳，而且对促进养分吸收、促进肌肉收缩及弹性，也有极佳的效果。

除此之外，揉捏也有益于形成内脏的平滑肌。揉捏腹部，有助于消化吸收，改善便秘。

因揉捏有这些效果，所以对肌肉疲劳、麻痹引起的肌肉萎缩，中年以后的肥胖、胃肠虚弱及便秘等都有很好的疗效。

揉捏的方法重点在于运用手肘和手腕的力量，以整个手掌或手指指腹，轻轻画圆揉捏，而不仅是靠指腹施力。揉捏的方法有以下几种：

（1）手掌揉捏：

手掌揉捏是用整个手掌握住肌肉，施以适当力量揉捏的方法。用于背部、胸部、腹部、上臂、前臂、大腿和小腿等大面积的部位。

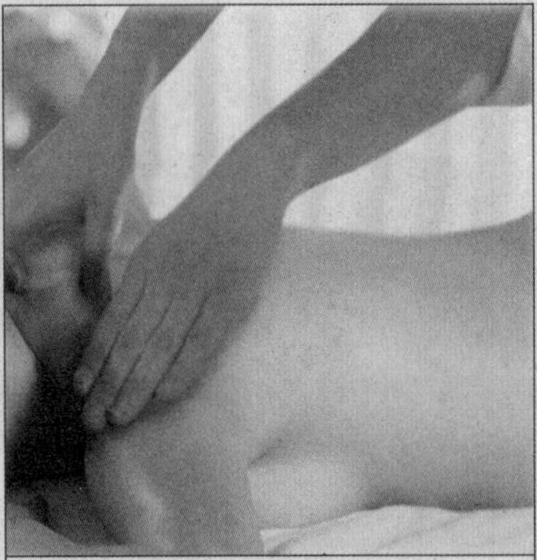

用手掌揉捏

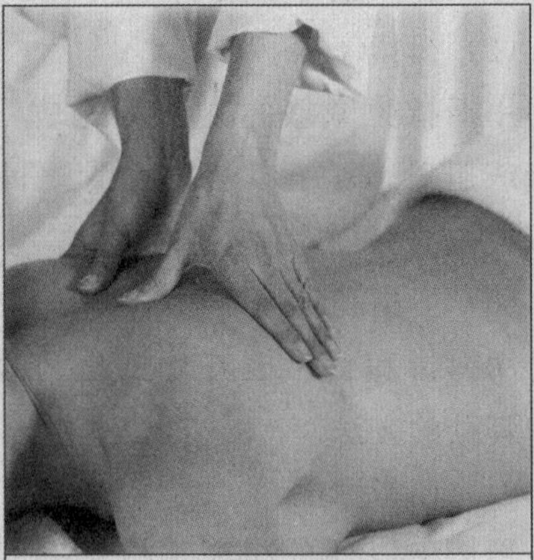

用拇指揉捏

（2）拇指揉捏：

用拇指施压做轮状揉捏。用于脸部、头部、背部、腰部、手背或脚背骨头之间的部位。

（3）拇指和食指揉捏：

用拇指和食指揉捏肌肉的方法。用于揉捏颈部和肩部的粗肌肉或四肢的肌肉。

（4）四指揉捏：

用拇指以外的四根手指揉捏的方法。用于头部、脸部、背或胸、腹部的部位。

3. 按压

按压的方法是用手掌或手指，由身体表面向内部压迫的方法。施力3～5秒钟，再慢慢放松。按压时，将整个身体的重量置于指腹，而不单靠指腹或手掌的力量。

这种方法不仅对肌肉有效，对神经也有效。所以，神经突出的骨头处，或皮肤下有神经处，轻压时会痛，可使用此方法。

这种压迫刺激法，具有抑制肌肉和神经功能亢进、镇定兴奋感的作用，可用于神经疼痛和肌肉痉挛僵硬的治疗，压迫腹部可改变腹压，起到促进胃肠功能的作用。

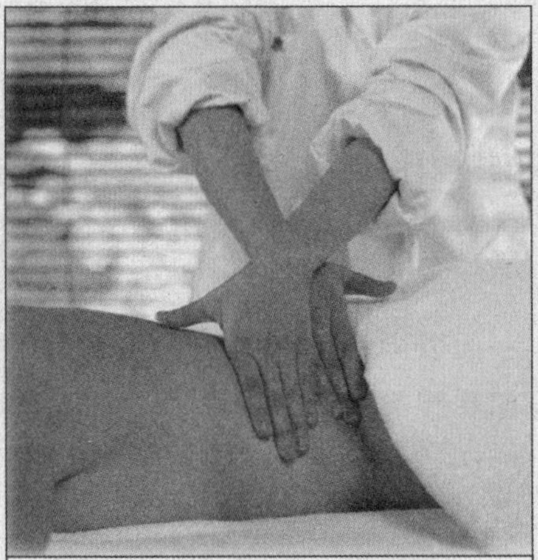

用手掌叠在一起按压

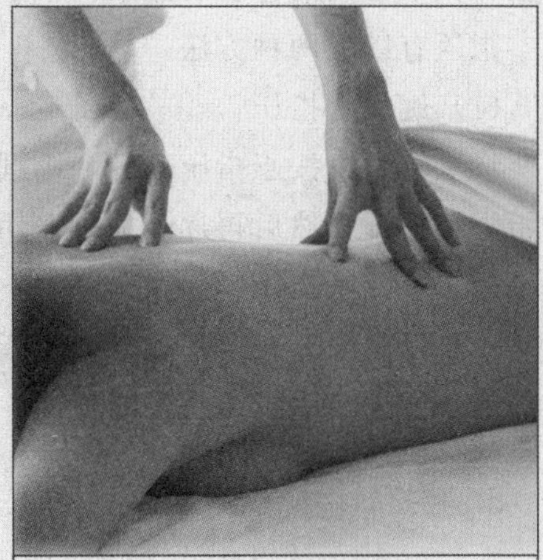

用拇指按压

4. 指压

指压是以拇指、食指或中指在穴道上压迫的方法。视情况而定也可使用拇指以外的四根手指，或是两手掌重叠。

这种动作需要一些专门技术。具有祛除关节间向外扩张的病源、使其被血液吸收，剥落已愈合的组织、促进其活动的作用。

对于发烧或肿痛，风湿痛后关节变粗、变硬，活动不方便，脑卒中后

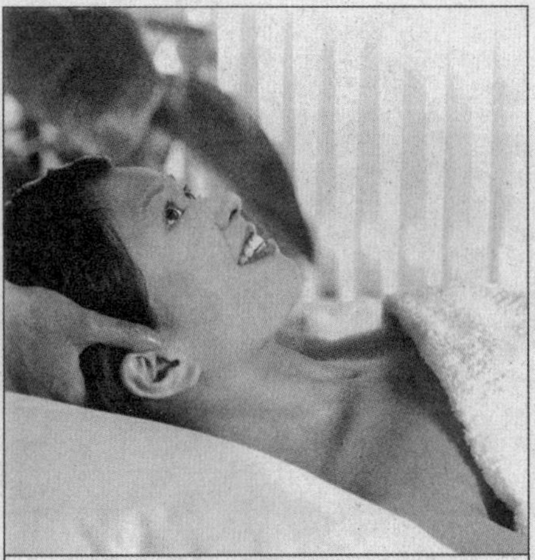

旋涡状指压

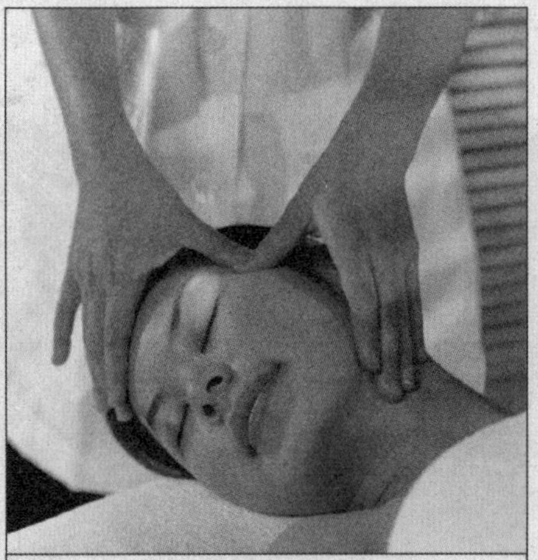

指腹重叠螺旋状指压

遗症、关节不灵活等也有疗效。

指压有以下两种方法：

（1）旋涡状指压：

将手指垂直按于指压部位，画圆或椭圆，由周围逐渐向中心指压。刚开始轻轻指压，然后再逐渐加重。用于关节或骨头之间的部位。

（2）螺旋状指压：

一面以画圆方式运动拇指或中指，一面以画螺旋状施压。除了用于关节部位，还用于手指或脚趾的背面、脸部和腹部的刺激。

5. 敲打

用双手或单手敲打的方法，依个人用手的方式不同，做各式各样的刺激。主要有下面四种，分别用于不同的症状或部位。

（1）小指敲打：

肩部到手肘间放松，手腕放松，手指之间稍微打开，用小指的指腹敲打。要诀是指腹不要用力，轻松有节奏地快敲。也可以两手交替进行。

（2）拳头敲打：

露出拇指松握拳。通常是小指侧向下轻敲。有时也有手背向上的情形。无论是哪一种，都需要两手交替有节奏地进行。要诀是不要太用力，

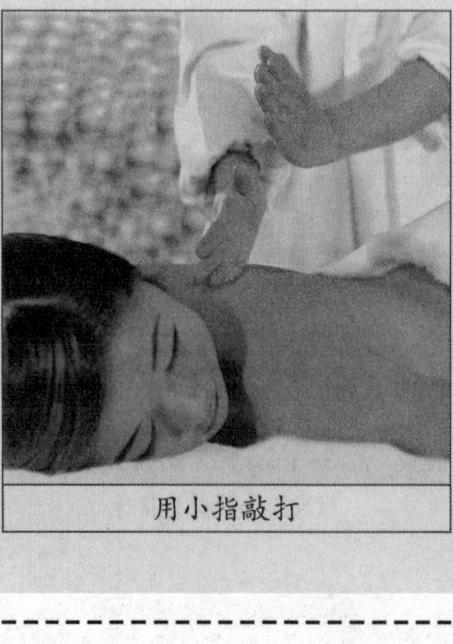

用小指敲打

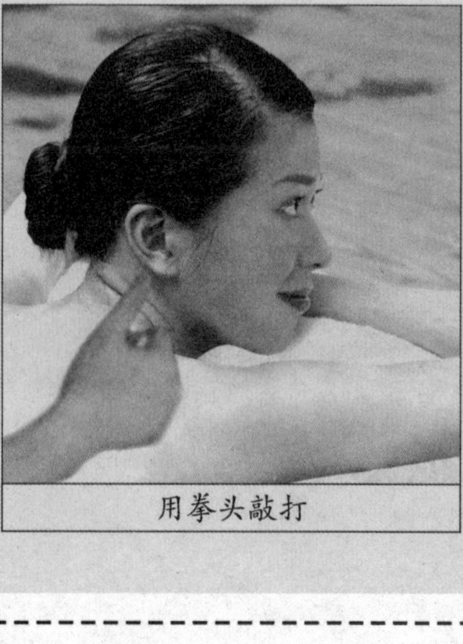

用拳头敲打

而须快速敲打。用以刺激头、脸、胸和腹部以外的部位。不过，对于高血压肩部肌肉僵硬者或老年人，必须以非常轻的力量刺激。

（3）指尖敲打：

手做成抓球的姿势，用指尖轻敲。从手腕起至指尖都放松，可以两手交换使用。主要用于刺激头部及背部至腰部间的部位。但是，背部用力要轻，腰部可以稍微加重。

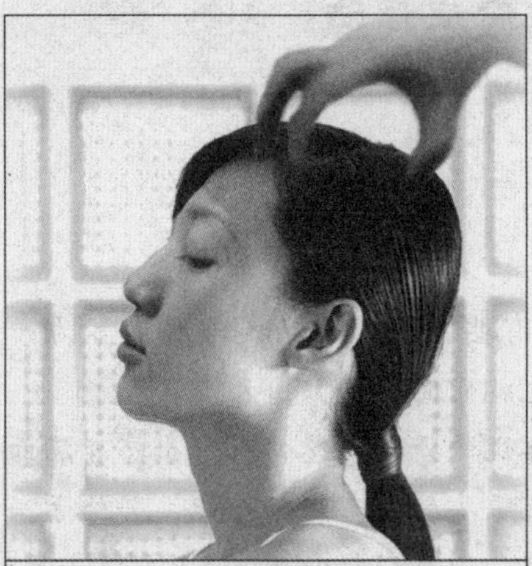
用指尖敲打

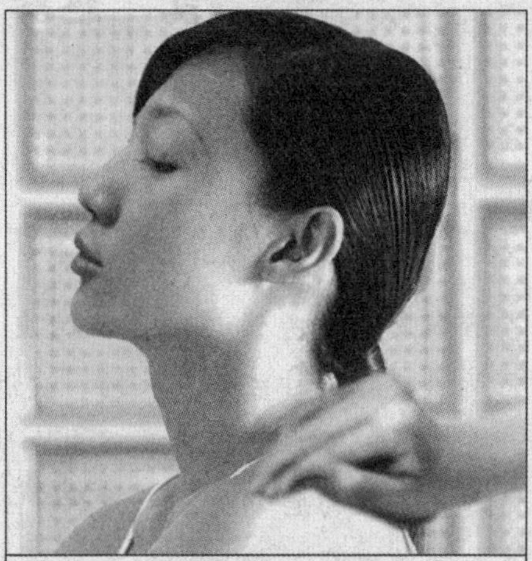
用指腹敲打

（4）指腹敲打：

类似用指尖敲打的方法。不过，敲打时要弯曲手掌，手指并拢，指腹平放。应用于刺激背部等部位。

除此之外，与敲打刺激类似的方法，还有以手掌或指腹轻压穴道，并做有节奏的小振动。也可用电动按摩器替代。

此法在于刺激神经、血管和肌肉。所以，对神经功能迟钝、血液循环不良或是肌肉衰竭引起的麻痹均有效。同时，对解除神经或肌肉紧张也有效果。

二、有效的全身穴道对症疗法

头、脸部的病症疗法

脸部痉挛

脸部皮肤与身体其他部位的皮肤有些差异，其实是与肌肉融为一体的。所以，脸部神经一旦收缩，皮肤也就同时随之做出表情。

人之所以能在高兴时表现出愉快喜悦的模样，悲伤时露出愁容满面的神情，都是因为脸部神经的作用。如此重要的脸部神经功能，若处于兴奋状态，就是痉挛。相反，如果虚弱不振，则会引起麻痹。

痉挛大多发生于眼睛、脸颊及嘴巴周围。眼睛四周是因眼轮肌的肌肉痉挛；脸颊及嘴巴四周则是由于口轮肌的肌肉痉挛。

脸部痉挛是由于三叉神经痛、生殖器官疾病、精神紧张或兴奋所引起的。但是，一些原因不明的脸部痉挛，大多出现于更年期女性的身上。

假如病情恶化，当然需要接受专科医师的治疗并辅以穴道刺激。症状轻微的话，只要进行穴道刺激即可治愈。

1. 对症的穴道

内眼角的睛明、瞳孔正下方的四白、颊骨下的颧髎、耳前的下关、耳下的翳风。

2. 对症按摩疗法

首先必须确定是脸部哪一处的肌肉痉挛。选择符合病情的最有效的穴道，做穴道刺激按摩。进行刺激之前，要先按摩颈部及整个脸部，以缓和肌肉紧张。颈部可以用四指从耳下摩擦至喉咙部位，而脸部则由内向外进行。

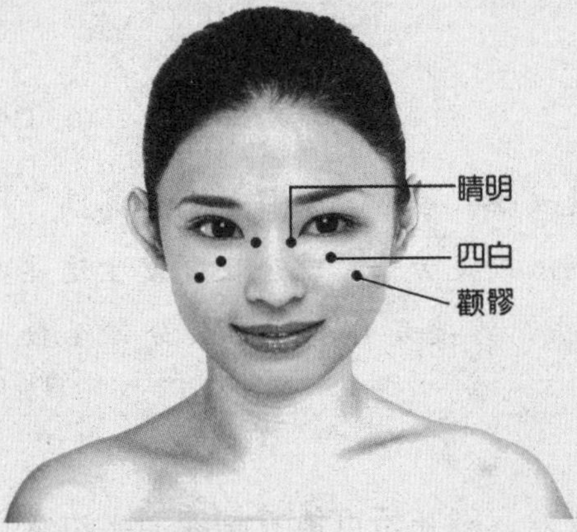

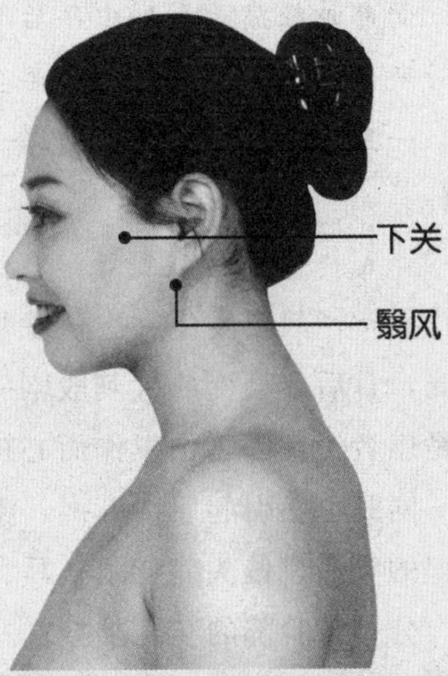

眼睛四周抽动时，用力按压位于内眼角和鼻根正中央的睛明穴。以用力按压即松手的做法，相当有效。另外，眼尾和外侧的眉毛附近，也需指压。

脸颊抽动时，用力按压位于眼尾下方、颊骨隆起处的颧髎。要诀是按压 5～10 秒。

同法按压下关。在距耳朵前方 2 寸，用手指由耳朵前面沿颊骨压至鼻部，有个凹陷，嘴巴一张开就消失的地方，即是下关。

嘴唇附近痉挛时，指压四白或翳风。

四白位于瞳孔正下方 1 寸，一压即感觉刺痛的地方。按压方式是以反复用力压放来进行的。

翳风位于耳下，耳垂向后压，耳垂末端刚好对着的地方。脸部神经正好通过翳风的深部，所以，要仔细地指压。假如外出或上班时突然发生痉挛，可以按压翳风和下关。要诀是用拇指慢慢且用力压 5 秒之后，稍微指压再按压，反复进行，痉挛会逐渐平息。

面部神经痛

面部神经痛是人到中年后（尤其是女性）经常会发作的面部疼痛，即平时所说的三叉神经痛。只要受风寒刺激或疲劳等，就会反复发生这些症状，一旦停止发作，疼痛就会无端消失。疼痛发作一次为数分钟至数十分钟。

通常，只要发生一次，就很容易复发。刚开始可能只是颜面半边觉得胀痛，日后，会变成针刺般剧痛，甚至不能说话，导致失眠。因此，其特征是患者经常因害怕发作而心神不宁，可导致神经过敏、筋疲力尽。

同时也会引起肌肉麻痹，颜面半边疼痛。从这些特征即可与其他疾病引起的头痛、偏头痛，眼、耳、鼻的疾病区分开来。

分布在脸部的三叉神经，左右分别各有三条分支，每一分支引起的疼痛部位都不一样。

第一支分布于额头、眉宇、眼睛和鼻之间。如受侵犯，会导致前额部、前头部、上眼睑及鼻子的疼痛，又称为眼神经痛。

第二支分布于脸颊到上腭间。如受侵犯，从下巴到上唇、上排牙齿间都会疼痛，又称为上腭神经痛。

第三支分布，以下腭到舌、耳朵、太阳穴为中心。如果受侵犯，侧头部、耳前、下唇和下排牙齿间都会疼痛，又称为下腭神经痛。

其中最常见的是第三支所引起的下腭神经痛，是一种以老年患者居多的疾病。

现代医学还未研究出三叉神经痛的原因。但是，三叉神经痛痛起来却真的令人无法忍受。须耐心持续进行穴道刺激，以缓和疼痛。

进行穴道刺激之前，必须知道是哪条神经支线产生的问题，再着手治疗。

倘若出现眼睛四周、脸颊附近疼痛的症状，应轻压以下穴道。假如痛得厉害，则可确认是分支神经痛。

内眼角的睛明穴或眉头的攒竹穴处疼痛，是第一支神经痛。眼睛下面的四白穴处疼痛，是第二支神经痛。耳前下关穴处疼痛，是属于第三支神经痛。

如果痛得无法进行脸部穴道刺激时，宜先用毛巾热敷后颈部，再按摩后颈部或肩部，以消除紧张。直至手指得以触摸脸部后，再进行穴道刺激。

对症按摩疗法

（1）内眼角至额头的疼痛（第一支神经痛）：取睛明、攒竹、阳白。

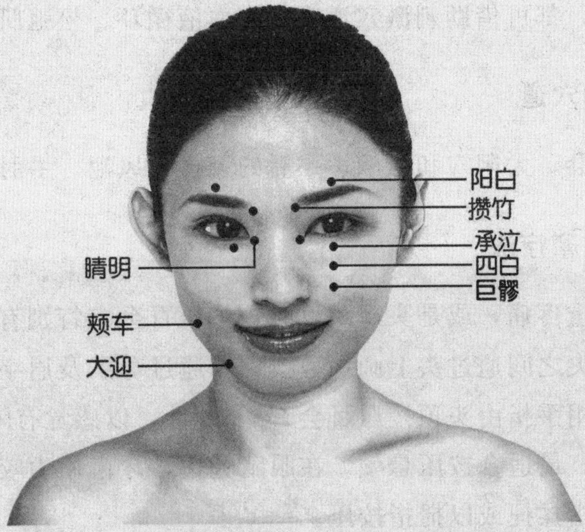

（2）脸颊疼痛（第二支神经痛）：取四白、巨髎、颧髎。

（3）下腭疼痛（第三支神经痛）：取下关、颊车、大迎。

头痛

头痛是每个人都经历过的症状，平日的轻头痛一般没有什么大碍，但如果是因感冒或眼、耳、鼻、牙齿、神经痛或是头颅内的疾病引起的，则应就医将病因消除。

若是疲劳、气候变化以及女性生理期等原因引起的不明原因的头痛，则可采用穴道刺激疗法。

头痛的症状大致分为三种：

（1）头像脉搏跳动般疼痛，发作时眼前出现白光，并出现呕吐现象，属于血管性头痛。

（2）聚精会神工作之后，肩部肌肉僵硬以及后颈部到头部之间疼痛，属于筋收缩性头痛。

（3）心情烦闷导致头痛，属于心因性头痛。

这些头痛，都可借助刺激穴道来促进血液循环、松弛肌肉而被消除。

1. 对症的穴道

头顶的百会，太阳穴和悬颅，颈后的天柱、风池，手肘的曲池。

2. 对症按摩疗法

整个头沉重疼痛，或是头部跳疼时，按压百会穴特别有效。百会位于头顶处，两耳尖之间通过头上画一条线，和通过鼻子及眉宇之间向上延伸线的交叉点，用手指由头顶按压百会 3～5 秒钟，以感觉有阵痛为准。

偏头痛时，最适合按压悬颅。在眼睛旁边，牙齿用力咬合，肌肉向上隆起处，用四指揉捏或以拇指按压。

颈后疼痛时，可按压天柱，其位于颈后发根，两条粗肌肉外侧凹陷处，另外，按压天柱旁的风池穴也有效。以两手拇指按压天柱和风池，剩余四指置于耳朵附近，向上方用力按压。此时头如果略向后仰，加上头的

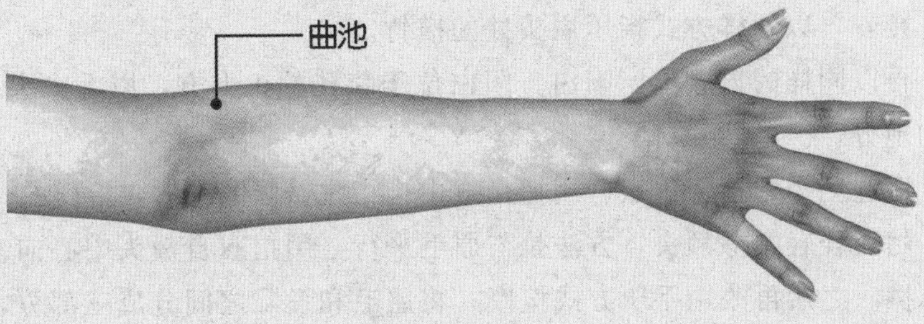

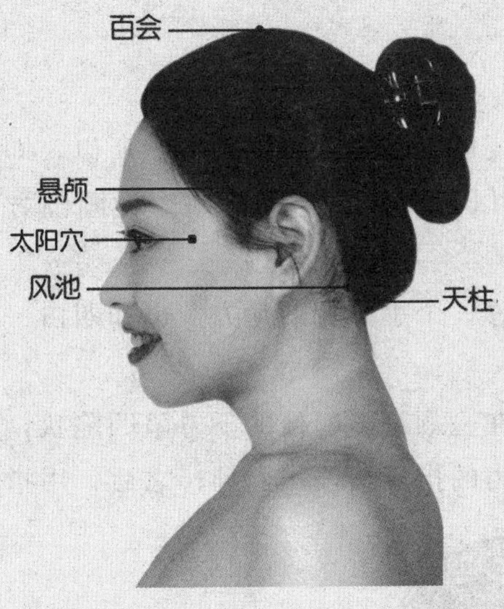

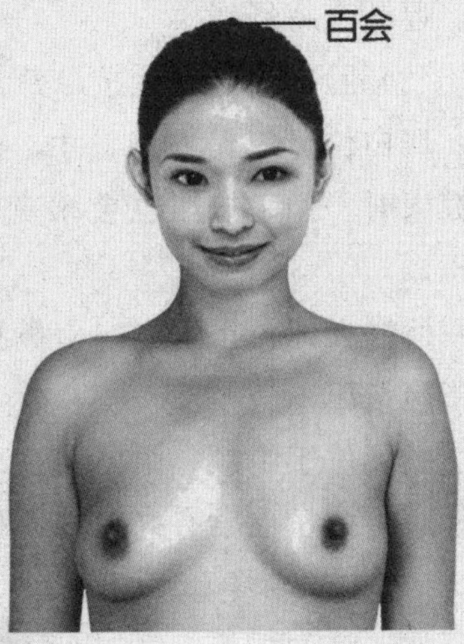

重力作用，更具效果。

此外，再用拇指压手肘上的曲池（位于手肘弯曲时产生的横条皱纹，桡侧靠近拇指侧）。按压穴道的同时，如果按摩整个头部，效果会更佳。

（1）从头部正面至头顶的百会，再至颈部。

（2）耳朵四周和天柱，通过风池至耳后。

（3）从太阳穴到后头部。

用两手慢慢按摩以上（1）（2）（3）所描述的部位。按摩流程很重要，所以，必须依序进行。

（1）眼眶及额头疼痛对症按摩疗法：

用拇指或中指指腹，指压位于内眼角的睛明。目的在于抑制神经兴奋，所以应稍加用力。

接着，以同样方式指压眉头处的攒竹。

再以同样的方式指压阳白。阳白位于瞳孔的正上方，眉毛中央向上1寸的地方。

以这三个穴道为重点，用拇指或中指指腹做画圆的方式指压。

然后轻轻摩擦额头，方法是与眉毛平行，用指腹自额头中心向左右轻轻摩擦。之后再改用手压方式按摩。将眉毛和发际之间分成三部分，要彻底进行按摩。

经由以上的穴道刺激，额头、上眼睑和鼻子四周的疼痛，自然得到缓解，逐渐变得舒畅。

（2）脸颊疼痛对症按摩疗法：

四白位于瞳孔下方1寸，神经分支刚好在皮肤下的地方。所以，即使是健康时，用手按压也会感觉麻痛。以指腹按在上面微用力做画圆方式指压。

巨髎在四白正下方，由鼻翼向外移一个手指宽的地方。也和四白一样用指腹指压。

颧髎位于脸颊，眼尾的正下方。在脸颊骨隆起处的下方呈凹陷状，即使健康时按压也会有痛感。以稍微用力的指压法按压此处；之后，用指腹

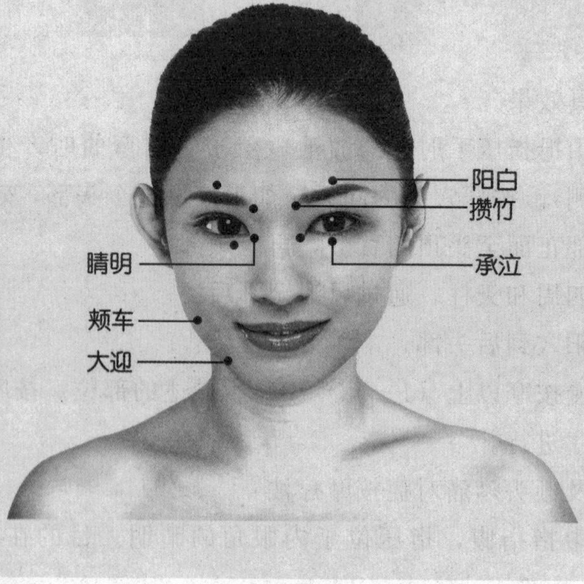

做画圆方式由眼头通过四白按摩至耳朵；再由眼头通过巨髎按摩至唇边，效果更佳。

（3）下腭疼痛对症按摩疗法：

下关位于脸颊，距离耳朵 2 寸的地方。用手指沿颊骨向鼻翼按压时，有个凹陷的地方，嘴巴张开其凹陷就不见了。如果此部位疼痛时，可以指腹稍微用力施以指压。

颊车位于脸颊下方，嘴巴张开耳前鼓起处，此处靠向耳朵形成凹陷，疼痛时可以指腹用力按压。

仔细地指压这两个穴道之后，最好再用指腹画圆，通过这两个穴道由下腭按压至耳下。

这些穴道刺激对侧头部、耳前、下唇和下排牙齿间的疼痛有效。

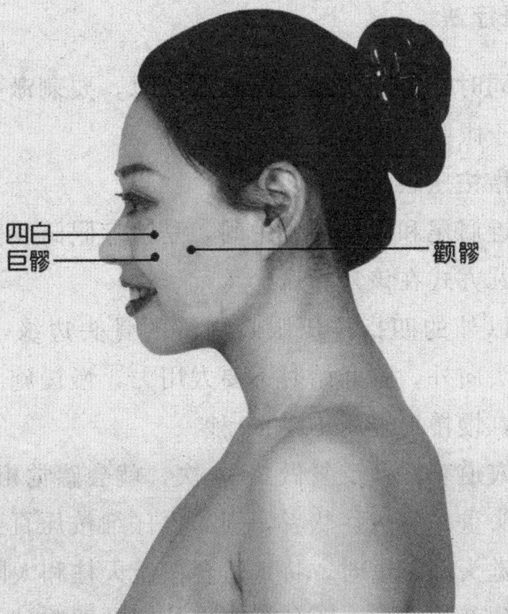

眼睛疲劳

视疲劳的发生，通常多伴随全身性疲劳发作，很少纯粹只是眼睛疲劳。眼涩、眼花、眼睛看东西复视时，往往都有头痛或目眩、肩酸、呕吐、消化不良之类的现象发生。

其原因一般大都是肉体疲劳或精神疲劳、睡眠不足等。如果总感到眼睛疲劳，则极可能是白内障或脑肿瘤，若是置之不理，就可能会引起失明。应该尽早看眼科医生以确定病因。

如果不是严重原因引起的眼睛疲劳，可用手轻轻做穴道刺激，非常有效。

1. 对症的穴道

位于眼头的睛明、眼尾的太阳、头顶的百会、颈部的天柱、肩部中央的肩井。

2. 对症按摩疗法

眼睛疲劳的同时会伴随头痛或肩酸，所以，要刺激头部、头颈和肩部的穴道，不只限于眼睛四周的穴道。

首先，用拇指按压眼头的睛明。

太阳穴略靠近眉尾和眼尾的正中间，是治疗眼睛疲劳的穴道。用拇指或其余四指以画圆方式在该穴指压。

接着用拇指以外的四指按压眼睛周围的骨头边缘，千万别直接压眼球。方向是由眼头向外，刚开始时不要太用力，慢慢施力。并且将手指置于微闭的眼睑上，慢慢地轻压10～15秒。

眼睛四周的穴道刺激，反复做3～4次，就会感觉相当舒服了。

伴随头痛、头重、肩酸症状者，则需再仔细按压百会、天柱、太阳和肩井。尤其是感觉头部沉重时，特别适合按压天柱和太阳两个穴道。

天柱位于后颈部的发际，两条粗肌肉外侧的凹陷处。天柱是治疗眼睛内部疼痛的有效穴道。由天柱向耳后，用拇指反复指压3～4次，疼痛会趋于缓和。另外，还需分别用各指指腹用力按压眼尾的太阳。

百会位于两耳尖通过头顶连线和由鼻子、眉间至头顶的连线的交点上。按压时会感觉疼痛。可以用指腹用力按压。

肩井位于肩部中央，由乳头向上延伸至肩部的线上，可以用食指和中

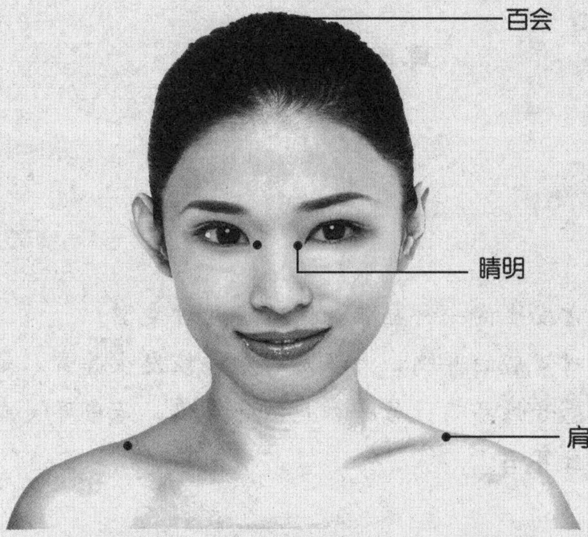

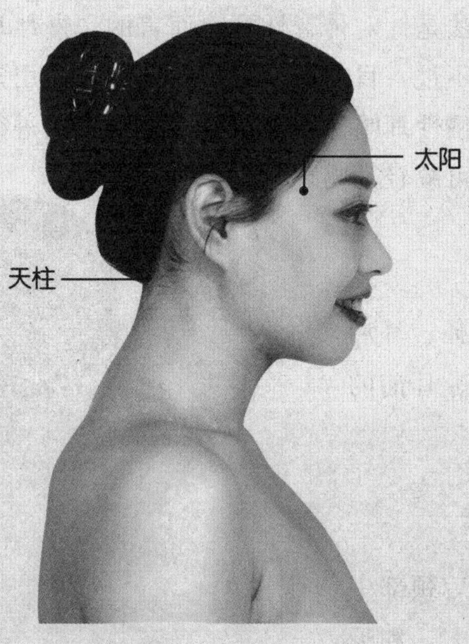

指按压，或是用食指和拇指按压。

不只是眼睛四周的穴道，连头部、颈部和肩部的穴道也加以刺激，眼睛的疲劳将完全解除，且整个人恢复舒适。

耳的病症疗法

耳鸣

耳鸣是人体常发生的一种症状，通常有两种类型。

一种是像蝉叫声般的耳鸣，大多是听觉神经发生异常，是一种非常难治的症状，称为感音性耳鸣；另一种是低音耳鸣，是中耳炎或耳管狭窄引起的，称为传音性耳鸣。

即使是健康的人，在登山或乘车进入隧道时，也会耳鸣，这就是传音性耳鸣，穴道刺激疗法是针对传音性耳鸣而言的。慢性耳鸣是现代医学无法有效治疗的疾病。不过，目前已发现新的穴道，利用穴道刺激尤其是针灸疗法，可有效治疗慢性耳鸣。在一般家庭中，无法进行针灸治疗。以指腹进行按压或指压，可减轻耳鸣现象。

1. 对症的穴道

风池、耳上的角孙、耳后的窍阴、耳下的翳风、耳前的听宫。

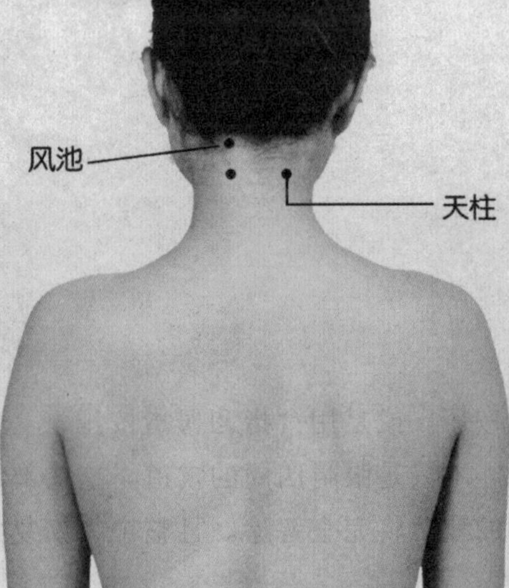

2. 对症按摩疗法

耳鸣调整点位于后颈部中央向外倾斜 1 寸的地方，和天柱及风池连成倒三角形，为倒三角的顶点。此穴道位置刚好位于两条粗肌肉交叉处。进行穴道刺激，以便松弛这些肌肉，对颈部周遭因肌肉紧张压迫耳管所引起的耳鸣，有很好的疗效。以手触摸耳鸣调整点，大多感觉有硬块。

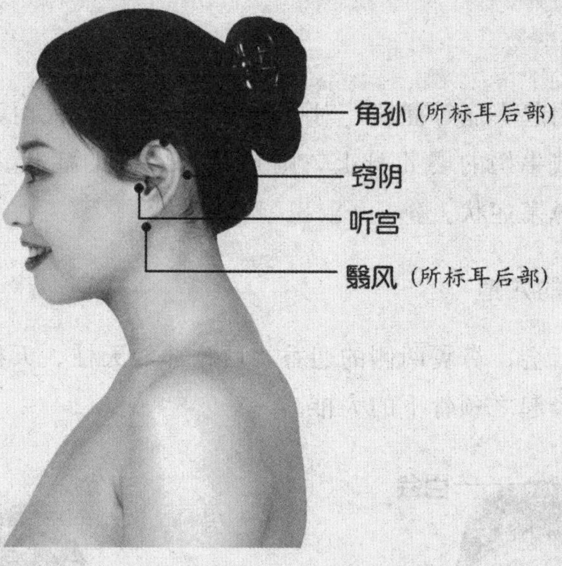

用拇指按此耳鸣调整点，耳鸣声如果变小就用力按压，变大则轻轻按压。可在平时任何时候按压。

角孙位于耳尖正上方入发际处。用中指或食指按压此处。

窍阴位于耳后，乳线突起之上方的凹陷处。可用中指或食指按压。

翳风位于耳下，耳垂向后，压耳垂末端刚好碰到的地方。可用拇指按压。

听宫位于耳前、小耳垂前的凹陷处。可用中指或食指按压。

耳鸣时按压耳朵四周四个穴道之后，症状会减轻。每天进行这些穴道刺激，效果更佳。

鼻的病症疗法

鼻塞

鼻塞通常在鼻中隔弯曲空气流通不畅和鼻黏膜充血肿大空气不能流通

的情形时发生。这在医学上称为鼻中隔弯曲症或肥厚性鼻炎。有时可能出现脓性鼻涕，引起副鼻腔炎。症状恶化时，须找专科医师治疗。但如果是感冒或睡眠不足所引起的鼻塞，或流鼻涕产生的鼻塞，则不妨施行穴道刺激疗法。

鼻塞会引起头痛等症状，对可以用嘴呼吸的大人而言尚好，如果发生在吸食母乳或牛奶的婴儿身上，则是相当麻烦的症状。务必进行穴道刺激，以减轻鼻塞症状。

1. 对症的穴道

头顶的百会、鼻翼两侧的迎香、后颈部的天柱、天柱外侧的风池、后颈部低头时隆起之颈骨下的大椎。

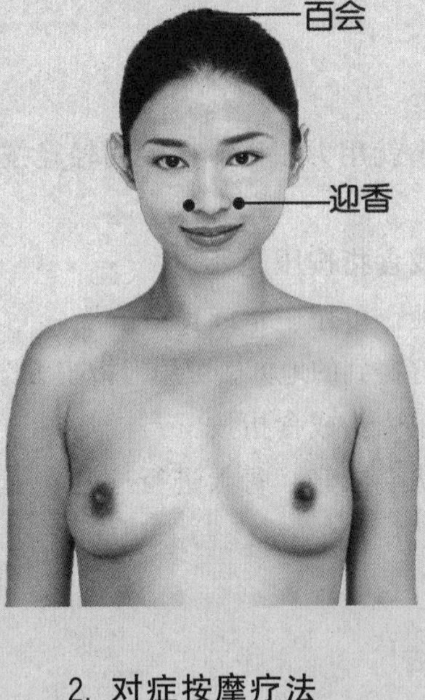

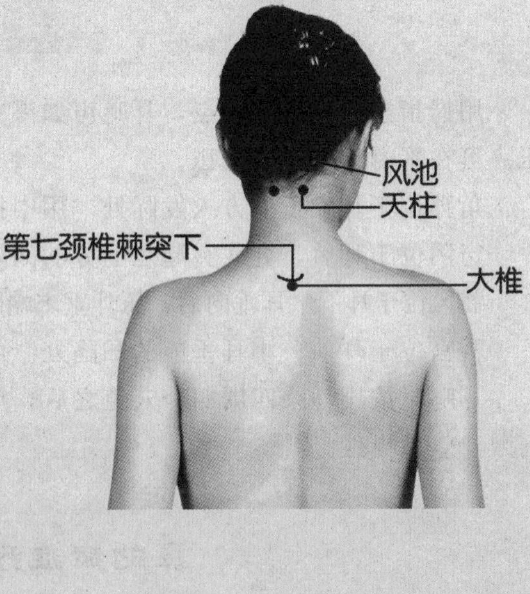

2. 对症按摩疗法

首先，只要用指针刺激天柱和风池，即可缓解鼻塞现象。所谓“指针刺激”是中国盛行的方法，是用指腹垂直按压穴道，使用食指或中指以画“9”形状的做法按压。

天柱位于颈后，是在发根处两条粗肌肉外侧的穴道。风池在天柱的外侧，凹陷中央和耳后骨块的正中央。

接着按压头顶的百会，可治疗鼻塞引起的头痛或头沉。百会位于耳朵通过头上连线和由鼻子、眉宇至头上的连线的交点上。

迎香不只对鼻塞有效，对嗅觉衰退也有效。位于鼻翼的两侧，用指针刺激方式按压此处。

过敏性鼻炎引起的鼻塞，以按压大椎穴特别有效。

婴幼儿则不可用指针刺激，只要轻轻抓天柱四周或轻拉其四周的毛发即可。

分别针灸各个穴道也有疗效，简便的方法是将粒针贴于天柱或风池穴上。

流鼻血

流鼻血，大多是受外力击伤引起的。例如以手指用力挖鼻孔或外力撞击鼻子等。特别是小孩子，在鼻孔至鼻中隔部分有许多小血管，一不小心，很容易出血，出现这种情况不要担心。但如果是成年人，则可能同血压或动脉硬化有关，突然发生出血的现象必须多加注意。

除此之外，也有既无外伤又无疾病，突然出血的情形，这是因为处于紧张状态，引起自律神经不稳，稍微刺激就极易出血。

无论是哪种情况，如果是经常性流鼻血，最好是去医院寻求诊治。

1. 对症的穴道

颈后的天柱、风池，头顶的百会，鼻翼两侧的迎香。

2. 对症按摩疗法

流鼻血时，不论是什么原因引起的，穴道刺激都很有效，应做紧急处置。首先应端坐，略低头向前弯，捏紧鼻子，如此保持4～5分钟，鼻血

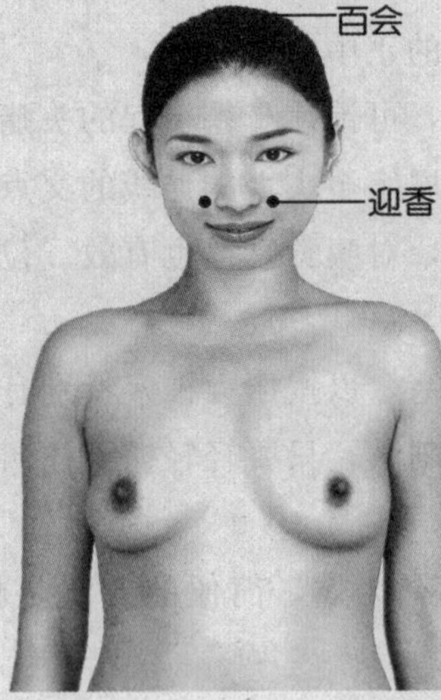

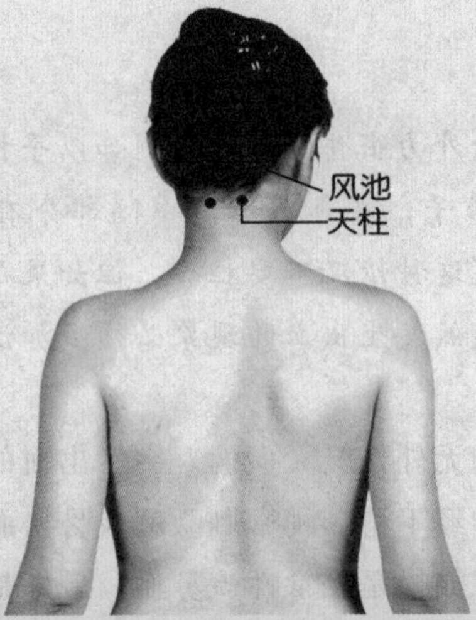

大都会止住。如此处置之后，再用拇指轻轻按压头后发际两条粗肌肉外侧凹处的天柱穴。

同样按压位于后颈中心凹陷处和耳后骨块（乳样凸起）正中央的风池。再指压头顶百会，效果更佳。接着仔细按压鼻翼旁5分处的迎香。

容易流鼻血的人，平日按压天柱、风池、百会、迎香等穴位，可预防流鼻血。用拇指或食指指腹，以3千克左右的力量压迫穴道5～6秒钟，反复做3次即可。

专家提醒：

平日容易流鼻血者，可以用粒针法。此法既简单又安全有效。将粒针贴于天柱、风池、合谷3～4天，然后隔3～4天再贴。如此反复进行。

流鼻血时切勿仰躺，否则血液会堵塞喉咙造成窒息。

齿的病症疗法

牙齿疼痛

牙痛，几乎是每个人都患过的一种症状。牙痛可分为蛀牙痛和牙龈齿髓细菌感染痛。属上述牙痛者必须尽快就医寻求治疗方法。但如果是以下情形，可以用穴道刺激疗法。

（1）拔牙之后。

（2）牙龈骨炎或齿髓炎蔓延，侵蚀牙肉时。

（3）因疾病而体力衰弱、抵抗力降低时，牙齿的慢性炎症突然急剧恶化。

穴道刺激，是针对牙齿四周神经的神经痛而言。所以，对于（1）（2）（3）情况的疼痛或红肿，穴道刺激可以有效止痛，也适合作为治疗前的应急措施。

1. 对症的穴道

眼睛下的四白、下腭的大迎、唇角的地仓、脸颊下的颊车、手背上的合谷。

2. 对症按摩疗法

下排牙齿疼痛时，用指针刺激以画小“9”的方式指压下腭的大迎（位于下腭骨靠近凹处有脉动的地方），使用食指或中指。

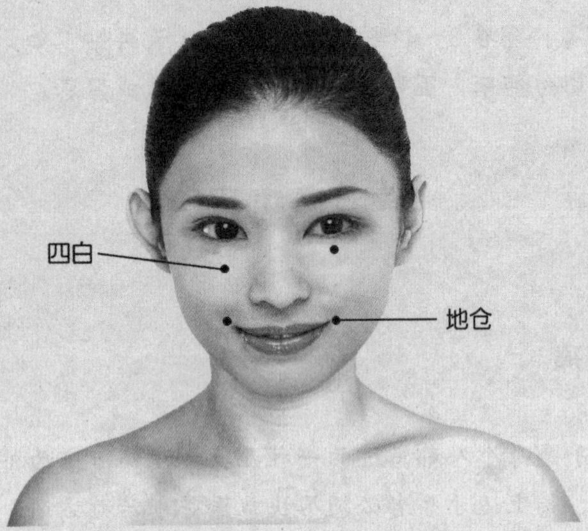
四白
地仓

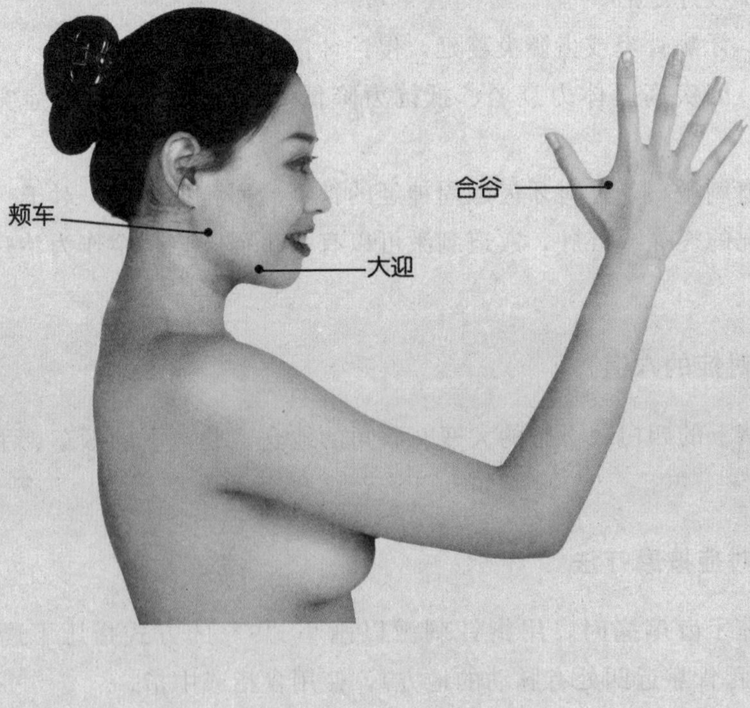
合谷
颊车
大迎

再者，以指针刺激的方式指压。

上排牙齿疼痛时，按压唇角的地仓，再用拇指由后向前用力指压脸颊下的颊车。

另外，无论是上排或下排牙齿疼痛，都可按压合谷。用拇指用力指压合谷，会有闷痛感，持续做3～5次。

中医认为牙痛与大肠有关，从而把大肠经的穴道合谷当作治疗牙痛的名穴。事实上，在医疗研究中，也曾以针刺麻醉的方式治疗三叉神经痛，这时所用的穴道就是合谷。

将略粗的针刺在合谷上，以针当作电极，通上微弱电流。经过30～40分钟的治疗，喉前到胸、肚脐之间的痛感就会消失。

蛀牙等突发性疼痛发生时，也可先以拇指用力按压合谷。

牙周病

牙周病即为通常所说的牙龈肿痛。如果发觉有口臭或口中感觉黏腻时，就是牙周病的初期征兆。如果并发牙龈肿痛、发红，那就是牙周病的症状。只是牙周病并不会像蛀牙那样发生剧烈疼痛，所以，往往容易被忽视。一旦任其发展，就会恶化导致牙根败坏，甚至牙齿脱落。

引起牙周病的原因，有牙石或食物残渣、食用过热或过冷的东西和细菌感染等外来因素，以及牙齿四周的组织本身具有易罹患牙周病的性质、新陈代谢障碍和自主神经失调等内在因素。不明的原因仍然很多。

牙龈肿痛初期阶段时，可利用穴道刺激，以抑制牙龈的红肿症状恶化。但是，并非即刻就可治愈，必须持之以恒。

1. 对症的穴道

鼻翼的迎春、下腭的大迎、耳前的下关、颈后的天柱、手臂关节的曲池。

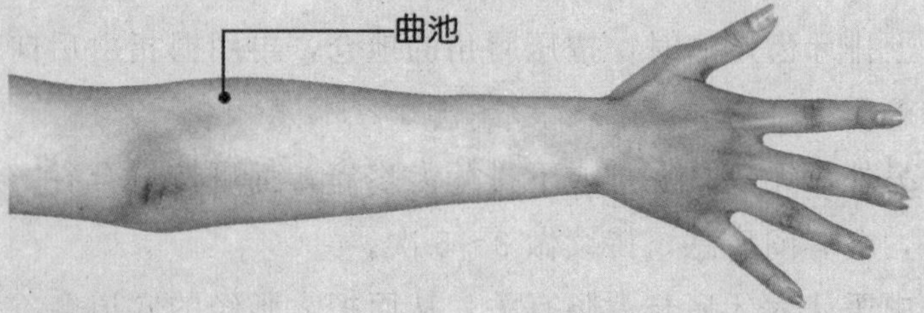

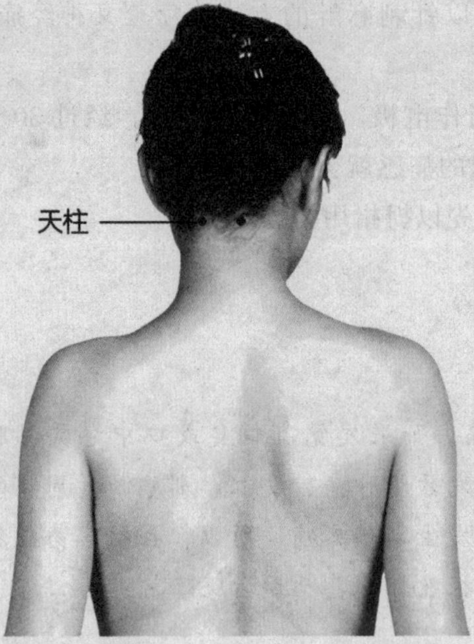

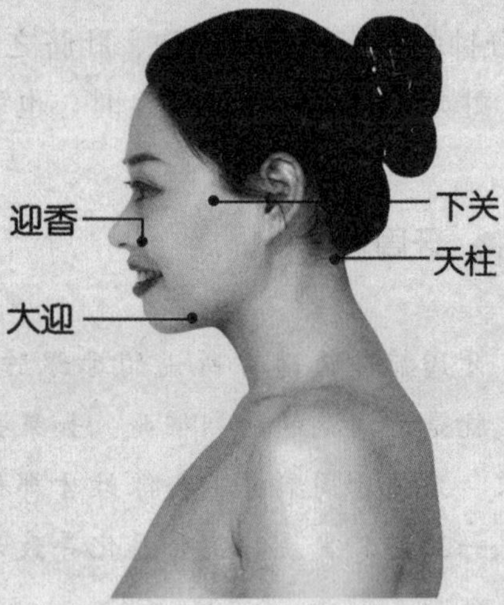

2. 对症按摩疗法

用食指按压鼻翼两侧的迎香。大迎位于下腭摸起来有凹陷、脉动的地方。可用食指按压。

下关位于脸颊距耳朵 2 寸之处，用手指由耳前沿脸颊骨向鼻翼方向按压，有个凹陷，嘴巴一张开凹陷就消失的地方。也用食指按压。

早上刷牙时，顺便做脸部穴道刺激，持之以恒长期进行。假如能再进行兼具预防作用的嘴巴四周的按摩，效果更佳。用食指和中指用力按摩鼻翼外侧至上嘴唇间。另外，下腭打开时的唇角到下排牙齿外面，也用食指和中指按摩。天柱位于颈后、两条粗肌肉外侧的凹陷处，用拇指指压。

中医学认为牙痛或牙龈痛，与大肠有关系，并认为大肠经的曲池是极易滞留致病邪气的地方，只要加以刺激促进精气流畅，就可消除牙龈疼痛、红肿或化脓等。

用拇指指压手臂关节的曲池。曲池位于手肘弯曲所产生横纹的拇指侧上。一旦罹患牙周病就很难治愈。假如有口臭或口中发黏、牙龈肿等现象，就应立刻进行穴道刺激，力求预防。

口腔的病症疗法

口腔溃疡

口中黏膜、舌唇等发炎疼痛，统称为口腔炎，又称口腔溃疡。黏膜会出现疼痛的白色斑点，是属于口疮性口腔炎。即使治愈，在身体状况较差时亦容易再患。口腔溃疡是一种年轻女性特别容易罹患的疾病。另外，口中一大片黏膜变成白色混浊状态、红肿，是属于黏膜炎性口腔炎。除此之外，还有牙肉肿、严重口臭、口中有烧灼的不舒服感，称为溃疡性口腔炎。

无论是何种口腔炎，都会使人感觉非常疼痛，甚至无法进食。不过，只要就医查明原因接受治疗即可完全治愈。但目前仍有许多原因不明的症状。

中医认为口中产生溃疡，是消化器官的症状，因此可选择相关的穴道并加以治疗。

1. 对症的穴道

唇角的地仓、鼻翼旁的巨髎、前颈的廉泉、锁骨凹陷处的天突、头下垂时后颈隆起之颈骨下的大椎。

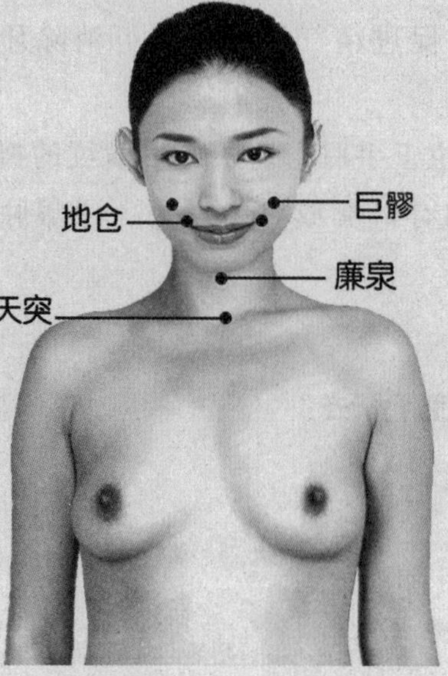

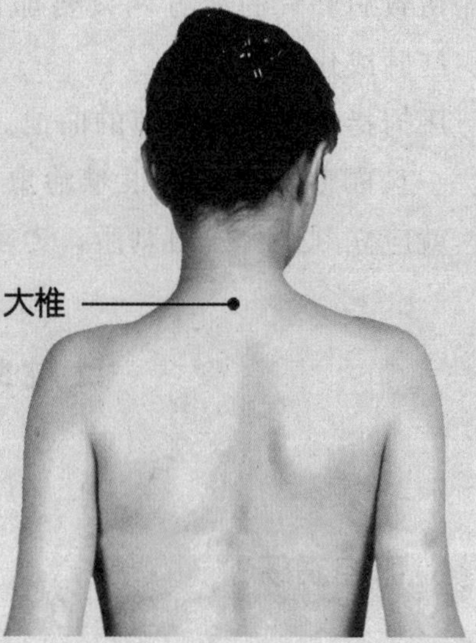

2. 对症按摩疗法

地仓是治疗口角糜烂的口角炎有效之穴道。用食指或中指按压唇角的地仓。

接着，以同样的方法按压位于鼻翼向外一手指宽处的巨髎。

再指压前颈位于喉头上颈部横皱纹正中央的廉泉。廉泉或天突处，施力太重会觉得很痛苦，所以，宜用食指指腹轻而缓地按压。并且指压前颈中央凹陷处的天突穴。

口腔炎大多以过敏性症状居多，所以，通过对过敏性疾病有效的大椎的按摩对口腔炎有较好的效果。

灸对于口腔炎非常有效，所以，如果施于前述的穴道上，效果更佳。

灸有许多不同的种类。幼儿或皮肤脆弱易化脓者，适合温灸（艾草不要直接放在皮肤上，放入温灸器温灸穴道）或灼热灸（使用略大的艾炷灸治，一感觉热即刻取下）。

当然也可以采用于艾草和穴道之间放生姜或大蒜的方法。一般 1 天灸 1 回，每回各灸 3 次，持续进行 5 天之后，休息 2 天。温灸则 1 回反复进行 3 次。无论是哪一种，都要持之以恒，才会有效。

咽喉的病症疗法

喉咙疼痛

喉咙痛起来连吞咽口水都感到困难。这通常是由感冒引起的，咳嗽也会引起喉咙痛。喉咙痛甚至可能是喉头结核、喉头癌、白喉等致命的症状所引起的。

假如经常有喉咙痛的现象，不论疼痛的程度如何，都需看专科医师。

只有感冒或扁桃腺炎引起的喉咙痛，以穴道刺激才有效。另外，自主神经失调导致的喉咙痛，也可以采用穴道刺激疗法。

1. 对症的穴道

前颈中央的天突、喉头斜下的水突、颈部两侧的扶突、颈后的风池、手臂的合谷。

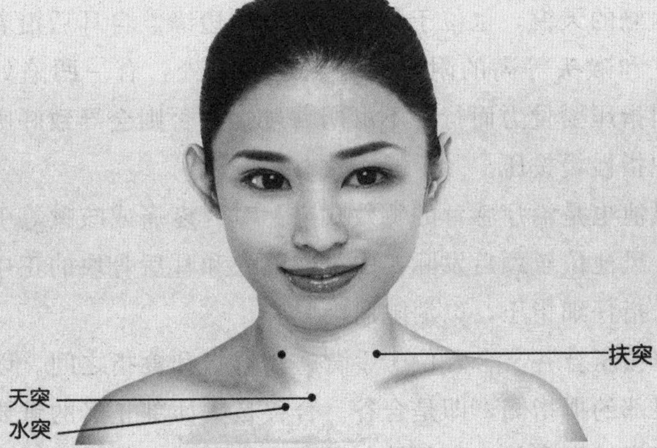

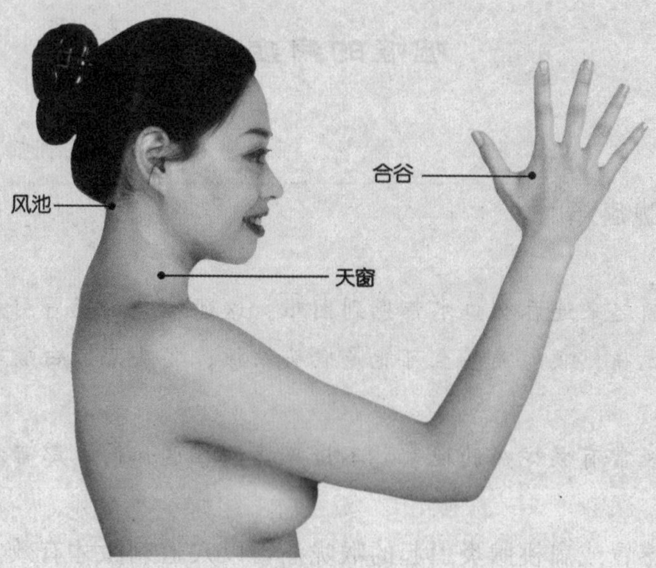

2. 对症按摩疗法

首先按压喉咙四周的穴道。仰躺着效果较佳。先用食指或中指由上向下按压天突，自古这就是治疗扁桃腺肿大、喉咙堵塞的非常有效的穴道。

水突位于喉头旁 1.5 寸处和其正下方锁骨凹陷的中间，即在胸锁乳突肌的边缘。声音沙哑时，按压此穴道也非常有效。

在颈部两侧的天窗，也位于胸锁乳突肌的边缘。自耳后沿着此肌肉摸向锁骨方向，和喉头等高的附近感觉到动脉之处，有一凹陷处，即是天窗。喉咙四周指压要量力而行，不可用力过猛，否则会导致呼吸困难。可以用食指或中指慢慢按压。

颈后的风池也是治疗感冒的特效穴道。对因疼痛或咳嗽等引起的颈部紧张很有效。风池位于颈后发际，中央凹陷处和耳后骨块的正中间。用拇指、食指及中指仔细指压，以消除肌肉紧张。

最后用力按压合谷。合谷位于手背，在拇指和食指之间。以拇指沿骨头按压食指根部的拇指侧，即是合谷。合谷是头面部止痛的重要穴道，对喉咙周边的疼痛特别有效。合谷的刺激方式为：用食指放在手掌侧，拇指置于手背侧，指腹竖起，夹着用力按压，即使压至皮肤泛红也没有关系。

刚开始可能会感觉非常疼痛，要继续压至不觉得那么痛了为止。

打嗝不止

饮食过量或突然吃冷饭及刺激性的食物时，经常会发生打嗝。打嗝是横膈膜痉挛所引起的一种条件反射，所以不必过分担心。但是，对打嗝者而言，却并不是件很舒服的事。

另外，胃癌、胃溃疡、胆结石或肝病等，由于刺激横膈膜，也会引起打嗝现象。假如打嗝持续时间太长或是频度极高，就需要彻底检查。

打嗝时不妨试试以下方法进行缓解：

（1）深呼吸，然后长时间闭气停止呼吸，使腹部紧张。

（2）用毛巾等冷敷胃部。

（3）一口气喝一杯冷水。

也可用拍背或惊吓的方法。这些方法如果仍然无效时，可施以穴道刺激。因为目前尚无治疗打嗝的有效的内科疗法。

1. 对症的穴道

颈侧的天容、颈侧低于喉头 1 寸的天鼎、前颈的天突、背部的膈俞、心窝处的巨阙。

2. 对症按摩疗法

打嗝表示呼吸不顺畅，所以，需刺激调整呼吸的穴道。

首先指压喉咙周围。

天容在下腭角后侧，由耳后到锁骨之肌（胸锁乳突肌）的边缘。用四指按压天容以喉咙舒服为原则。

天鼎在天容的斜下方。位于喉头下方 1 寸、肌（胸锁乳突肌）后侧的边缘。以向喉咙前方的方向按压此处。

天突位于前颈中央，锁骨凹陷处，切不可施力过重。

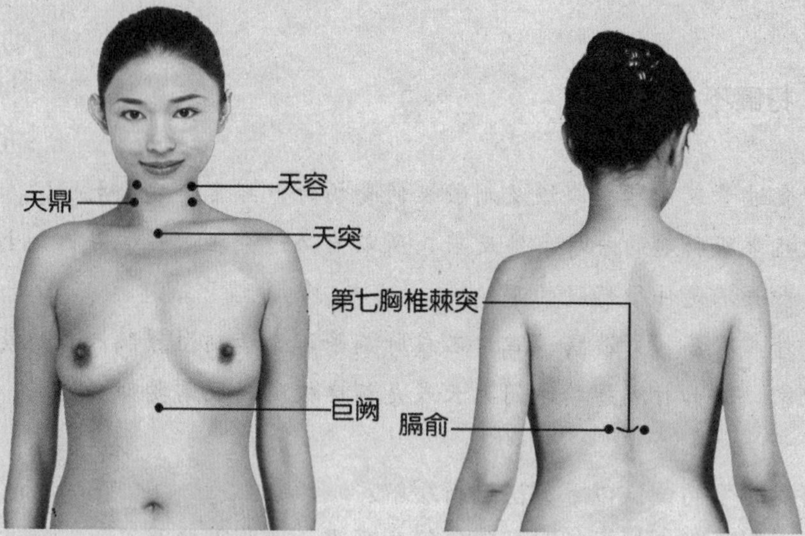

接着指压膈俞和巨阙。之所以按压此处，是因这两个穴道正位于横膈膜处。巨阙位于心窝中央。膈俞位于背部两个肩胛骨间、第七胸椎棘突下方外侧 1.5 寸处。除按压两个穴道之外，还要小心地摩擦。

若打嗝仍然无法平息时，可以灸膈俞和巨阙，每个穴道分别灸 3～5 次。

在各项穴道刺激中，以针刺激对打嗝最有效。曾有患者两年前突然开始打嗝，诊断是神经性横膈膜痉挛，治疗未见好转。最后利用针刺治疗竟然痊愈。所以，久治不愈的打嗝，最好接受针疗。

颈、肩的病症疗法

肩膀酸痛

肩膀酸痛是成年人经常发生的一种症状。其对患者本身而言也相当痛苦难挨。

引发肩膀酸痛的具体原因，是因肌肉紧张收缩，新陈代谢不良，造成乳酸等老化废物积存，致使肌肉紧张度提高，血液或淋巴液的作用迟缓。

容易酸痛的肌肉，大致分为四种。

（1）后颈部的僧帽肌。

（2）后颈到两肩的肩胛举肌。

（3）沿着背肩到腰部的脊柱起立肌。

（4）肩胛骨内侧边缘，到其下端的肩胛骨下肌。

针对肌肉的紧张选择适当穴道，加以刺激，即可解除酸痛，使心情舒畅。

不必过分指压或按压，只需轻柔地刺激穴道，即可在短时间内消除肩膀酸痛。

1. 对症的穴道

肩部中央的肩井，颈后的天柱，天柱外侧的风池，背脊的大椎、厥阴俞，背上的曲垣。

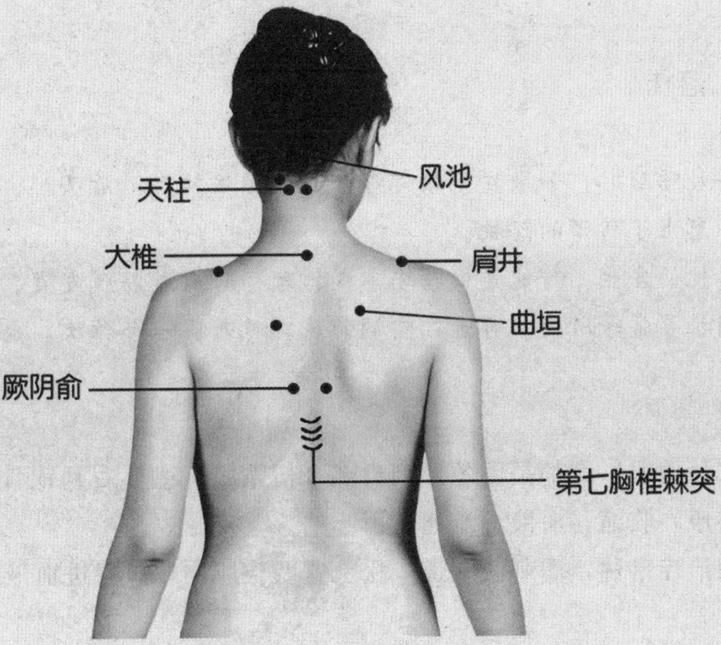

2. 对症按摩疗法

后颈部和颈根部是容易自觉酸痛的地方，其情况几乎都是僧帽肌酸痛。所以，用力按压肩部中央、颈根头和肩端正中央的肩井，痛感带会扩及后颈部的地方。

再者，垂直按压颈部后面两条粗肌肉（僧帽肌）外侧凹处的天柱；接着同样按天柱外侧、后颈中央凹陷处和耳后骨块（乳样凸起）的正中间的风池。

后颈到两肩酸痛时，则指压肩胛骨内侧上角的曲垣。曲垣位于由肩端向背骨斜走之骨（肩胛棘）内侧末端上方一指的地方。

向前曲身或站立时感觉酸痛，则指压大椎或厥阴俞。大椎位于头部下垂时，有两块骨头隆起处。厥阴俞则位于两肩胛骨之间，第四胸椎棘突下方外侧 1.5 寸的地方。

只要认真正确地刺激这些穴道，肩膀酸痛就会不药而愈。如果同时仔细按摩上述的四块肌肉，复原力则会增强。后颈部两侧、头根部到肩端、肩胛骨内侧，是特别重要的位置。

落枕

早晨睡醒时，如果发觉颈部疼痛且头无法转动，后头部、肩部之间疼痛，即患上了所谓的落枕。

落枕的发生，可能是由睡姿不良、颈部肌肉或筋膜发炎、罹患轻微感冒或颈椎异常等所致。再者，空调的风口对着同一部位吹，也会造成颈部损伤。

这种情况，大都是因颈部到肩部（僧帽肌）或耳后到锁骨的肌肉（胸锁乳突肌）收缩，血液不流通所引起的。

欲治疗落枕，需刺激穴道，松弛这两块肌肉，以促进血液循环。

1. 对症的穴道

颈后的天柱、风池，颈侧的天容，肩部中央的肩井，前颈锁骨凹处的气舍。

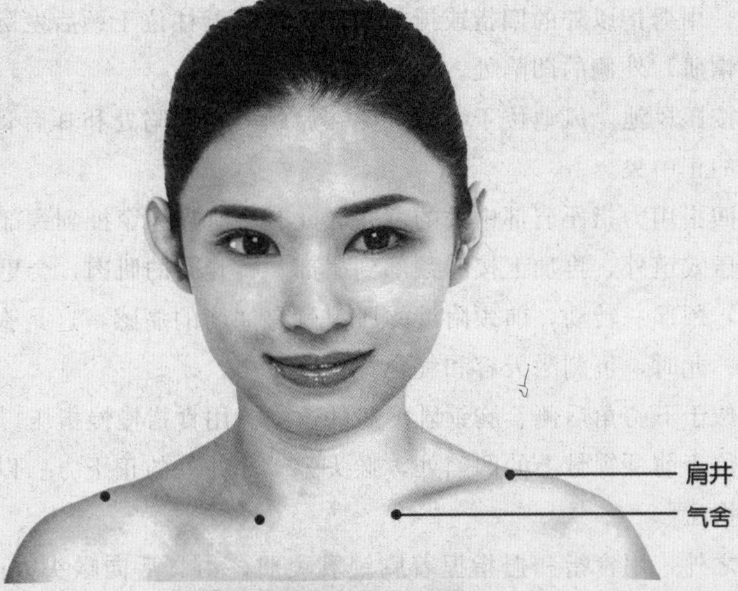

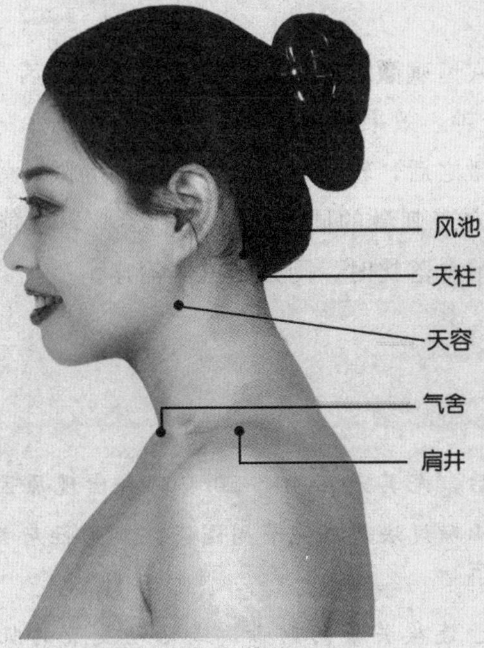

2. 对症按摩疗法

颈部慢慢向后转，如果头根部到肩部、背脊之间疼痛，则表示僧帽肌或背部肌肉紧张。所以，要以此为中心刺激穴道。

首先，用拇指以外的四指或拇指指压天柱。天柱位于颈后发际两条粗肌肉（僧帽肌）外侧的凹陷处。

接着按压风池。风池位于天柱外侧，后颈中心凹陷处和耳后骨块（乳样突起）的正中央。

再用四指用力指压肩部中央的肩井。此时会有痛感牵扯到颈部。

除按压穴道外，再加上按摩颈部到肩部、背脊间的肌肉，会更舒服。

此外，颈部一转动，前颈附近的肌肉就有抽筋的痛感，这是胸锁乳突肌在疼痛。此时，可刺激天容和气舍。

天容位于下腭角后侧、胸锁乳突肌的边缘。用食指慢慢指压。

气舍位于前颈锁骨上的凹陷处，喉头旁1.5寸处的正下方。以食指或中指慢慢指压。

除此之外，用食指和拇指捏着胸锁乳突肌，由耳后向喉头方向指压，也极具效果。

在进行上述的穴道刺激之前，先以热毛巾放在耳后至颈侧、喉咙和肩部之间，热敷10分钟，效果更佳。

待进行穴道刺激之后，转动颈部以不会疼痛为限。

落枕时，可在穴道刺激的同时进行针刺治疗，更能取得好疗效。但是，长时间仍无法治愈落枕时，则必须就医治疗。

五十肩

人到了中年以后，尤其是在40～50岁时会出现原因不明的肩痛，俗称五十肩。其实，正确说法是肩关节周围炎、变形性肩关节症、肩关节拘缩等。

这种障碍是由于连接关节的韧带，或活动关节的肌肉老化而失去弹性，肩部周遭血液循环不良导致的软组织疼痛。

最初症状只是肩部酸痛无力，随着疼痛逐渐恶化，肩关节无法活动，手臂无法提举或向后弯曲。例如无法系鞋带或无法用手系围裙，甚至无法梳头。

这种关节无法活动的现象，正是五十肩的特征，与单纯的肩膀酸痛及其他障碍有别。

日子一久，疼痛虽会逐渐变轻，但是，肩膀肌肉会松脱，四周出现按压疼痛的压痛点。快则1～2个月，通常是半年到1年的时间，疼痛逐渐消失，运动障碍减少。不过，其中也不乏历时很久的情形。假如运动障碍长久持续，可能导致肩部关节僵化、即使不痛也动弹不得的现象。最好在症状轻微时，利用穴道刺激缓和疼痛，以消除运动障碍。

进行穴道刺激时，由于障碍种类不同，所刺激的部位也有别。共分成以下3种，患者应分别选择适当的穴道进行刺激。

（1）手无法向后弯、无法系鞋带时。

（2）肩部无法上抬时。

（3）手无法上举梳头时。

罹患五十肩后，肩部会变僵硬。所以，进行穴道刺激前，最好先以热毛巾热敷15分钟，效果更好。也可以先沐浴，泡泡热水澡。

患了五十肩虽然会疼痛，但还是应该多活动肩部。所以，在日常生活中进行如下的肩部活动，也非常重要。

距离墙壁一步侧站，手掌置于墙上，然后弯伸指尖，慢慢向上挪。这是指尖向上、肩部也会往上挪动的运动。

此外，还可以手掌由下握住手肘，由前向上慢慢提举，一直到痛得无法忍受的高度为止。

这些运动必须每天反复进行。

1. 对症的穴道

手臂无法向后弯曲：

腰部的肾俞、腰部的大肠俞、肩部的肩贞、背部的天宗、手臂的臑俞。

肩部无法上抬时：

颈后的天柱、肩部的肩井、肩部的肩髃、手臂的臂臑、肩部的肩贞。

无法梳头时：

肩部的肩井、肩部的肩髃、手臂的臂臑、肩部的天宗、胸部的中府。

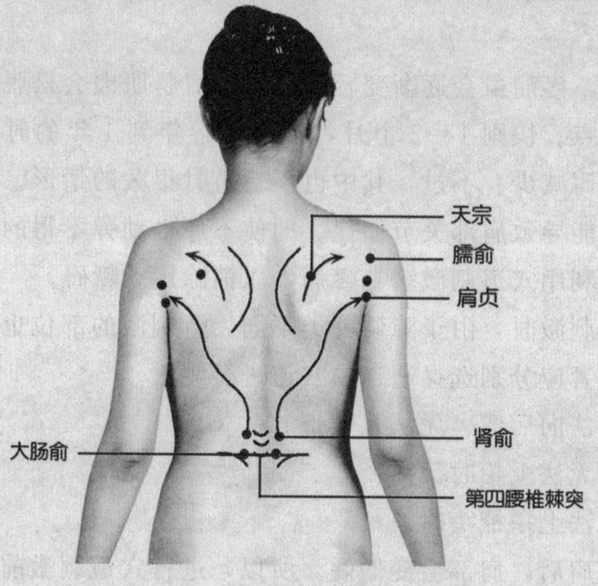

2. 对症按摩疗法

（1）手臂无法向后弯曲的对症按摩疗法：

手臂没办法转到后面时，首先用拇指慢慢刺激肾俞。肾俞位于第二腰椎棘突下方外侧 1.5 寸处。

再者，以同样方式指压肾俞下方的大肠俞。大肠俞位于第四腰椎棘突下方外侧 1.5 寸处。

接着刺激肩部后侧的肩贞。肩贞位于手臂下垂时腋下背部侧形成的纵皱纹下端向上 1 寸的地方。用指腹指压此处。

位于此同一纵皱纹之上端的臑俞，也要仔细按压。

然后，按压位于肩胛骨中央凹处的天宗。如果有疼痛感，则慢慢以画“9”的方式按压。

如果再用手掌由天宗向肩端靠拢，由肾俞拢向肩贞或臑俞，会觉得很舒服，效果更佳。

（2）肩部无法上抬的对症按摩疗法：

肩部无法上抬时，可刺激三角肌处的穴道。首先指压三角肌中央的肩髃。肩髃位于手臂上提时，肩端产生凹陷的正中间。

再者，肩后的肩贞位于三角肌边际，所以也需指压。肩贞位于手臂下垂时，腋下背部产生纵皱纹的下端向上 1 寸处。上手臂的臂臑，也要按压。

然后，仔细指压僧帽肌处的天柱和肩井。天柱位于颈后两条粗筋，即僧帽肌外侧。肩井在颈根部和肩端的正中间。

充分按压这些穴道后，再摩擦或指压其四周，更具效果。

（3）无法梳头的对症按摩疗法：

用指腹仔细指压肩井，以便手臂能够举至头上。肩井位于颈根部和肩端的正中间。

位于肩端的肩髃，也同样用指腹指压。

再按压手臂背面的臂臑。臂臑位于肘关节拇指侧的弯曲处（曲池）上往肩部 7 寸处。

然后也要仔细指压肩胛骨中央的天宗。

最后用指腹以画圆方式揉捏胸部上面部分的中府。中府位于锁骨外侧边端凹处，下往乳房方向 2 寸处。

充分刺激这些穴道后，最好再摩擦、指压周遭肌肉，效果更佳。

颈肩、手臂、胸部的病症疗法

颈臂症候群、手臂神经痛

颈臂症候群是指后颈部、肩部至手臂之间的疼痛和指尖麻痹等症状，原因虽然复杂，但是主因可能为颈椎变形或分歧造成的。

颈椎异常，周围的肌肉就会受颈椎压迫而紧张，造成血液循环不良。不久，这种情况就会压迫由第四颈椎、第一胸椎之间通往手臂神经的基部，而引起疼痛或麻痹。除此之外，还有因第一肋骨所包围的胸部的最上面部分，有通往手臂的大血管和粗神经，受到骨头压迫而引起的疾病。

中老年人或长时间采取同一姿势，使用肩部或手臂固定肌肉的打字员、生产第一线的工人，都会经常出现此症状。

尤其是颈臂症候群中，有一种从上臂到手掌之间的发作性剧烈疼痛。这是属于手臂神经痛。大致可分为以下三种。

(1) 由上臂后面通向外侧，手背到拇指侧之间，发生疼痛的情况。

(2) 上臂前面通过前臂和手掌中心，到中指侧之间，发生疼痛的情况。

(3) 前臂到小指侧之间发生疼痛的情况。

穴道刺激可减轻颈臂症候群或手臂神经痛的症状。

1. 对症的穴道

颈后的风池、颈后的天柱、耳后的完骨、颈侧的天鼎、锁骨上窝中央的缺陷处的缺盆、胸部的中府是基本穴道。如果包括前述之 (1) (2) (3) 的症状，则必须分别再刺激以下的穴道。

(1) 到拇指侧之间发生疼痛、麻痹，取肩部的肩髃、手臂的臂臑、手臂的曲池、手臂的手三里、手背的合谷。

(2) 到中指侧之间发生疼痛、麻痹，取手臂的曲泽、手臂的郄门、手臂的内关。

(3) 到小指侧之间发生疼痛、麻痹，取手臂的少海、手腕的神门。

2. 对症按摩疗法

在穴道刺激前，先用毛巾热敷头部，会取得更好的效果。

后头部或肩部疼痛时，先用拇指或中指加上食指，充分指压颈后的天柱、其旁侧的风池、耳后隆起下端凹陷处的完骨，以松弛肌肉紧张。有上述的 (1) (2) (3) 症状时也不例外。

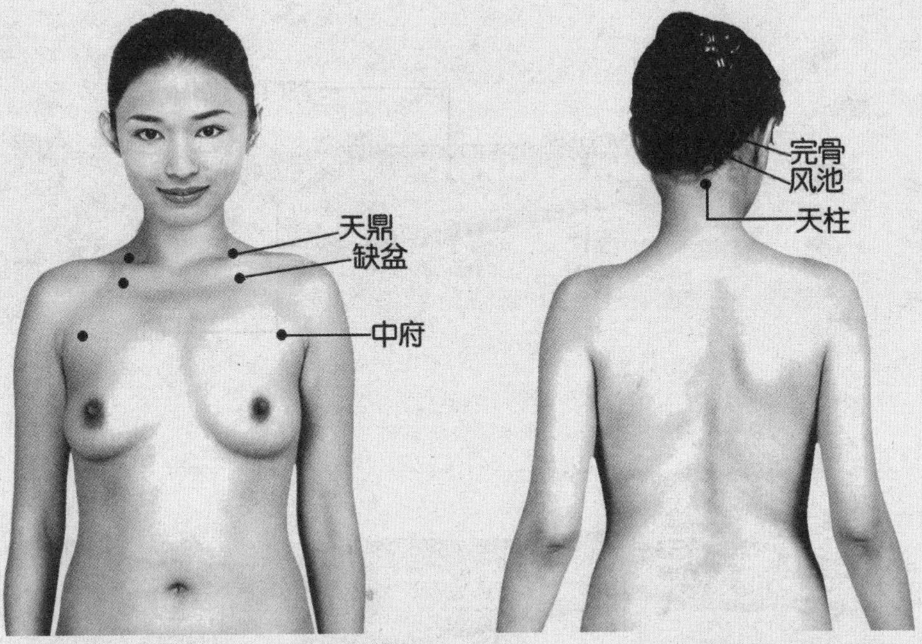

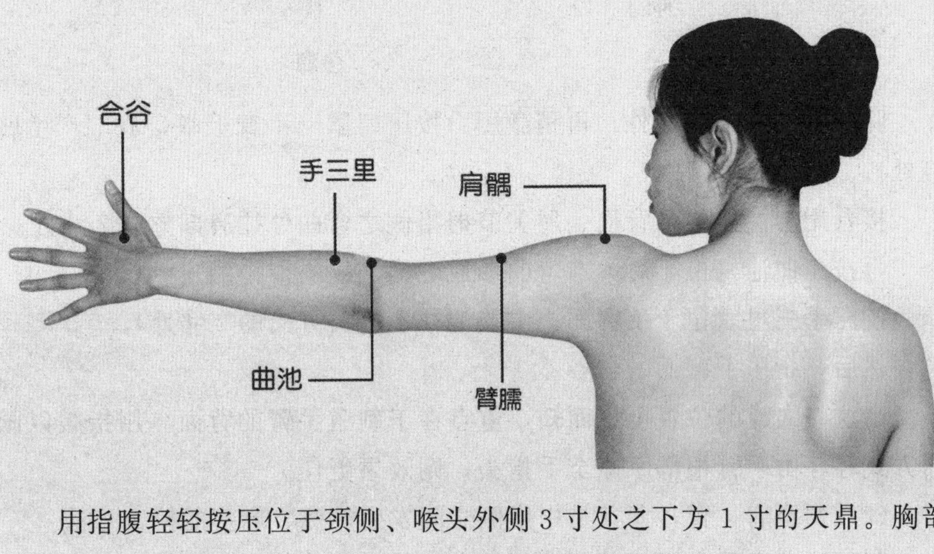

用指腹轻轻按压位于颈侧、喉头外侧 3 寸处之下方 1 寸的天鼎。胸部锁骨上面凹陷处正中央的缺盆，只要竖起指腹按压即可。

另外，锁骨外侧凹处向下 2 寸的中府，也以画“9”的方式指压。再用手掌摩擦手臂、手和指腹。

（1）颈至肩、臂，尤其是拇指侧之间发生疼痛、麻痹的按摩疗法：

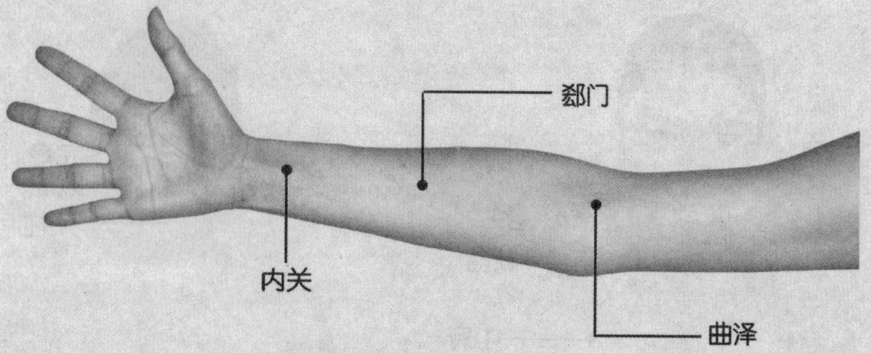

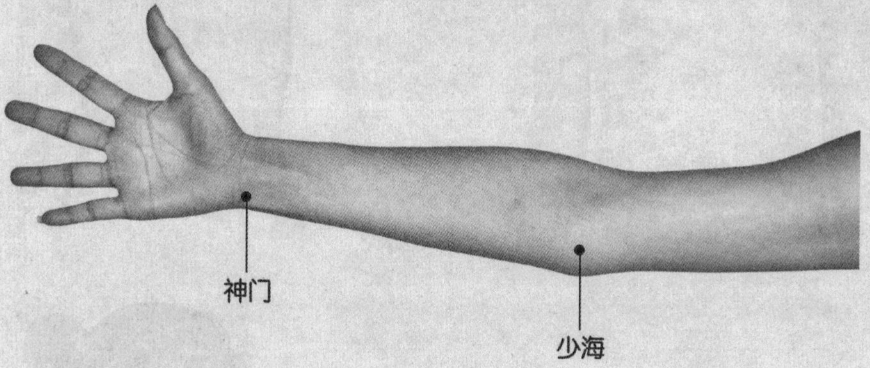

除基本的六个穴道外，再稍微用力按压肩髃（手臂上举，肩端产生凹陷处）。

接着用力按压手臂背面、肘关节拇指侧之弯曲处往肩部方向7寸处。

再按压曲池（位于肘关节弯曲形成之横皱纹的拇指侧）。

按压手三里（位于手背面，由曲池往手指头方向的2寸处）。

然后，指压手背面的合谷。

由这些穴道的位置可想而知，重点在于刺激手臂的背面。用指腹以画圆方式轻轻由手臂根部摩擦至手指头，则效果更佳。

（2）颈至肩、臂，尤其是中指侧之间发生疼痛、麻痹的按摩疗法：

刺激过基本的六个穴道之后再进行此治疗过程。曲泽位于肘关节弯曲形成横纹之中央粗肌的小指侧。郄门位于手正面、手肘和手腕的正中间。内关也是位于手正面、手腕关节正中央向手肘方向2寸处。

用拇指指腹，用力指压这些穴道。

如此刺激手正面中央的穴道，可平息至中指之间发生的疼痛。这时也可以通过曲泽、郄门、内关，向手臂根部摩擦。

（3）颈至肩、臂，尤其是小指侧之间发生疼痛、麻痹的按摩疗法：

刺激基本的六个穴道之后再进行以下治疗过程。

首先，用拇指用力按压少海（位于手肘关节正面，手肘弯成直角所产生横纹的小指侧）。

以拇指竖起用力按压神门（位于手正面、腕关节弯曲产生的横纹靠近小指侧凹陷处）。

另外，手臂的正面有由少海至神门的细肌肉。以拇指和食指捏着指压。再由少海摩擦至神门。

胸部神经痛、肋间神经痛

肋间神经痛时，吸气会疼痛，呼气比较舒服。其特征是单边胸部、乳房至腋下之间，以及背部至腹部之间，发生针刺般疼痛。简单地说，如果呼吸感觉疼痛，而活动肩部或手臂时不会痛，就是肋间神经痛。不过，有时也可能是肋膜炎或狭心症所引起的疼痛。所以，痛得无法忍受时，应该就医查明原因。

胸部的神经、肋间神经，沿着胸部的肋骨由背部经腋下到胸前。沿着此肋间神经呈带状或半圆形所引起的胸部疼痛，要施以穴道刺激才有效。胸部疼痛可能由不同疾病引起，首先必须先证明是胸部神经痛。

真正的肋间神经痛，有三处一压就非常痛的压痛点。

（1）背骨两侧。

（2）腋下。

（3）胸骨两侧以及腹直肌旁轻压就痛的点。

这 3 处压痛点虽然不是穴道，却是重要的治疗点。

1. 对症的穴道

3 处压痛点包括背部的心俞，其下方的膈俞和同样在下方的肝俞。

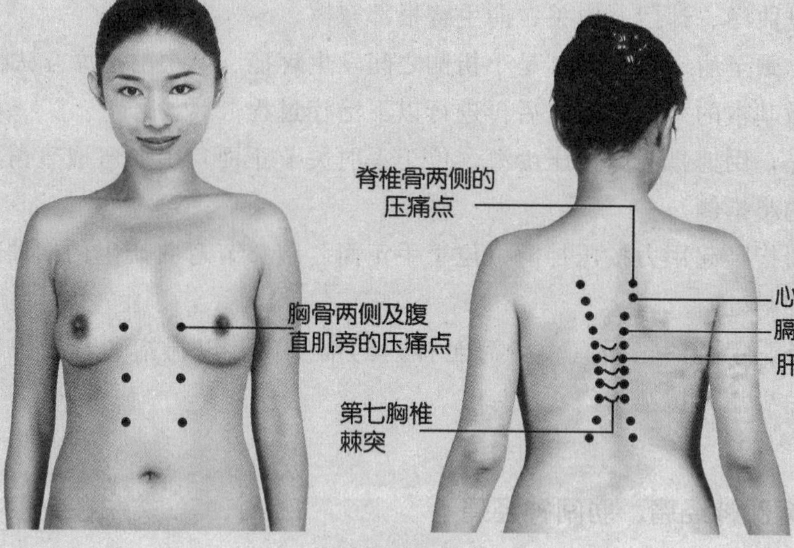

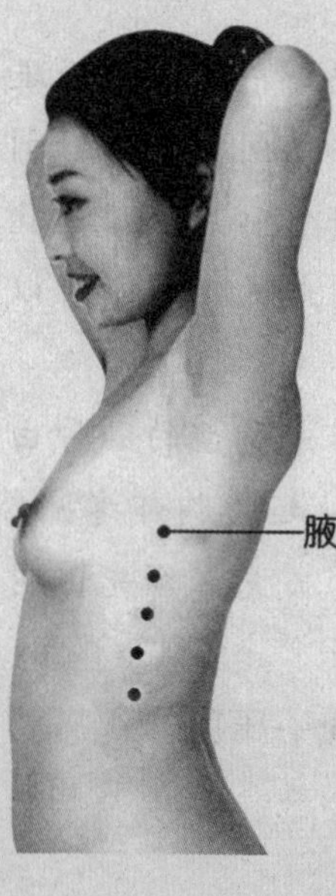

2. 对症按摩疗法

用拇指以外的四指按压三处压痛点。按压腋下压痛点时不要太用力，其他背骨两侧、胸骨以及腹部，则用力按压。

背部特别疼痛时，指压位于两肩胛骨之间，第五胸椎棘突下方外侧

1.5 寸处的心俞。

另外再指压位于其下方第七胸椎棘突下方外侧 1.5 寸处的肝俞。

胸椎棘突是辨认这些穴道位置的最佳标志，所以，必须清楚每一棘突的位置。最明显的是第七胸椎棘突，它位于左右肩胛骨下端的连线上。首先找出第七胸椎棘突，然后用手向上探寻，第二个凸起是第五胸椎棘突。反之，向下探寻到的第二个凸起是第九胸椎棘突。

除穴道刺激外，用手掌和拇指以外的四指沿疼痛的神经进行揉捏或摩擦也有效。要诀是指腹置于肋骨间，由背骨旁边往胸部摩擦。

进行穴道刺激前，最好先热敷，效果更好。再者，疼痛得厉害的地方，可贴粒针，以保证治疗效果。

一般而言，针灸治疗比指压、按摩更具疗效。因此，如果穴道疼痛治疗情况不佳时，不妨接受针灸治疗。

倘若症状已持续好几年，演变成慢性疾病，则难在短期内获得疗效。

腰、肢体关节的病症疗法

慢性风湿性关节炎症

风湿性关节炎是一种常见的伴有全身症状的慢性关节疾病。约 80% 患者的发病年龄在 20～45 岁，以青壮年居多，女性患病数是男性的 3 倍以上。症见各关节肿大而日渐显著，周围皮肤湿热潮红，自动或被动运动都会引起疼痛。

人体有形成内脏壁、存在于组织和组织之缝隙间的结缔组织。此组织一旦受某种因素影响而发热肿痛，就会引起风湿。所以，慢性风湿性关节炎虽然发生于关节，却给全身带来各种不同症状的疾病。

初期的症状是关节肿痛，早上起床时关节不灵活。特征是左右关节对称出现关节红、肿、热、痛的症状，且刚开始出现于手指等小的关节，然后逐渐扩大至手、手肘、脚、膝之类的大关节。全身性症状则是没有精神、食欲不振、消瘦、畏寒，以及出现贫血症状。有时也会引起便秘、失眠或腰痛。

关节疼痛和天气有关，季节转换或梅雨季等湿气重时，会疼得非常厉害。症状时而减轻时而严重，一直持续发展，就会演变为关节变形、形成自然脱臼或僵化。慢性风湿性关节炎属于现代医学中不易治愈的疾病之一，想要痊愈相当困难。可以利用穴道刺激缓解疼痛，应尽量活动关节，避免继续恶化，并预防严重障碍。再者，穴道刺激的目的，在于减轻不同的全身性症状，以便提升精神。这对于关节本身并未有太大作用，基本上是促进全身血液和淋巴循环的穴道刺激。

除了穴道刺激外，还必须用三角巾等尽量使关节保暖，以及避免疲劳。

1. 对症的穴道

（1）手腕疼痛时：背的肝俞、腰的肾俞、腹的中脘、手背的阳池、手臂的阳溪。

（2）手肘疼痛时：背的肝俞、腰的肾俞、腹的中脘、手臂的曲池、手臂的尺泽。

（3）膝疼痛时：背的肝俞、腰的肾俞、腹的中脘、足的内膝眼、足的外膝眼。

（4）脚踝疼痛时：背部的肝俞、腰部的肾俞、腹部的中脘、足的解溪。

慢性风湿性关节炎病用灸很有效。按压下去特别痛的穴道，用米粒大的艾草灸三次左右。以持续五天休息两天的周期，耐心进行。最好是用灼热灸，也可用简便的温和灸。

2. 对症按摩疗法

（1）手腕疼痛的对症按摩疗法：

首先用拇指仔细指压肝俞、肾俞和中脘，以便调整身体状况，恢复元气。

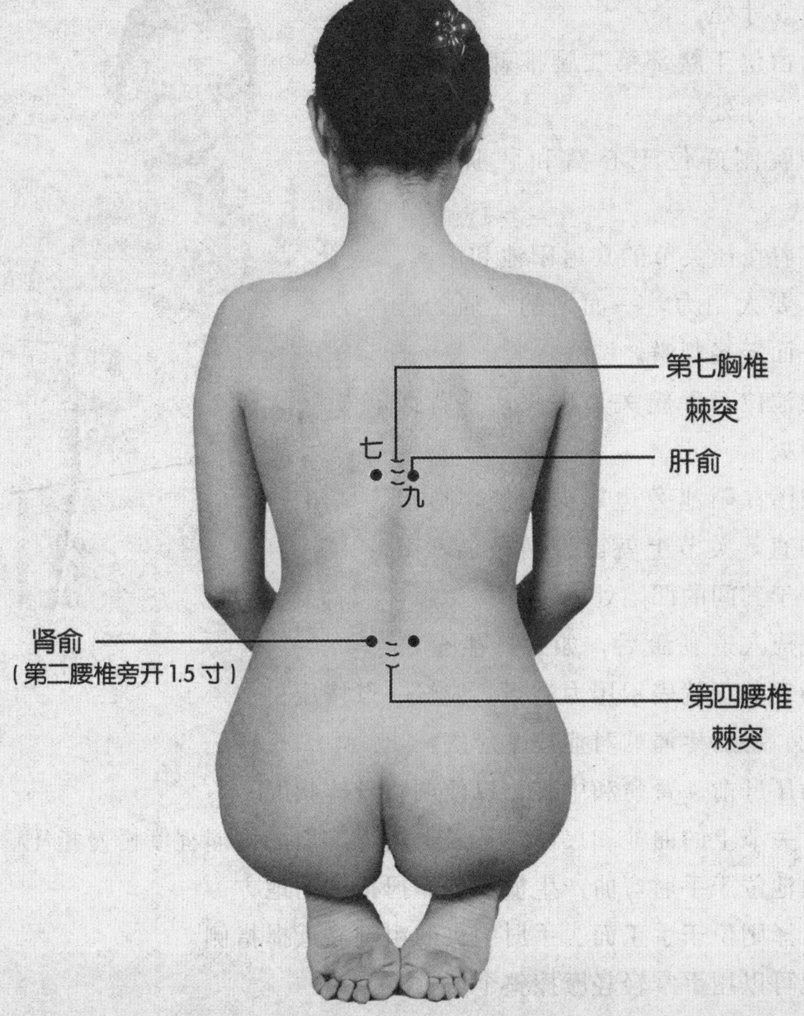
第七胸椎
棘突
七
肝俞
九
肾俞
（第二腰椎旁开 1.5 寸）
第四腰椎
棘突

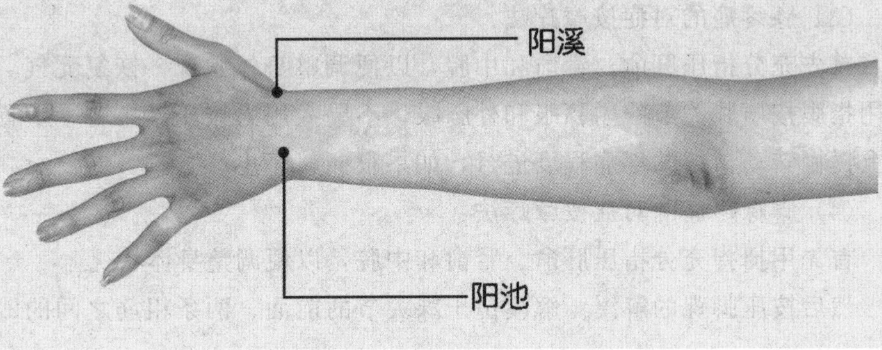
阳溪
阳池

肝俞位于背部第九胸椎棘突下方外侧 1.5 寸处。

肾俞位于腰部第二腰椎棘突下方外侧 1.5 寸处。

中脘刚好位于心窝和肚脐的正中央。

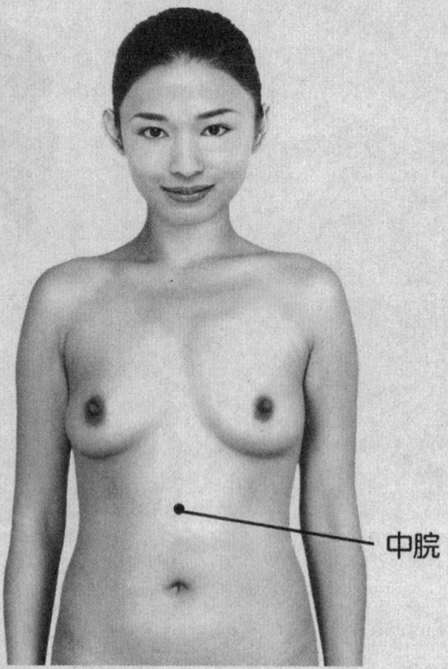

接着按压关节的穴道阳池和阳溪。此时不要太用力，一面斟酌疼痛的程度，一面轻轻刺激。

阳池位于手腕关节中央，手背面的正中央。

阳溪在阳池旁边靠拇指侧，拇指用力伸直，关节上就出现两条筋，阳溪正位于其间的凹陷处。

完成穴道刺激后，如果产生全身发酸的现象，就表示用力过猛，应轻一点按压。

（2）手肘疼痛的对症按摩疗法：

指压肝俞、肾俞和中脘，以便调整身体状况。

肘关节上的曲池和尺泽，不要太用力，斟酌疼痛程度慢慢指压。

曲池位于手肘弯曲产生横纹的靠拇指侧的地方。

尺泽则位于手正面、手肘中央的粗腱靠近拇指侧。

也可以用手掌轻轻摩擦整个肘关节。

另外，用米粒般大小的艾灸治疗，也有效果。

（3）膝疼痛的对症按摩疗法：

首先充分指压肝俞、肾俞和中脘，以便调整身体状况，恢复元气。然后用指腹按压膝关节的内膝眼和外膝眼，不要太用力按压。再将手掌置于膝上慢慢转动。斟酌疼痛程度进行，如果很痛就停止。

（4）脚踝疼痛的对症按摩疗法：

首先用拇指充分指压肝俞、肾俞和中脘，以便调整身体状况。

然后按压脚踝的解溪。解溪位于踝关节的前面、两条粗筋之间的凹陷处。解溪的四周也要轻轻指压。

另外，外脚踝周围亦需按压。

坐骨神经痛

所谓坐骨神经，是指从腰椎下部和腰骨上部开始的神经束。

当发现腰部到臀部、大腿后侧到小腿疼痛延伸至脚跟和脚踝，或是外脚踝至脚板感觉发麻的症状，就是坐骨神经痛。

因此，坐骨神经一旦异常，其行经的皮肤、肌肉和关节就会产生疼痛。

引起坐骨神经痛的原因，有腰骨障碍、子宫或卵巢异常、糖尿病或泌尿器官疾病等。首先应查明病因，对症下药。不过，原因不明以及寒冷或腰骨障碍等所引起的坐骨神经痛，以穴道刺激方法来治疗非常见效。而且也可缓和其他原因造成的坐骨神经痛。

1. 对症的穴道

腰部的大肠俞、其下方的小肠俞、上臀部的膀胱俞、大腿后侧的殷门、腿外侧的足三里。

2. 对症按摩疗法

用力按压腰部到臀部之间的穴道达 3～5 秒钟。首先找出腰部两边骨盘突出的部分。其最上端连成一直线，线上的腰椎棘突是第四腰椎棘突，棘突下方外侧 1.5 寸的地方，就是大肠俞。

小肠俞位于大肠俞下，第一骶骨下方外侧 1.5 寸处。换句话说，这三个穴道刚好排列于腰部到臀部之间，所以，用拇指由上往下依序按压。

接着按压大腿后侧正中央的殷门。然后再以手掌由上往下摩擦大腿和小腿的中央部分，效果更佳。

足三里位于外膝眼下 3 寸，胫骨外一横指的地方。恰好是膝立起来用拇指和食指夹住膝盖，中指指腹靠拢食指所按压的地方。虽然压起来会痛，但还是需要指压。用手掌经由足三里摩擦至脚板。

坐骨神经痛用指压或按摩比灸治更有效。进行穴道刺激之前，可以先用毛巾热敷，效果更佳。

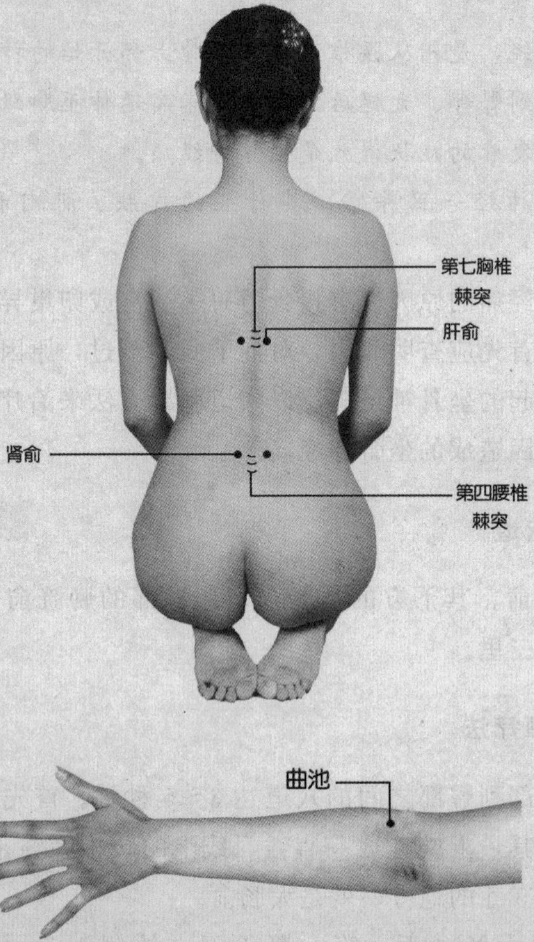

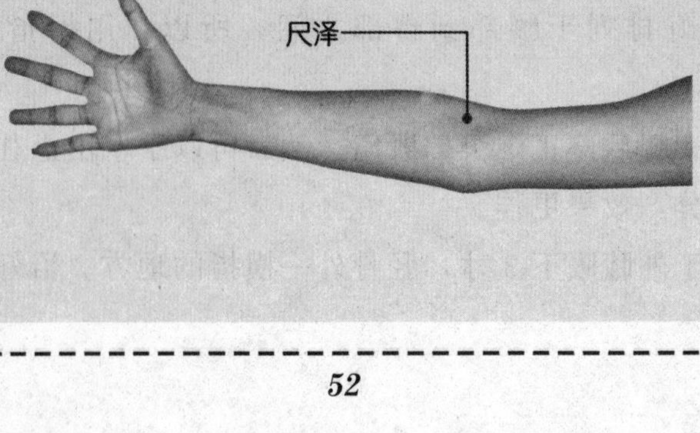

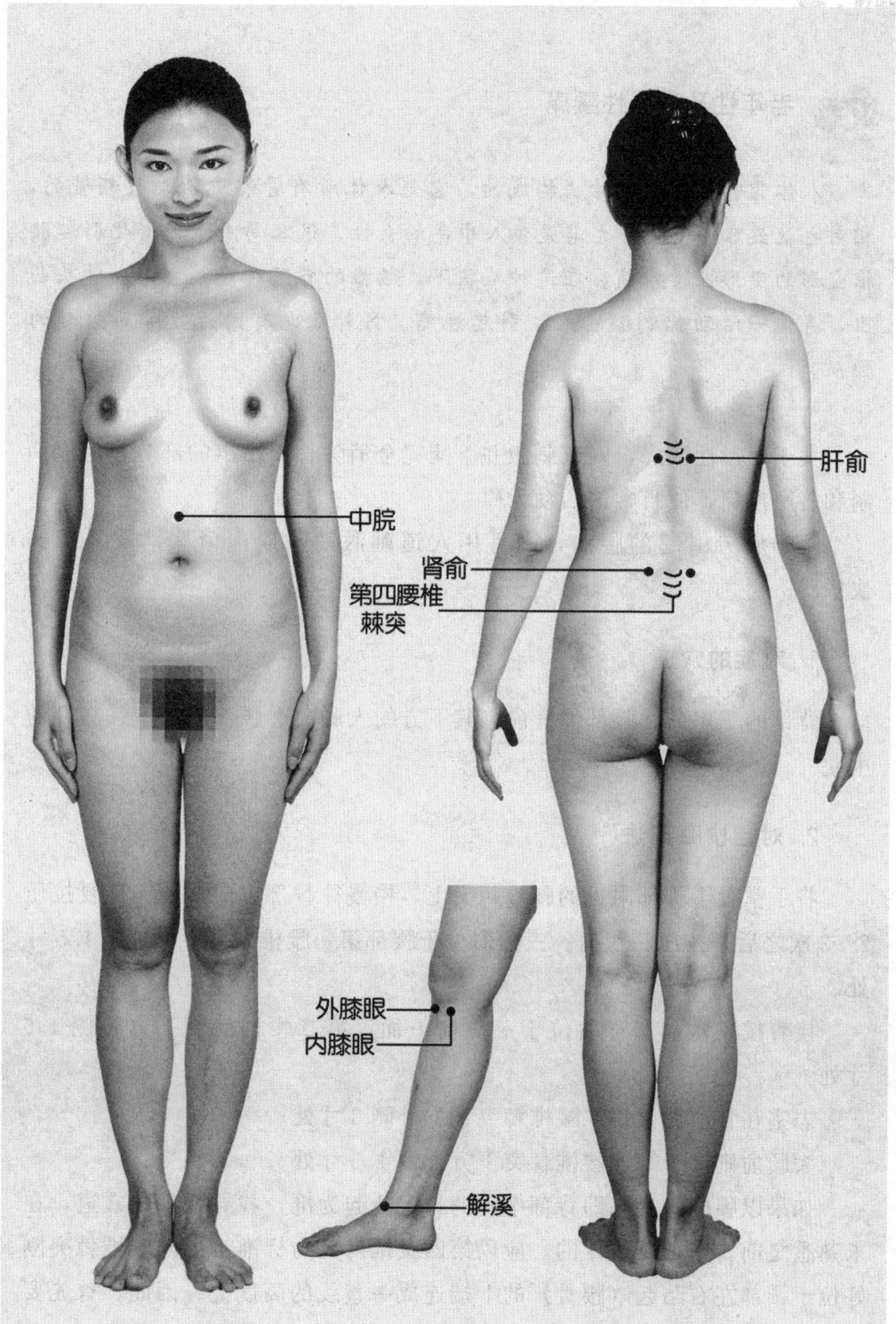
肝俞
中脘
肾俞
第四腰椎
棘突
外膝眼
内膝眼
解溪

老年性及疲劳性腰痛

人体背骨是由两块骨头构成的，它是人体所有骨骼中活动最频繁的，相对也就最容易老化。尤其是步入中年的女性，很容易患上因老化引起腰椎变形的变形性腰椎痛。在这种症状下，腰椎的脊髓神经，会形成骨头凸出，身体一活动就刺激神经，引起疼痛。另外，也有因为疲劳而引起的腰痛。

关于变形性腰痛，穴道刺激并不能完全消除骨骼凸出的部分，但能抑制和缓解疼痛，使日常的活动无碍。

至于疲劳引起的腰痛，则可用穴道刺激消除肌肉紧张，恢复舒畅快乐。

1. 对症的穴道

背部的三焦俞、腰部的肾俞、其下方的大肠俞、腰部的志室、腹部的中脘。

2. 对症按摩疗法

将手掌置于腰部附近的腰椎棘突上，慢慢往臀部方向按压。反复按压2～3次之后，按压三焦俞。三焦俞位于腰部第一腰椎棘突下方外侧1.5寸处。

接着按压肾俞。肾俞位于三焦俞下面，第二腰椎棘突下方外侧1.5寸处。

志室在肾俞旁，第二腰椎棘突下方外侧3寸处。

大肠俞则位于第四腰椎棘突下方外侧1.5寸处。

如果以腰椎棘突，即背部中间的骨头凸起为准，找寻腰部的穴道，在未熟悉之前，是很难辨认的。应以第四腰椎棘突为标准。第四腰椎棘突刚好位于腰部左右凸起（腰骨）的上端连成一直线的高度上。因此，首先要找出其位置，就可以用手指向上触摸，依序为第三、第二、第一腰椎棘突。

依序从上至下按压这些穴道。其要点是：先将拇指放在穴道上，另一拇指再叠加上去。然后用身体的重量逐渐加力，按压3秒钟左右，最后再慢慢放松。以这样的方法在一个地方固定进行三次。

腰椎两侧分别都有穴道，所以，两侧皆需指压。

另外，腰痛时不只是背部肌肉容易绷紧，就连腹部肌肉也会紧张。因

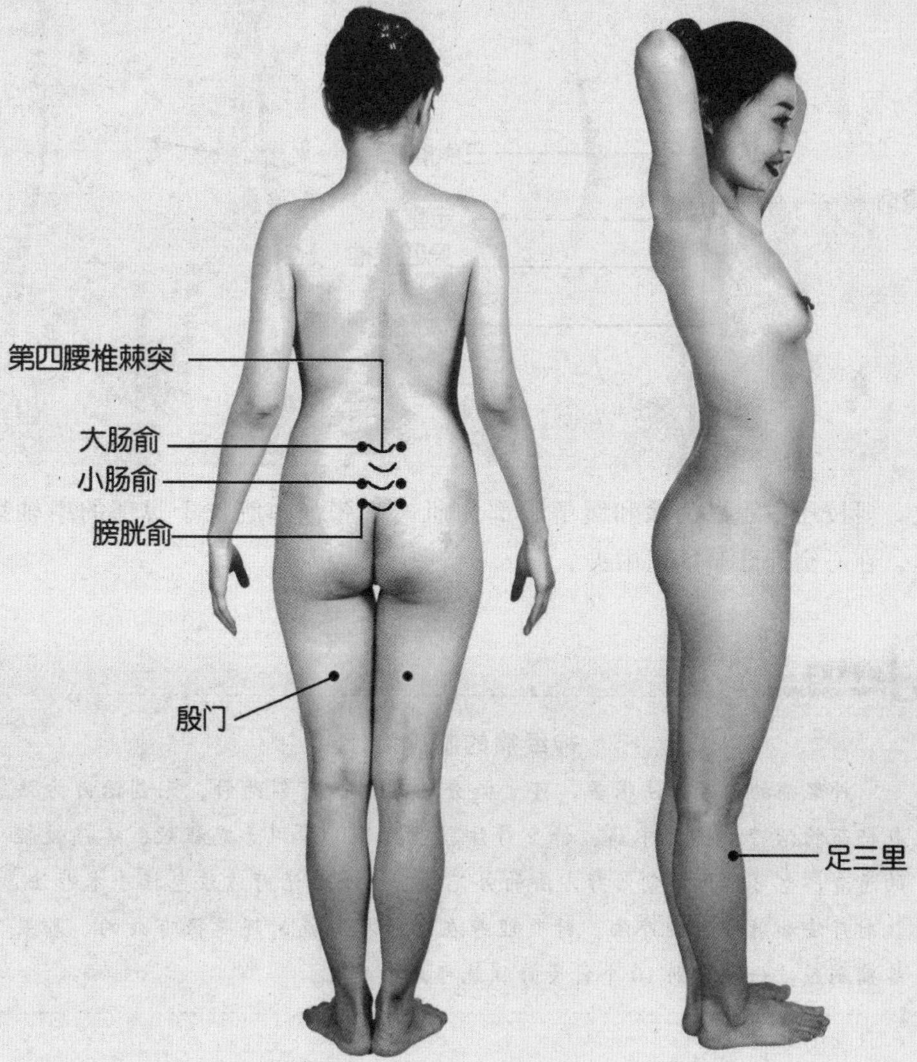

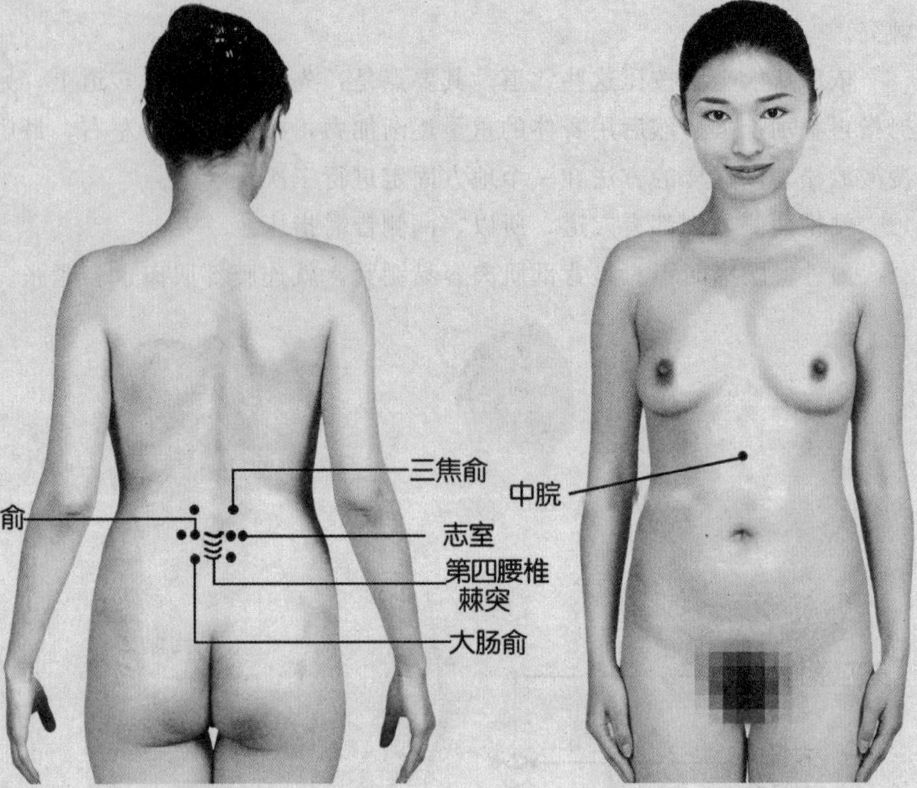

此，要按压中脘以消除和缓解腹部的肌肉紧张。中脘位于腹部的中轴线上，在心窝和肚脐的正中央。

健康知识馆
Jiankangzhishiguan

神经痛的临床治疗

神经痛的治疗方法很多，可大概分为无创和有创两种。无创治疗方法包括药物治疗、中医中药、针灸疗法、理疗等，适用于病程短、疼痛较轻的患者，也可作为有创治疗方法的补充治疗。有创治疗方法包括手术疗法、注射疗法和射频热凝疗法。针灸理疗在治疗神经痛时还是很有效的，如果疼痛剧烈，一般 5 到 10 个针灸疗程就可产生效果。

治疗腰痛的体操

以下的体操可以在家里做，不但可以治疗慢性的腰痛，而且对于急性腰痛、椎门板疝也有良好的效果。

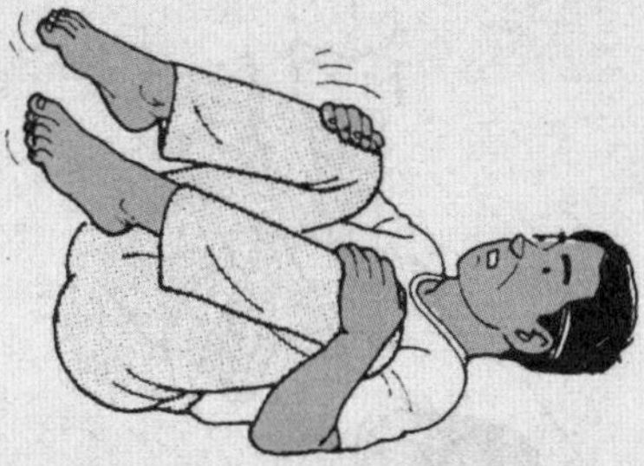

①仰躺的姿势，胯裆尽量打开，两手抱住膝侧下方，慢慢向内拉。反复做20次。

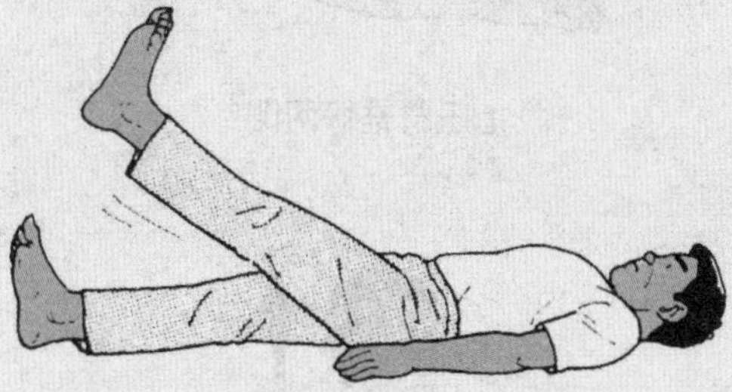

②脚踝垂直弯曲，一只脚平直上举。

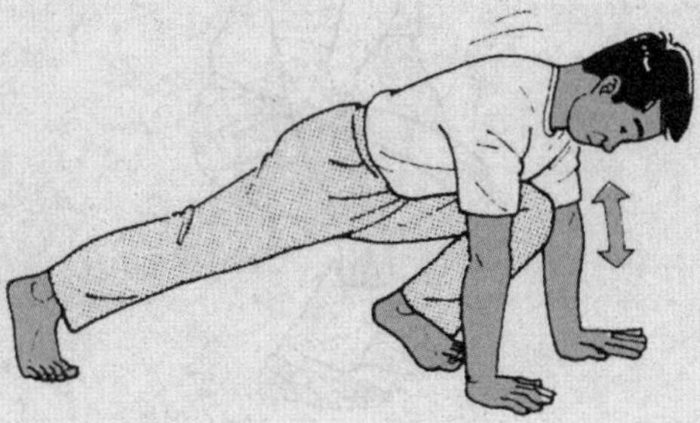

③一只脚伸直，另一只脚尽量弯曲，手臂撑住地。

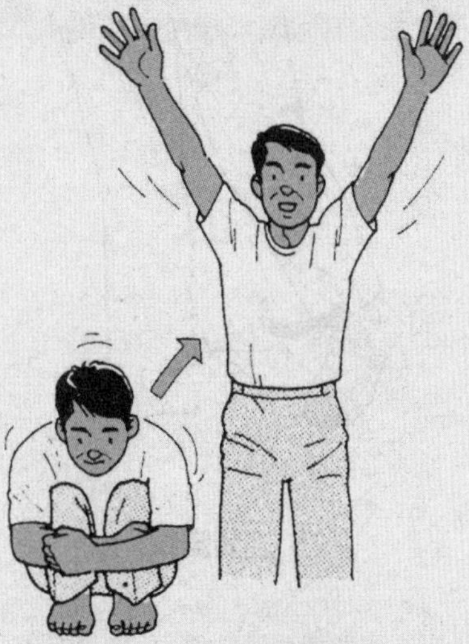

④抱脚屈蹲，然后慢慢站起来充分伸展身体。

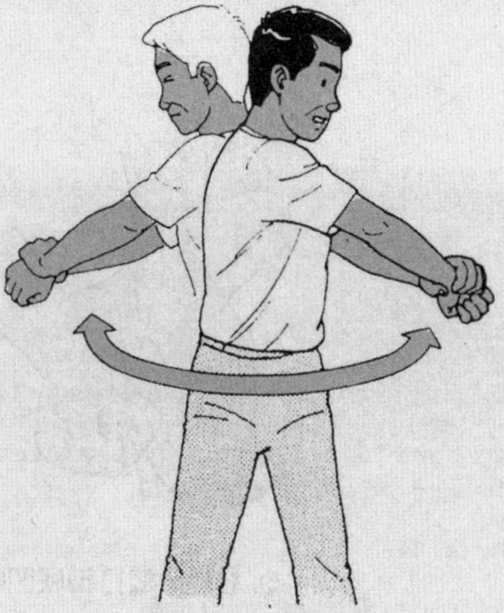

⑤双脚打开，上身左右扭转。

预防腰痛的运动

腰痛大多是运动不足所引起的，以下的运动可以防止身体老化并预防腰痛。

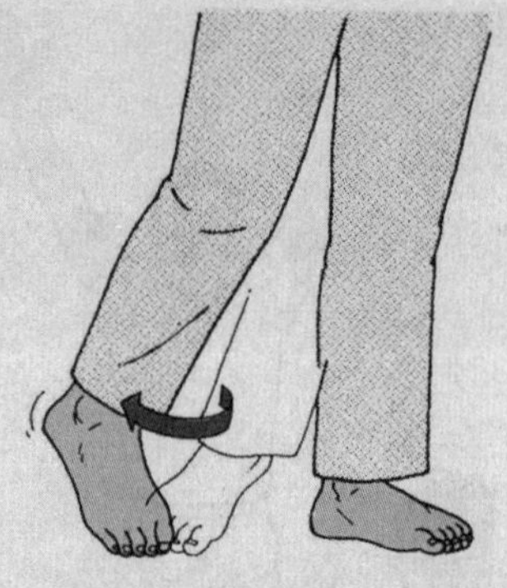

① 旋转脚踝

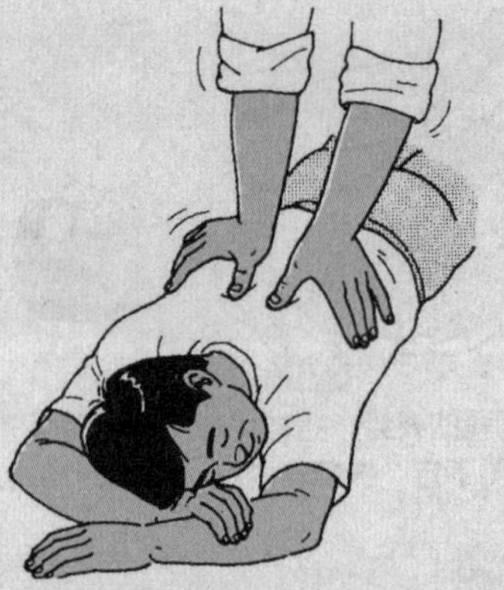

③ 指压脊椎骨两侧

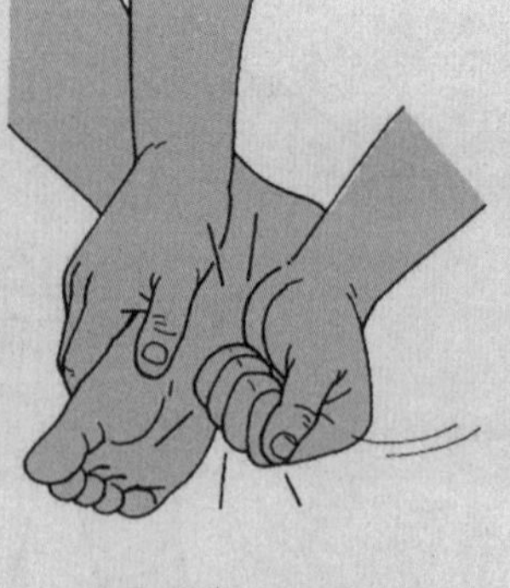

② 轻轻地敲打脚底凹陷处

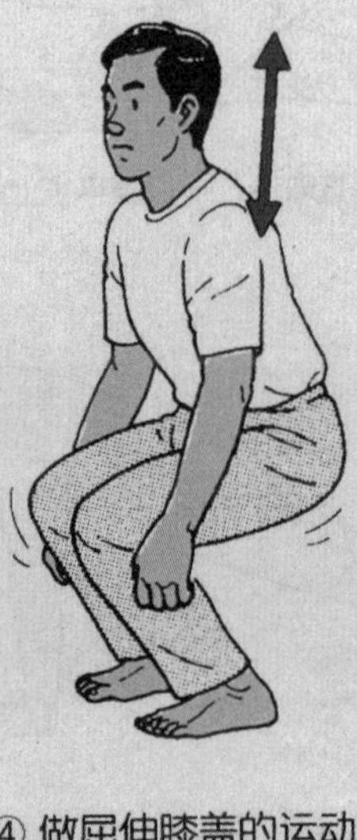

④ 做屈伸膝盖的运动

健康知识馆 Jiankangzhishiguan

急性腰扭伤注意事项

急性腰扭伤是指以损伤后立即出现剧烈性腰痛、腰肌紧张及活动受限为特点的腰部肌肉、筋膜、韧带、椎间小关节和节囊、腰骶关节及骶关节的急性扭挫损伤，属中医学的“闪腰”及“瘀血腰痛”等范畴。

注意，千万不要因为疼痛就立即用力按压腰部，否则会恶化病情，增加痛苦。同时，若在家中自行治疗时，需要保持患部放松、肌体温暖。

治疗时，先抓放刺激腰部至盆骨后侧间的任意部位，进行2～3分钟，有点痛感没有关系（是正常病理现象）。

变形性膝关节症

膝关节炎是由风湿病、痛风或外伤等原因引起的。变形性的膝关节症、运动性外伤等伤及膝盖韧带时，以穴道刺激更为有效。

变形性膝关节症是一种关节老化现象，或是作为具有膝关节缓冲器功用的软骨部分剥落，造成骨头和骨头互相碰触产生疼痛；或是关节边缘形成骨刺的新骨组织，而产生疼痛。在关节四周的组织，如果丧失弹性，也会造成膝部活动不良。

初期会有膝盖沉重，出现浮肿，下楼梯时膝内侧疼痛等症状。症状进一步会演变成关节积水、膝盖骨变形，从而导致无法端坐。又因膝部疼痛，导致懒得走动，而越不走动症状就会越恶化。

1. 对症的穴道

膝背面的委中、小腿的承山、膝外侧的梁丘、膝内侧的血海、胫骨外侧的足三里。

2. 对症按摩疗法

首先用热毛巾敷膝部，然后再进行穴道刺激，效果更好，务必依次进行。此法也可以在沐浴后进行。

委中位于膝盖后侧，刚好在横纹中间。

承山位于小腿中央，沿后脚跟筋由脚跟向上按压，肌肉隆起手指摸不到末梢之处。

用拇指指腹按压这些穴道，然后再以揪抓的方式指压小腿肌肉。

梁丘位于膝盖骨外侧向上 2 寸，膝盖伸直所形成的肌肉沟边缘。

血海位于膝盖内侧向上 2 寸处，即一用力就沿着膝盖骨内侧，产生肌肉沟的边缘。

足三里位于胫骨外侧，膝下 3 寸处。

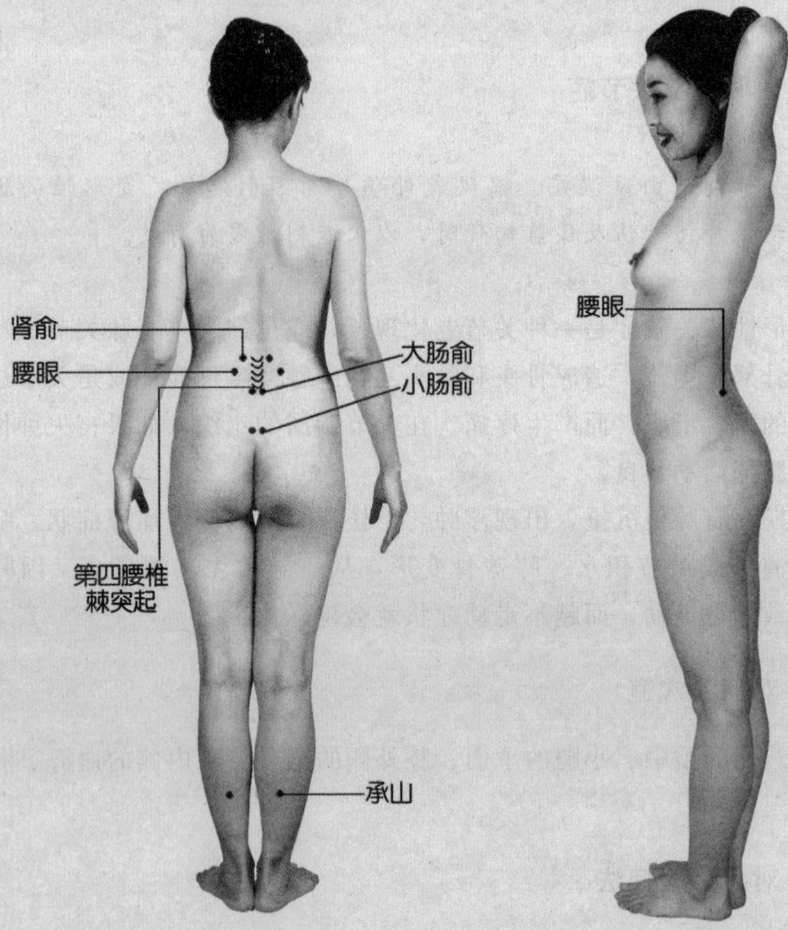

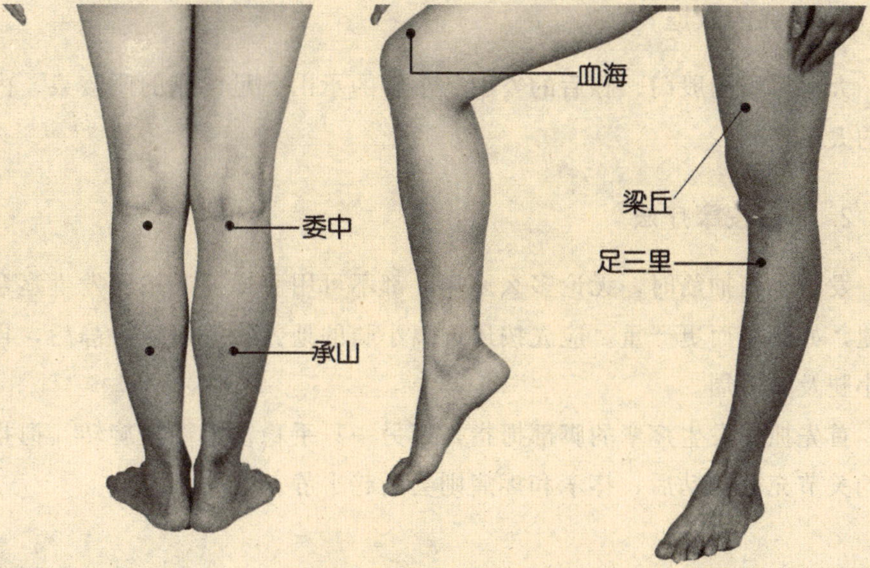

用拇指按压这些穴道，再以手掌指压膝部四周、血海及梁丘附近。每天做 3 次，每次分别持续 5～6 分钟。经过 2～3 周后，肿痛就会消除。

内膝眼位于膝盖头直立时产生的侧凹陷中央，是著名的灸治膝盖特效穴道，对膝部疼痛有效。具体做法是用小块艾草灸治，每个穴道做 3～5 次，持续 2～3 周。也可以采取感觉热时就将艾草拔除的方法。

小腿抽筋

所谓“小腿抽筋”，是指小腿突然发生的痉挛。大腿后侧、脚趾、手或背部，通常也会发生。发生于久坐欲站立或游泳时，主要因为疲劳或寒冷所致。

尤其孕妇、糖尿病患者及酒精中毒者更易发生小腿抽筋。

如果没有予以适当的治疗，不久会肿胀，或走路时疼痛。应以穴道刺激做妥善的治疗。

1. 对症的穴道

大腿后侧的殷门、膝后的委中、小腿的承山、足内侧的阴陵泉、内脚踝的太溪。

2. 对症按摩疗法

发生小腿抽筋时，无论多么疼痛，都不可用手揉捏或按压发生痉挛的小腿，如此反而更严重。应先按压远离小腿的地方，等疼痛平静后，再按压小腿及其四周。

首先抓住发生痉挛的脚部拇指，用另一只手稳住脚慢慢旋转。拇指基部的关节充分转动后，痉挛和疼痛则会渐趋平静。

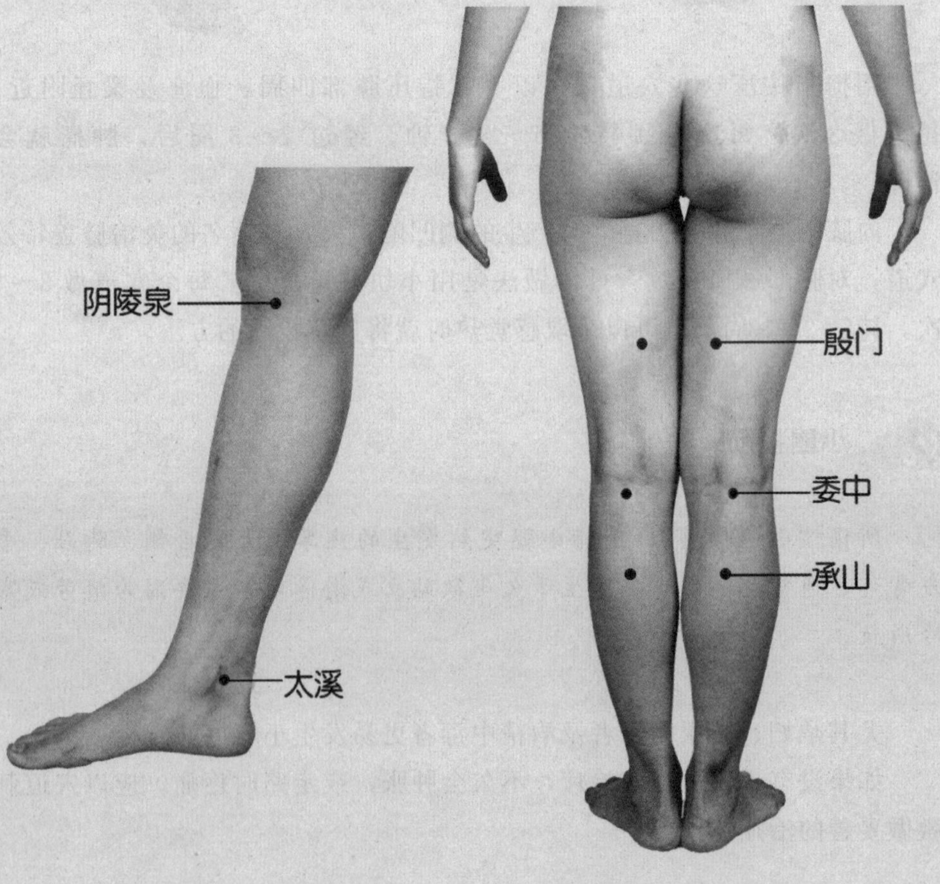

疼痛平静后，再依序转动其他的脚趾。

然后指压内脚踝最尖部分后面5厘米处的太溪。

胫骨内侧、膝盖下的阴陵泉，也需按压。

用拇指或其余四指先轻轻按压大腿后侧正中央的殷门，然后逐渐施压，持续3～7秒钟。

另外，膝后横纹中央的委中及小腿中央的承山，也以同样方式指压。

如此，疼痛和抽筋的感觉就会消除。

经常发生小腿抽筋者，可能罹患全身性代谢障碍疾病，所以，应接受医生诊断。如果没有特别的原因，只是习惯性抽筋，则可用粒针或灸刺激殷门、承山和足三里。

如果在游泳时发生小腿抽筋，此时不要过分惊慌，手忙脚乱地乱动反而会使情况更糟。这时应将疼痛的脚尖向前拉，使小腿的肌肉伸直。经过短暂处理后，症状会有所减轻，而此时则尽量快速游向岸边。上岸后，将疼痛的脚尖拉向前，使小腿的肌肉伸直。一面做深呼吸，一面拉肌肉，这样症状就会消失，如仍不见好转，则应求助医生。

胃、肠系统的病症疗法

胃胀气·胸口郁闷

胃胀气、胸口郁闷症状的人很多，这样的人多少都会有胃缺乏张力(无力症)、胃神经症和胃下垂的症状。

由紧张引起的胃神经症，在忙碌的现代社会里，是一种极其普遍的疾病。而胃缺乏张力（无力症）和胃下垂，则是受先天体质的影响，肌肉发育不全，大多发生于体型瘦弱者的身上。

此外，因病全身虚弱，或怀孕等腹壁松弛的女性，也较易发生此症。无论是哪一种，都呈慢性症状，所以，很难在短期内以消化剂或镇痛剂治愈。而穴道刺激等中医疗法，着重于调整身体状况、活化胃部功能，并无不良反应。

1. 对症的穴道

心窝的巨阙、腹部的中脘、肚脐旁的天枢、背部的脾俞、胫骨外侧的足三里。

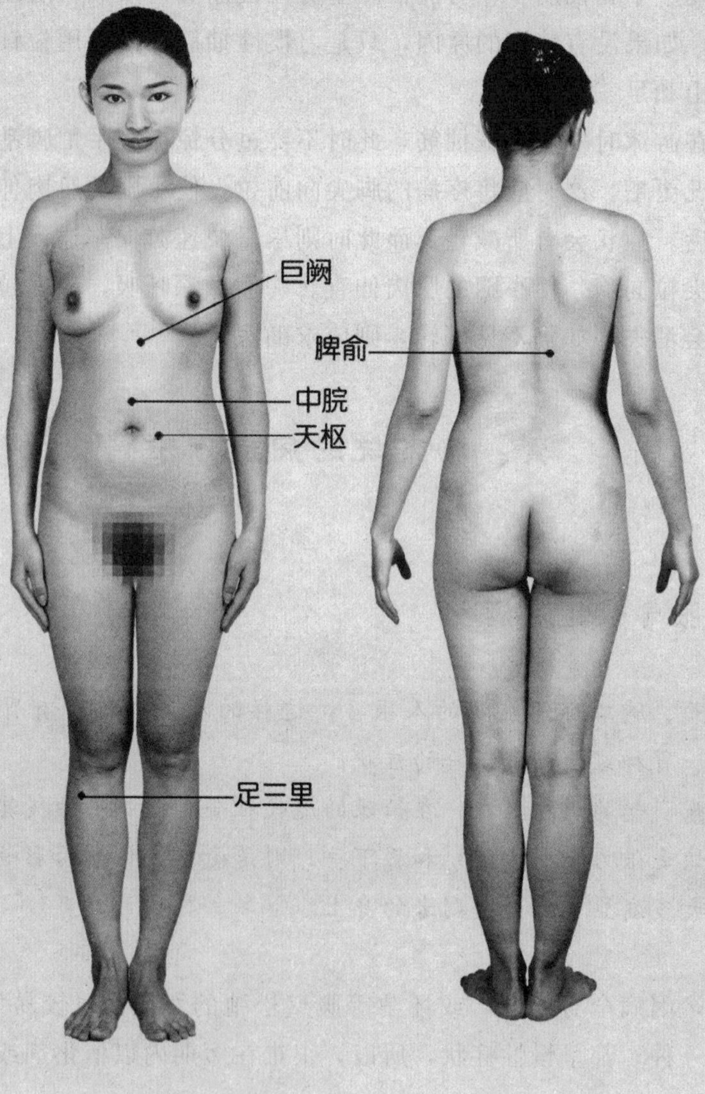

2. 对症按摩疗法

仰躺，用手掌大范围轻轻摩擦整个腹部 5～6 次。

然后，用四指慢慢按压心窝中央、胸骨下端以下 2 寸处的巨阙。中脘和天枢也同样按压。如此可平息轻微的胸口郁闷症状。中脘位于脐直上 4 寸，即 5 个手指距离。

按压这些穴道后，用四指慢慢指压经过此三个穴道呈“S”形的经络。两手手掌重叠像摇船桨般指压。

背部则按压脾俞，位于第十一胸椎棘突下方外侧 1.5 寸处。

如果想治疗消化不良，则需要好好指压足三里。足三里是和胃肠关系密切的重要穴道，位于胫骨外侧，膝下 3 寸处。

除了这样的穴道刺激之外，有胃无力症或胃下垂者，还需锻炼腹肌，每天应该做腹肌体操。

慢性胃炎

食欲不振，心窝到肚脐间经常郁闷，偶尔像针扎似的疼痛，一吃东西就有胃胀、打嗝、胸口难受或呕吐等症状，这是慢性胃炎的特征。

初期症状不尽相同，但是时间久了，都会引发体力衰弱、贫血、肩部酸痛和虚脱等症状。

慢性胃炎发生的原因很多，是比暴饮暴食所引起的急性胃炎更难治疗的疾病。因此，如果曾接受过彻底检查，未发现其他异常病因，却又治不好时，不妨试试穴道刺激疗法。

中医自古即有“胃部六灸”之法，利用灸六个穴道的方法治疗慢性胃炎，非常有效。平时，可以留意观察，如果胃不舒服，这些穴道就会出现发酸或发硬的现象。

近年来，现代医学也开始注意这类症状，认为“内脏异常也会反映在相关的皮肤或肌肉上”。

1. 对症的穴道

背部的肝俞、其下方的脾俞、背部的胃俞、腹部的巨阙、腹部的中脘、肚脐旁的天枢。

2. 对症按摩疗法

所谓“胃部六灸”，是指灸治背部的肝俞、脾俞和胃俞三组穴道。每组穴道皆有两个分列于背骨两侧，合起来刚好六个。除灸治外，再加上治疗、指压或按摩，对胃病更有效。肝俞位于背部第九胸椎棘突下方外侧1.5寸处。

脾俞则在肝俞下面，位于第十一胸椎棘突下方外侧1.5寸之处。胃俞在其下方，即第十二胸椎棘突下方外侧1.5寸之处。

首先，用手掌由上向下按压这三个穴道所在的背骨两侧。然后用拇指指腹按压并以画圆方式指压。

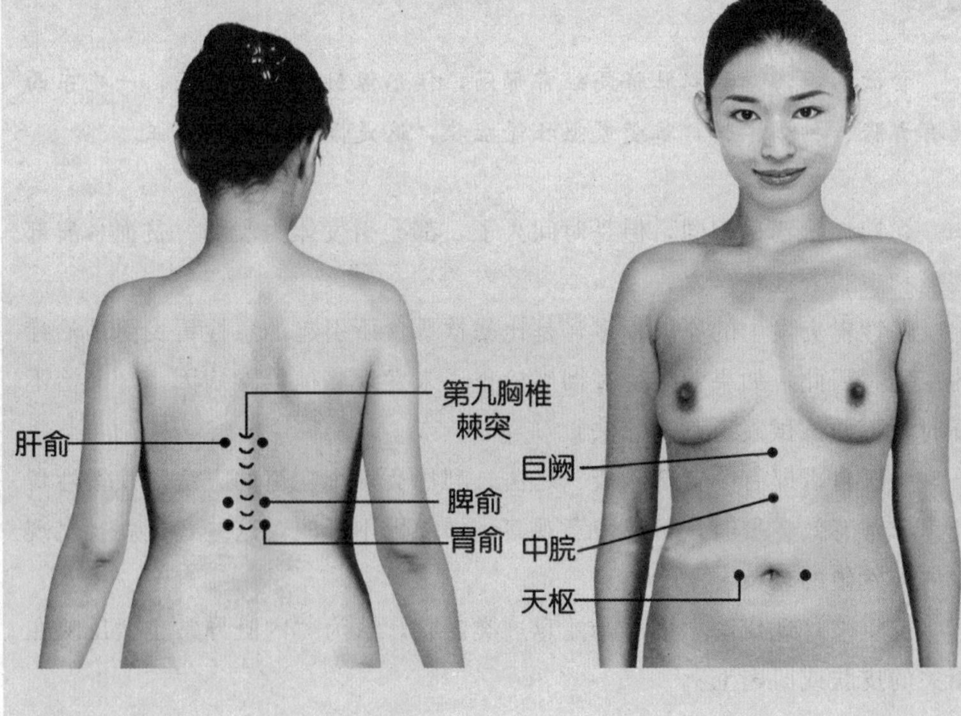

背部的三个穴道，主要以胸椎棘突的位置来辨认。不过，最显而易见的是第七胸椎棘突，在左右肩胛骨下端连成的直线上。用手指触摸，由此向下第二个凸起即是第九胸椎棘突。

接着按压腹部穴道。巨阙位于腹部心窝中央，距胸骨下端 2 寸处。中脘在腹部中心线上，心窝和肚脐的正中央。

天枢则位于肚脐带，距肚脐 2 寸的地方。用拇指以外四指指压这些穴道，不需太用力，以自己感觉舒服为准。

这样充分进行穴道刺激，症状应该就会好转。另外，灸最初所说的“胃部六灸”，也是有效的治疗方式。除将艾草直接置于穴道的方法外，还有在艾草之间放上大蒜或生姜、待一热就拔除的灼热灸。

经常性下痢

无特别明显的原因，消化器官也没有异常，却一直下痢时，以穴道按摩刺激会有很好的疗效。

此种下痢大多是由于精神紧张所引起的神经性下痢，并不是那么严重。

患者大都为神经质，一仰躺肚皮就会下陷，肚皮僵硬，而且肚脐附近经常产生雷鸣般的声音，下痢后就转为便秘。

这种经常性下痢，绝对不会以 2～3 次的穴道刺激便可治愈，需要进行有耐性的长期治疗。

1. 对症的穴道

背部的脾俞、胃俞，腰部的大肠俞、小肠俞，肚脐旁的天枢，腹部的大巨。

2. 对症按摩疗法

脾俞和胃俞中医上称“脾脏”“胃腑”，认为二者互助合作掌管消化食物。再者，大肠俞和小肠俞顾名思义就是调整大肠、小肠功能的穴道。因此，首先要指压背部的这些穴道。

脾俞位于第十一胸椎棘突下方外侧 1.5 寸处。

胃俞位于第十二胸椎棘突下方外侧 1.5 寸处。

而大肠俞则位于第四腰椎棘突下方外侧 1.5 寸处。第四腰椎棘突刚好在左右腰部凸出（腰骨）上端连成的直线上。

小肠俞位于第一骶骨下方外侧 1.5 寸处。

这些穴道由上而下排列于背部脊椎的两侧。所以，将两手的拇指分别置于左右两侧穴道，配合呼吸后从脾俞开始慢慢指压即可。要诀是吐气时按压、吸气时放松力量。

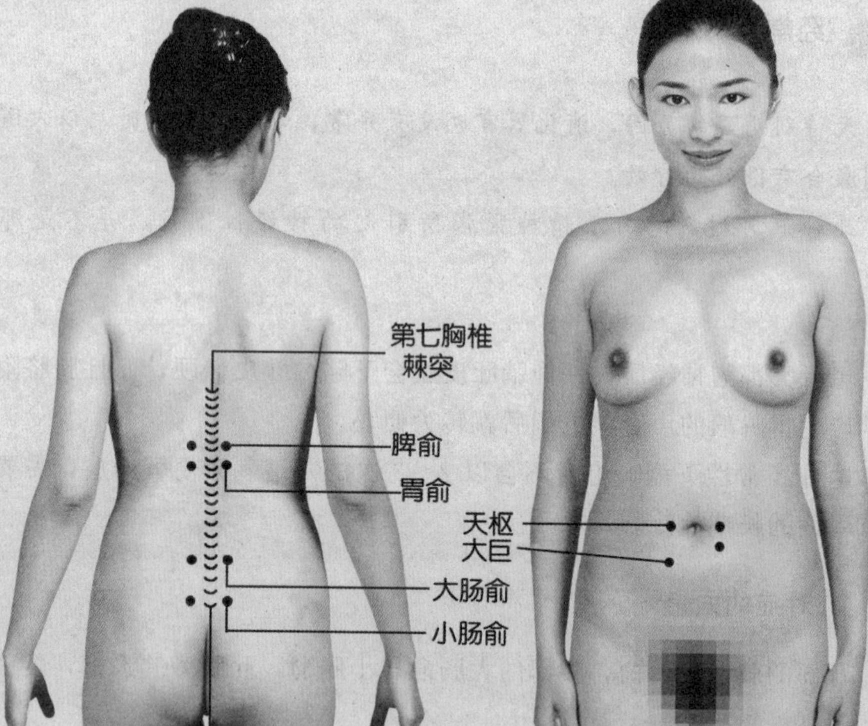

接着按压腹部的穴道。

调整肠功能的是天枢穴，位于肚脐外侧 2 寸处。仰躺用两手的中指指腹按压左右的天枢穴，慢慢用力按压 2～3 秒钟，然后放松，休息 2～3 秒钟之后再压。持续做 5 分钟。

另外，位于肚脐左下侧 2 寸处即天枢正下方 2 寸的大巨，也应予以按压。下痢时，大巨压起来会有痛感，要斟酌力量。

除此之外，还可利用针刺治疗以增加效果，方法是在大巨上打入皮内针之类的小针，再贴上白胶布。也可以贴粒针。

慢性便秘

排便次数和粪便状态虽因人而异，但是，一旦次数比平日少，粪便干硬不易排出，通常称为便秘。慢性便秘时，会常常出现排便次数减少，每次排便时粪便都很硬，或一次只排出一点儿的状况。因而产生排便不净的残余感，或是腹胀、腹痛。此种状态如果一直持续，肠内就会发生异常发酵，积存气体产生压迫感，导致食欲不振、反胃、恶心和头痛等症状。便秘时会产生肿疱，或是肛门破裂，于是容易造成痔疮。偶尔也可能伴有全身疲倦或失眠的现象。

导致便秘的原因很多。紧张引起的肠管痉挛、内分泌失调或其他的内脏疾病，都可能产生便秘，不过机会比较少。大多是由于某些原因，使肠道蠕动缓慢所致的习惯性便秘。

1. 对症的穴道

腹部的中脘、天枢、大巨，腰部的大肠俞、小肠俞。

2. 对症按摩疗法

仰躺后膝部立起，用手掌摩擦整个腹部，以松弛腹部肌肉。且右手在下，左手叠在上面，整个手掌完全遮住腹部，力量放在指腹，有节奏地像摇桨一样进行穴道刺激。刚开始按摩时，可能无法流畅地进行，不过只要以右手为主，左手为辅，用右手的指腹充分按压即可。

首先，按压心窝和肚脐正中央的中脘。

接着按压左手侧的天枢。天枢位于肚脐外侧 2 寸处。

然后，以同样方式按压天枢向下 2 寸处的左手侧的大巨。

接着再指压右手侧的大巨，其次是压右手侧的天枢，最后又回到中脘。

如此由左到右依次按压穴道。尤其是左侧的大巨和左大腿四周，要特别仔细按压，因为，此部位有与排便相关的乙状结肠和直肠刺激神经。

腹部穴道刺激不需太用力和太长时间，一次最多 5～6 分钟即可。对刺激敏感或是症状轻微者，可马上奏效。

刺激腹部后，用拇指按压背部的大肠俞和小肠俞。大肠俞位于第四腰

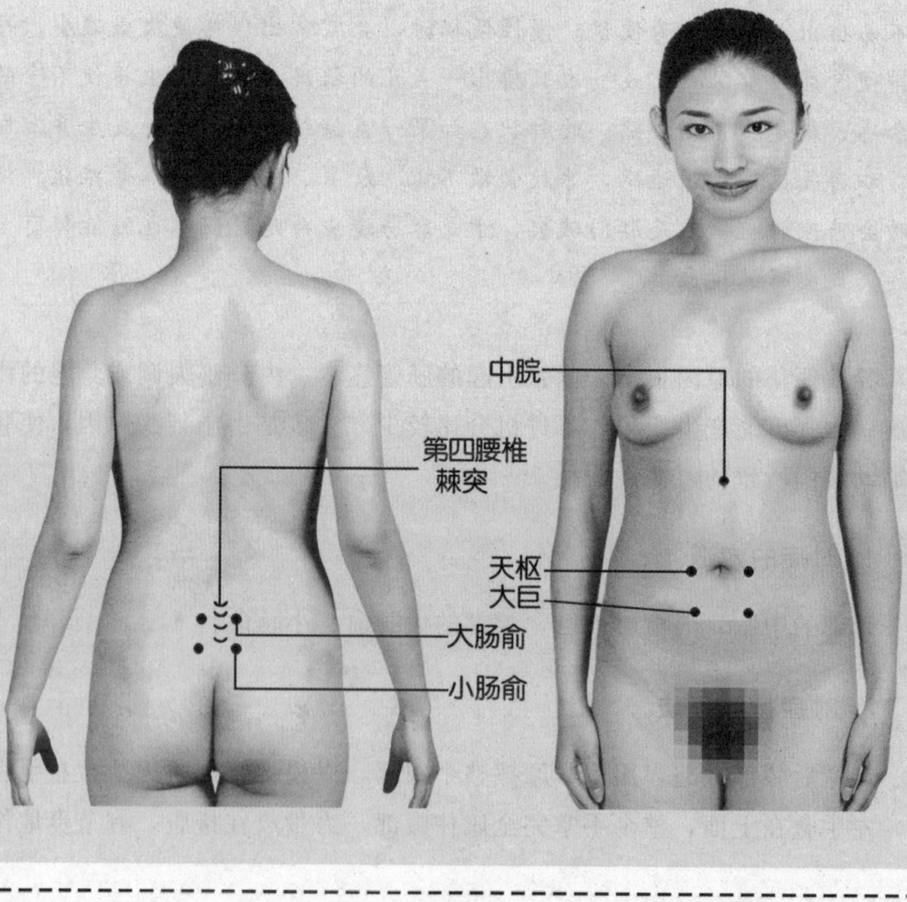

椎棘突下方侧1.5寸处。而小肠俞则在其正下方，第一骶骨下方外侧1.5寸处。以除拇指以外四指用力摩擦大肠俞经小肠俞至尾椎骨，反复做几次。

痔

痔可分为痔疮（痔核）、裂痔（裂肛）、穴痔（痔瘘）和脱肛。其中以痔核和脱肛居多。

痔核的状态是肛门内侧或外侧产生如豆一般的瘤状物。肛门周遭分布有直肠脉丛，布满许多像植物须根似的微血管。此处刚好是血管末端，因此很容易造成血液滞留。

便秘、怀孕或久坐而受到压迫，就会引起血液滞留、细薄的静脉壁伸张，形成瘤状的痔核。

痔核形成于肛门内部时称为内痔，形成于外侧时称为外痔，内痔脱出则称为脱肛。无论是哪一种痔，肛门附近的神经受到刺激都会疼痛，而且排便时会发生撕裂出血现象。

另外，排便使肛门破裂而伤口不能及时愈合，时间一长会逐渐变为慢性病症，称为裂肛。痔瘘的状态是直肠和肛门之间受细菌感染而发炎化脓不止，这需要专科医师的治疗。

痔核、裂肛和脱肛如果很严重，就需施以外科手术治疗。所以，应趁症状轻微时以穴道刺激治愈。

1. 对症的穴道

臀部的长强、会阳，腰部的膀胱俞，头顶的百会，手臂的孔最。

2. 对症按摩疗法

用食指和中指的指腹用力向下按压头顶的百会。百会位于两耳通过头顶连成的直线与通过鼻和眉宇连至头顶之直线的交叉点上。

接着刺激臀部和腰部的穴道，以促进肛门周遭的血液流通。用指腹按压尾椎骨末端的长强。

另外，臀部的会阳也要好好指压。会阳位于尾椎骨末端旁 0.5 寸处。

臀部的膀胱俞也要充分指压。膀胱俞位于第二骶椎下方外侧 1.5 寸处。

最后，用拇指指腹用力指压具有止痛效果的手臂穴道孔最。孔最位于手臂的正面、腕横纹上 7 寸的地方。

痔疮患者似乎都有腰痛或便秘的困扰。腰痛者需要仔细刺激膀胱俞及

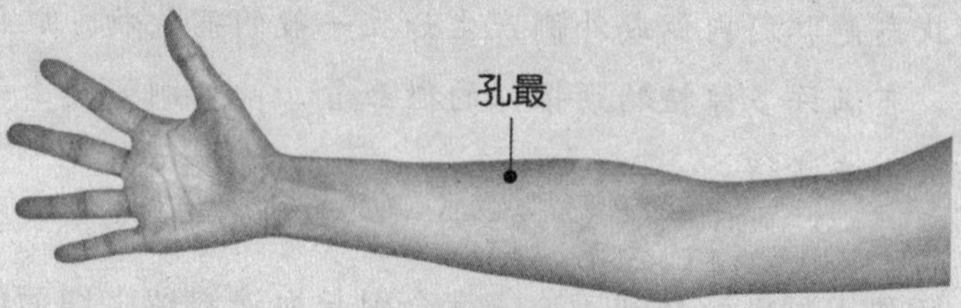

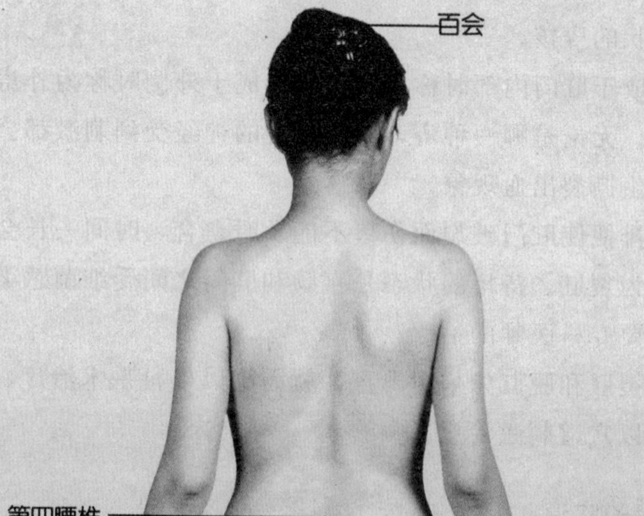

其上方周围的地方。便秘者最好做这些穴道刺激，再加上便秘的穴道。

内分泌、代谢的病症疗法

糖尿病

初期的糖尿病患者会觉得口渴，需要大量的水分，所以尿量和次数均会增多，且极易饥饿，特别想吃甜食。病症初起时，会变瘦、容易疲劳。

继续恶化后，则会减弱对疾病的抵抗力，引起血管或视力障碍等并发症。

糖尿病是因为胰脏分泌的胰岛素不足，产生糖分代谢异常所致，因此必须接受专科医师的治疗。

不过，糖尿病不能仅以药物治疗，生活方式对病情也有极大的影响。基本上，最重要的是接受医生指导，摄取定量的热能和控制血糖。另外，亦需保证充足的睡眠，以消除疲劳、避免紧张。

穴道刺激对初期的糖尿病患者非常有效。每天持续不断进行，可预防病情恶化。进行相当时日的治疗后，甚至可以消除不舒服的症状，减轻并发症。

1. 对症的穴道

背部的肝俞、脾俞、胃俞，腹部的天枢、中脘。

2. 对症按摩疗法

首先从背部的穴道开始刺激。肝俞位于第九胸椎棘突下方外侧 1.5 寸处。

脾俞位于第十一胸椎棘突下方外侧 1.5 寸处。

再者，胃俞在脾俞正下方，第十二胸椎棘突下方外侧 1.5 寸处。

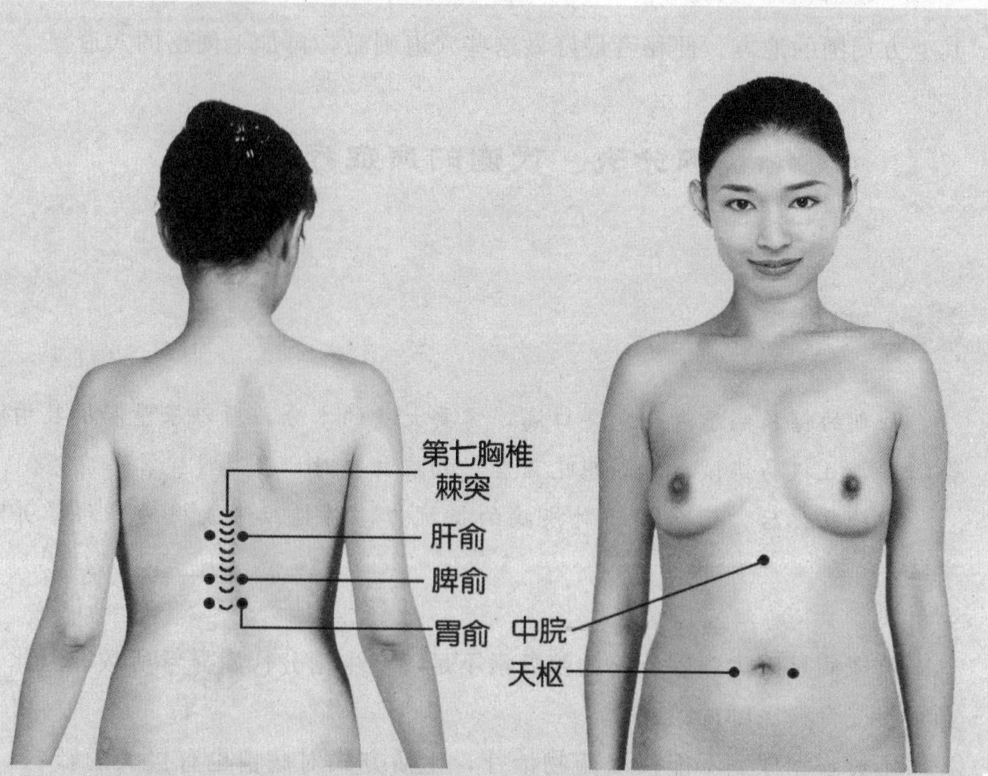

用拇指使劲由上依序按压脊椎骨两侧的这三个穴道。

尤其脾俞是特别重要的穴道，务必操作到位。脾俞是关系到中医所谓“脾脏”功能的穴道。所以，脾俞是具有调整胰脏功能效果的穴道。

刺激腹部的穴道天枢和中脘，以便调整胃肠的状况。摩擦整个腹部后，再用除拇指以外四指的指腹轻压天枢和中脘。

天枢位于距肚脐 2 寸的外侧。中脘则位于心窝和肚脐的正中央。

按压这两个穴道之后，再以画圆方式按压肚脐及其四周，效果更佳。尤其是肚脐下部的附近，有和背部一同调整身体状况的穴道，所以，须适当摩擦或以指腹轻轻按压。

痛风

痛风引起的疼痛非常厉害，发作时大脚趾部或脚踝、手肘关节，会突然红肿及发生剧痛，大约持续一周。通常，第一次发作后经过半年或一年会复发，复发间隔会逐渐缩短，进而演变成慢性症状。

一旦慢性化，则可能诱发肾脏病和心脏病，因此务必及早治疗。

痛风的原因是，本来应由肾脏排泄的尿酸，却积存于血液或关节的润滑液中，产生结晶沉淀于关节而引起疼痛。

痛风 90%发生于男性，所以自古又被称为“帝王病”，大多以苛求美食者或有不良嗜好者居多。中年以后身体肥胖的人，得此病的概率较大，是成人病的一种。

发作时可以用冷敷或镇痛剂止痛，亦可以借刺激穴道缓解剧烈疼痛。发作后，如能继续进行穴道刺激，可抑制下一次的发作。

1. 对症的穴道

背部的肝俞，腰部的三焦俞，腿部的足三里、阴陵泉，足部的解溪。

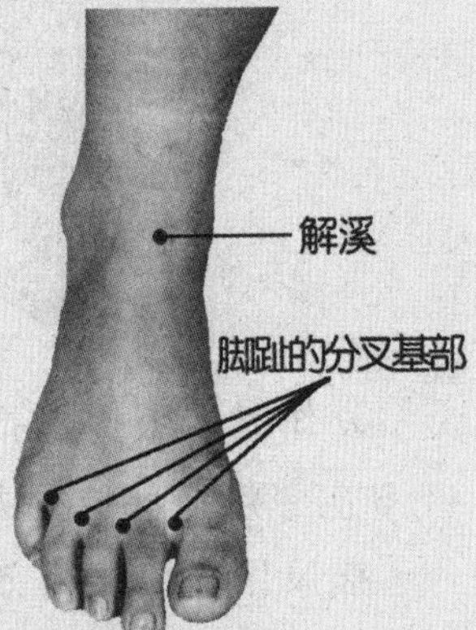

2. 对症按摩疗法

肝俞位于第九胸椎棘突下方外侧 1.5 寸处。

三焦俞位于腰部、第一腰椎棘突下方外侧 1.5 寸处。

以拇指指腹用力指压肝俞和三焦俞，也可再指压肝俞到三焦俞的脊椎骨两侧。

治疗痛风时腿部和足部穴道非常重要。务必仔细指压足三里、阴陵泉和解溪。

足三里位于胫骨外侧，膝下 3 寸处。

阴陵泉位于胫骨内侧的膝下，脚伸直用手指由下向上摸胫骨，骨头凸出的地方。

解溪在脚踝关节前面、脚板到胫骨的两条筋之间的凹处。立起指腹以画“9”的方式指压。

须耐心刺激疼痛部位的穴道。

脚趾分叉部位的四个地方，虽然不是穴道，但按摩也具有疗效。

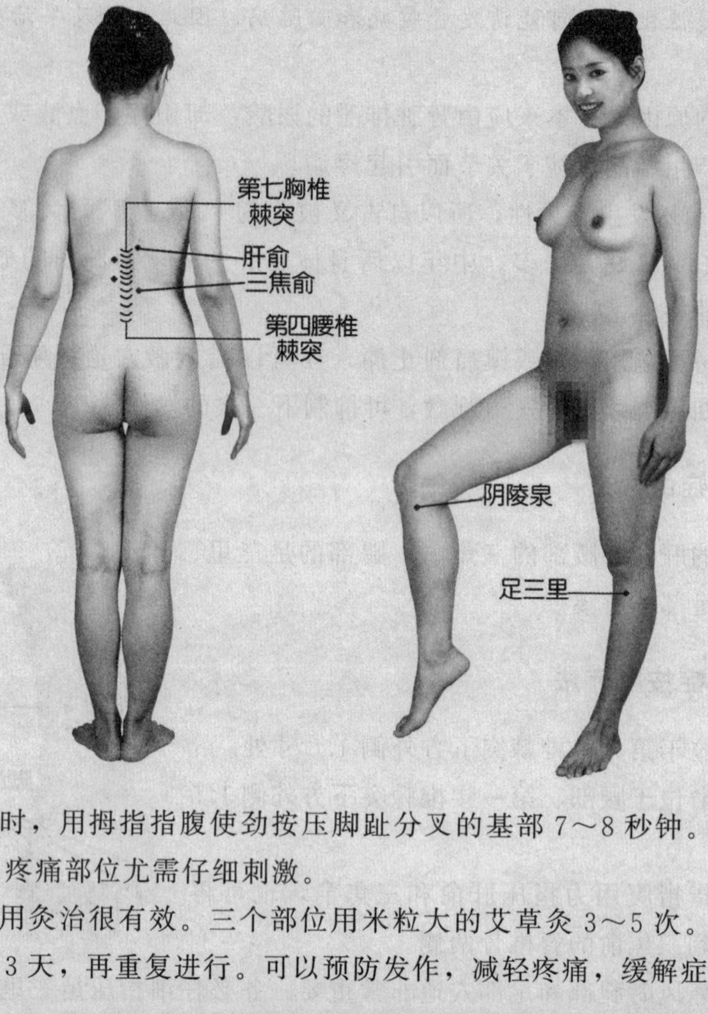

发作时，用拇指指腹使劲按压脚趾分叉的基部 7～8 秒钟。如此反复 4～5 次。疼痛部位尤需仔细刺激。

痛风用灸治很有效。三个部位用米粒大的艾草灸 3～5 次。持续 1 周后，休息 3 天，再重复进行。可以预防发作，减轻疼痛，缓解症状。

呼吸器官的病症疗法

感冒

感冒是日常生活中最常罹患的疾病之一，是以呼吸器官感染为主的病症统称，症状有发冷、打喷嚏、流鼻涕、鼻塞、喉咙痛、发热、头痛、胸部痛、食欲不振、下痢和呕吐等。总之，从极轻微的症状到并发支气管炎，形态各式各样，如延误医治，可能会引起肺炎或胸膜炎。所以，感冒初期一定要注意及时治疗。

感冒的原因，可能是病毒引起的过敏反应。长时间处于寒冷状态、全身湿透没有换衣服、疲劳或睡眠不足时，最容易感冒。感冒流行时，有些人易被感染，而有些人却安然无恙；有些人病情严重，有些人却症状轻微。由此可知，其与疲劳或营养等健康状态失调有很大的关系。极易感冒或一感冒病情就很严重者，平时一定要加强身体锻炼。如在鼻子不舒服、喉咙痛、尚未发热时，以穴道刺激，可避免恶化。

1. 对症的穴道

颈后的风府、风池，头部的脑户，背部的风门、肺俞，胸部的中府。

2. 对症按摩疗法

中医认为，“感冒的邪气一开始是从背部的风门进入身体，积存于颈后部的风池，再聚集于其旁边的风府。然后进入体内，引起所谓的感冒症

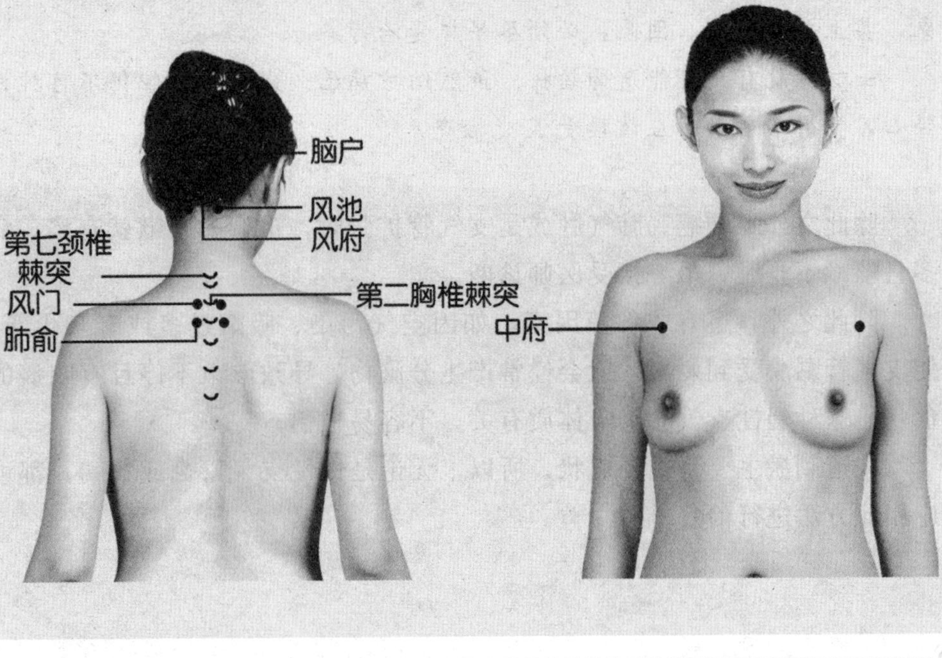

状”。所以，风门、风池和风府是穴道刺激治疗感冒不可缺少的穴位。

风门位于背部第二胸椎棘突下方外侧 1.5 寸处，以拇指用力按压此处。

风池位于后发根凹处、后颈中央凹陷处和耳后骨块的正中央，一压会痛。将拇指指腹置于凹处，向头顶方向按压。

风府位于后颈凹陷处中央的上部分，一压就会痛之处也要用拇指或两手的食指和中指指压。风府上面，仰躺时有块骨头刚好与枕头接触，其上面的凹处就是脑户。此处也以同样方式指压。再者，肺俞对咳嗽很有效。肺俞位于风门的正下方、第三胸椎棘突下方外侧 1.5 寸处。可用拇指用力按压。

胸部的中府是呼吸器官生病时的特效穴道，位于锁骨外侧凹处向下 2 寸处。应用除拇指以外的四指的指腹慢慢按压。

重症咳嗽、咳痰

咳嗽严重且不易治愈时，很可能已发展为支气管炎。这是支气管黏膜受细菌感染所致的，大多会伴随发热，症状严重时则可引起气喘或浮肿现象，甚至并发肺炎。因此，必须尽早接受治疗。

一咳嗽就有痰可能是肺结核。虽然结核病已久未流行，但仍不可掉以轻心，觉得不对劲时应该接受 X 光检查。

除此之外，肺癌、肺气肿或是支气管扩张时，也会一咳嗽就有痰。痰多且咳嗽不止时，最好接受医师诊断。

除此之外，还有非细菌因素，如因空气污染、吸烟过多或有灰尘等，使支气管黏膜受到刺激，就会经常产生分泌物，导致咳嗽不停且有咳痰的症状。这种慢性支气管炎与体质有关，不容易根治。

穴道刺激主要是减轻症状，所以，无论是慢性支气管炎或气喘，都可应用此方法进行治疗。

1. 对症的穴道

背部的大椎、定喘、肺俞，胸部的中府，手臂的孔最。

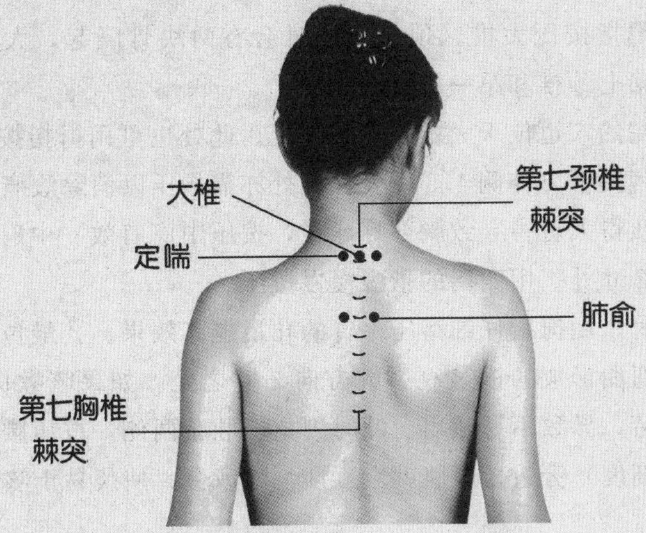

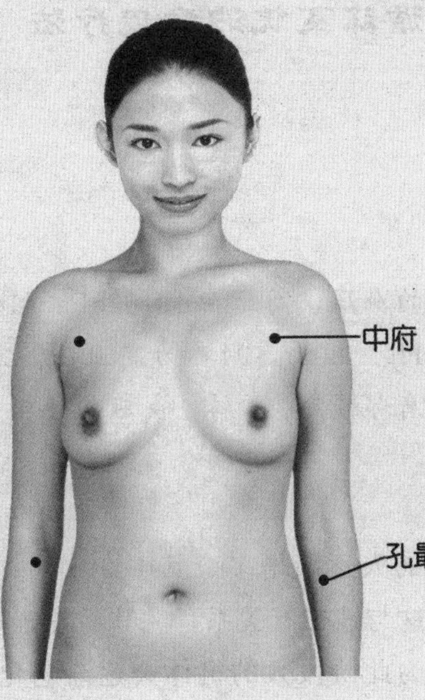

2. 对症按摩疗法

持续不断地咳嗽时，背部的肌肉会紧张。在分别刺激各个穴道之前，最好先沿着脊椎按压，如热敷颈部四周，效果会更佳。

首先用拇指按压大椎。颈向前弯时会有两块骨隆起，大椎就位于其间。也就是第七颈椎和第一胸棘突之间。

治疗气喘的穴道位于大椎外侧 1 寸处。此处也可用拇指按压。肺俞位于第三胸椎棘突下方外侧 1.5 寸处。此处亦需指压以消除酸痛。

另外，咳得太厉害导致胸部疼痛时，按压中府有效。中府位于锁骨外侧凹陷向下 2 寸处。用四指的指腹慢慢按压。

喉咙痛时，用拇指仔细指压手臂的孔最也有效果。孔最位于手臂靠手正面，手肘弯曲形成的横皱纹手腕方向 3 寸之处。如果咳嗽仍一直持续，腹肌也会疲劳，导致不易咳出。此时则指压肚脐两侧，按压腰部第四腰椎棘突（腰带高度）旁边，腹肌就会逐渐消除疲劳，使痰易于咳出。

循环系统的病症疗法

高血压

在安静状态时测量的血压，高压在 18.62kPa（140mmHg）以上，低压在 11.97kPa（90mmHg）以上，则称为高血压。血压一升高，就会发生头痛、目眩、耳鸣、肩部酸痛、心悸、失眠、便秘、易疲劳和手脚冰冷等症状。

进入中年，血压高的人逐渐增多。其中 90%左右，是本态性高血压症，并没有特别病因。这与遗传有关系，尤其易发于 40～50 岁生理变化、血压不稳定的时期，因为此阶段人的机体会逐渐老化，动脉也开始硬化，血管失去弹性。

另一个引起高血压的原因是紧张。过了 40 岁正值人生顶峰时期，工作强度加重，因此容易积存紧张情绪，引起高血压。所谓的二次性高血压，是由肾脏病动脉硬化所引起的。除此之外，还有年轻时即罹患高血压的年轻性高血压症，以及更年期障碍导致的更年期高血压症。

穴道刺激并不能真正降低血压，不过可以消除高血压引起的各种症状，使整个人感觉舒服。必须配合药物治疗或食物疗法一并进行。

1. 对症的穴道

头部的百会、颈后的天柱、肩的肩井、背部的厥阴俞、胸部的膻中、足部的解溪。

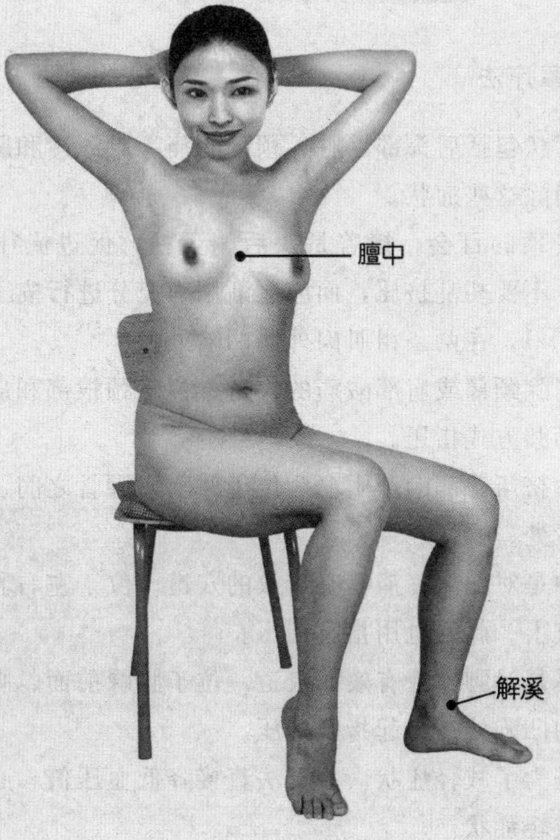

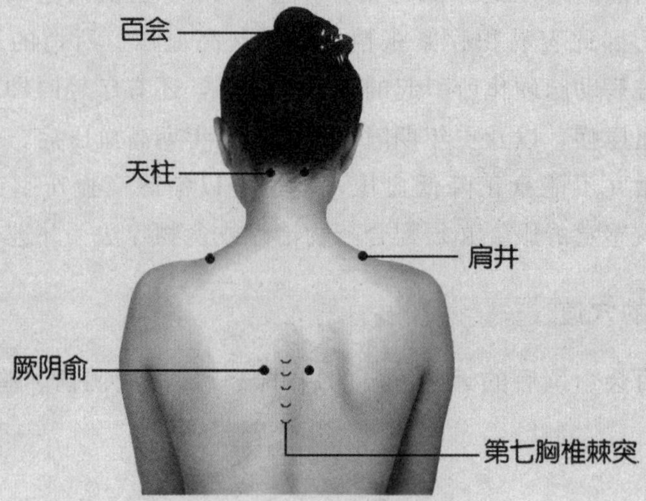

2. 对症按摩疗法

高血压的症状包括后头部浮肿、颈部酸痛、脚冰冷和胸部疼痛等。进行穴道刺激可消除这些症状。

首先按压头顶的百会，接着是头后的天柱，促进流往头部的血液循环，消除浮肿。不要胡乱挤压，而应逐渐用力充分进行按压。

天柱位于发根，在两条粗肌肉外侧凹陷处。

肩井也是消除颈部或肩部酸痛的穴道。位于颈根部和肩端正中央，此处也用指腹以画圆方式指压。

以拇指用力挤压背部的厥阴俞，位于两个肩胛骨之间、第四胸椎棘突下方外侧 1.5 寸处。

胸部的膻中是对胸部疼痛等有疗效的穴道。位于左右乳头连线及胸部中心线的交叉点上。此处也用指腹指压。

足部的解溪是对脚冰冷有效的穴道。位于脚踝前面、脚板到胫骨之间两条粗筋中央的凹陷处。竖起指腹指压。

穴道刺激是为了减轻症状，并无法直接降低血压值。必须多次反复进行才能有效地减轻症状。

专家提醒：

高血压的诊断

（1）确定血压水平及其他心血管危险因素；

（2）判断高血压的原因，明确有无继发性高血压；

（3）寻找靶器官损害以及相关临床情况。

低血压

一般认为上肢血压低于12/8kPa（90/60mmHg）时，称为低血压症。其主要症状是人易疲劳、没耐性、睡不安稳、目眩、耳鸣、食欲不振、便秘和生理不调等。

低血压大致可分为三种。第一种是心脏病、胃肠疾病或内分泌异常所引起的二次性低血压。其中包括营养失调或重病长期卧床而引起的症候性低血压。

第二种是仰躺时血压正常，站立时血压突然降低，即所谓站立性低血症。这种情况经常出现于瘦弱的年轻女性，大多会感觉头昏目眩或站立时发晕。

第三种原因不明，血压保持在12/8kPa（90/60mmHg）以下，即所谓的本态性低血压。这通常与遗传有关。

欲治疗二次性低血压，首先应治疗引起本病的其他疾病，以改善营养及增强体力。穴道刺激对其中的站立性低血压和本态性低血压特别有效，可以改善低血压所带来的不适症状。

1. 对症的穴道

头部的百会、颈后天柱、背部的厥阴俞、腹部的中脘、手臂的郄门、足部的照海。

2. 对症按摩疗法

应着重调理人体生理系统的平衡，针对各种症状而选择不同的穴道进

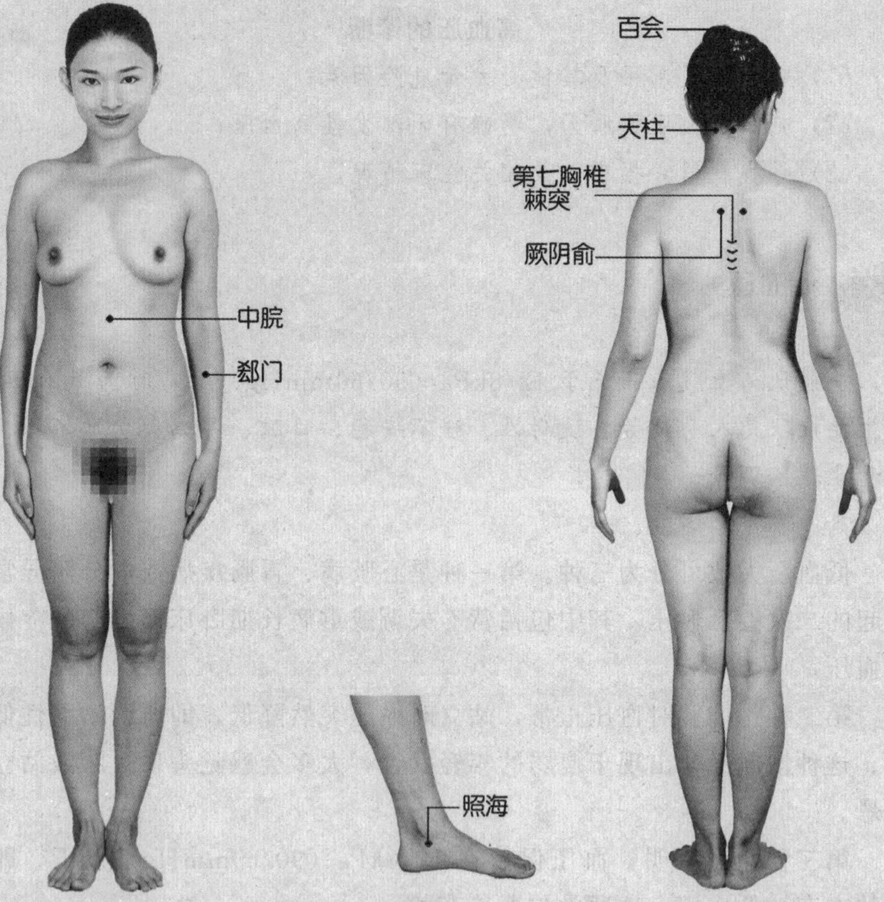

行刺激。

天柱的位置在发根两条粗肌肉外侧的凹陷处。中脘刚好位于心窝和肚脐的正中央。可对此两穴进行点揉按摩。

很多低血压患者，都会有背部厥阴俞附近酸痛的现象，适当按压阙阴俞及其肩胛骨之间，第四胸椎棘突下方外侧 1.5 寸处。食欲不佳、想呕吐时，用指腹充分按压中脘。

另外，有呼吸困难的症状时，要指压手臂的郄门和脚部的照海。郄门位于手臂正面中央、手腕和手肘的中间。照海位于内脚踝尖向下 1 寸处。压起来会有痛感。

低血压症中，出现脚部冰冷现象者很多，照海是消除脚部冰冷最适当的穴道。

除穴道刺激外，脚交替浸泡冷、温水，也可解除脚部冰冷的情况，预防站立时头晕。脚伸入温水中至脚踝上面一点，泡 3 分钟左右，然后再泡冷水大约 30 秒钟。这样反复做 3～4 次，最后须以泡冷水结束。如此，脚尖就会暖和起来。

心悸、气喘

一到中老年，有些人会出现心悸或气喘的症状。心悸是心脏跳动突然增快所致，而气喘则是肺部引起的一种缺氧症状，两者是截然不同的症状。可是，一旦氧气不足，往往就会产生气喘且同时发生心悸，这是机体要求促进心脏的血液循环，大量输入氧气的结果。

心悸中最可怕的是由心脏或血管障碍所引起的，脉搏随激烈的心悸突然加快，同时发生气喘或胸部疼痛。此状况下，大多是狭心症等，必须就医诊治。

除此之外，高血压、低血压或贫血症，也会引起心悸。甚至连呼吸器官病变或激素异常，也会引起此症。

不过，也可能没有任何疾病就发生心悸。此时，若检查心脏没有异常，血压也正常，则称为心脏神经症。可能是自律神经失调或更年期障碍所引起的。

1. 对症的穴道

颈后的天柱，背部的厥阴俞、心俞，胸部的膻中，手臂的郄门，手部的阴郄。

2. 对症按摩疗法

首先用拇指按压颈后的天柱。天柱位于发根、两条粗肌肉外侧的凹陷处。

背部的厥阴俞，是治疗全身血液循环不良时很有效的穴道。如果配合胸部的膻中一起刺激，可以减轻心悸、气喘和胸口郁闷等现象。

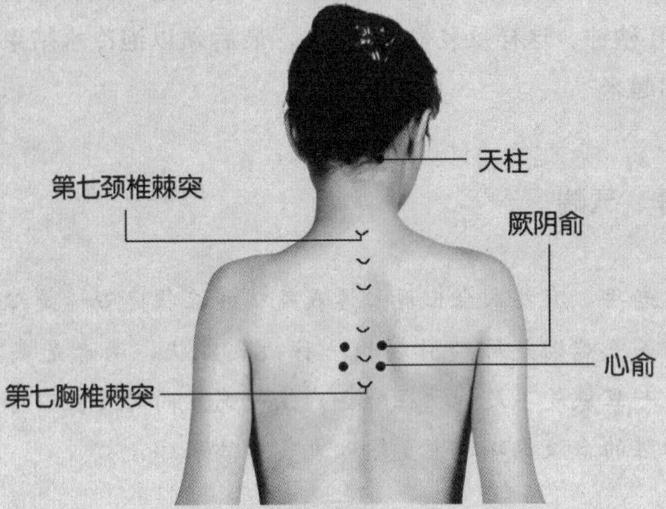

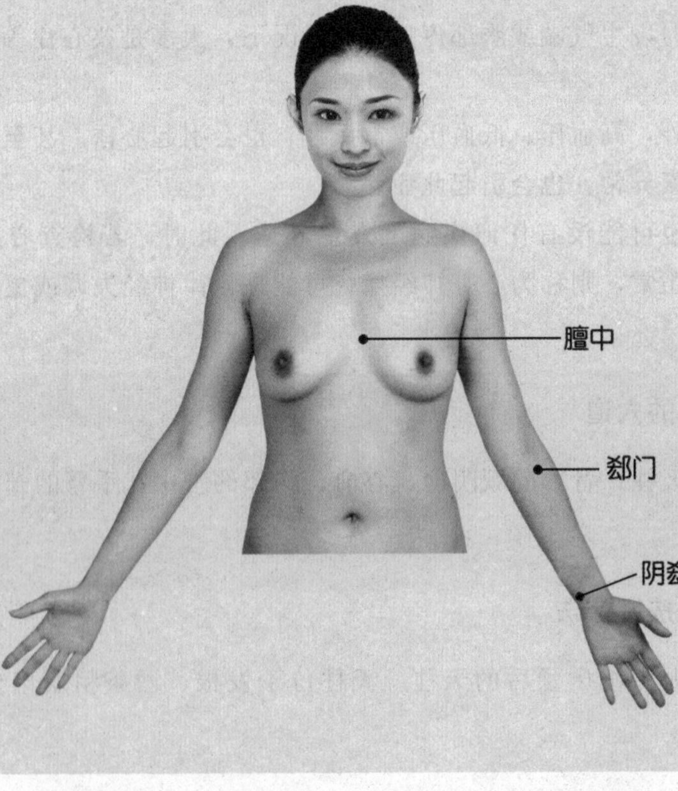

厥阴俞位于两肩胛骨之间，第四胸椎棘突下方外侧 1.5 寸处。用拇指按压此处。

再者，心俞位于厥阴俞正下方、第五胸椎棘突下方外侧 1.5 寸处。此处也用拇指加以指压。

胸部的膻中，位于左右乳头连线与胸部中心线的交叉点上，是心悸和胸部疼痛必须刺激的穴道。可用拇指以画圆方式指压。

心悸时，刺激手部的穴道非常重要。郄门位于手臂正面中央、手腕和手肘的中间。用拇指持续按压 3～5 秒钟，休息 1～2 秒钟，再持续按压。反复做 3～5 次。阴郄位于手腕正面，腕关节横纹小指侧往手臂 0.5 寸处。此处也用拇指指腹充分刺激。如果再由上而下，通过郄门按摩手臂的正面，效果会更佳。

另外，手小指的指甲基部内侧和外侧，有可以平息胸部疼痛和心悸的穴道，应该养成随时揉捏小指腹的习惯。心悸和气喘最忌烟酒过度，一定要有所节制。

头晕目眩、站立性头晕

有些人会发生头晕目眩或站立性头晕。轻者对日常生活并无妨碍；重者则可能会引起耳鸣、听力减退、呕吐、头痛和肩部酸痛等，影响正常生活。

疲劳或饥饿时，也会感觉头晕目眩，除此之外，还会有其他因素。

疾病所引起的头晕目眩，大致分成两种。

一种是保持身体平衡感的内耳淋巴液循环障碍所致，梅尼埃综合征即属于这一类。

另一种是血液循环障碍，无论是高血压或低血压，都会发生头晕目眩。另外，颈椎异常等所引起的血液循环障碍、幼儿的站立性头晕以及贫血时的目眩，都属于这一类。

其中以高血压的头晕目眩最常见。得知发生头晕目眩的病因后，一定要配合药物治疗进行穴道刺激。

1. 对症的穴道

头部的百会、颈后的天柱、颈后的风池，头部的窍阴、腿部的足三里、手部的合谷。

2. 对症按摩疗法

穴道刺激是为了防止血液循环受阻所引起的头晕目眩。按摩遍及全身各个部位的穴道时，无须太用力。先轻轻按压头顶的百会3～4次。百会位于两耳通过头顶的连线与鼻子、眉宇到头顶连线的交叉点上。接着用拇指按压颈后的天柱。天柱位于发根、两条粗肌肉外侧的凹陷处。

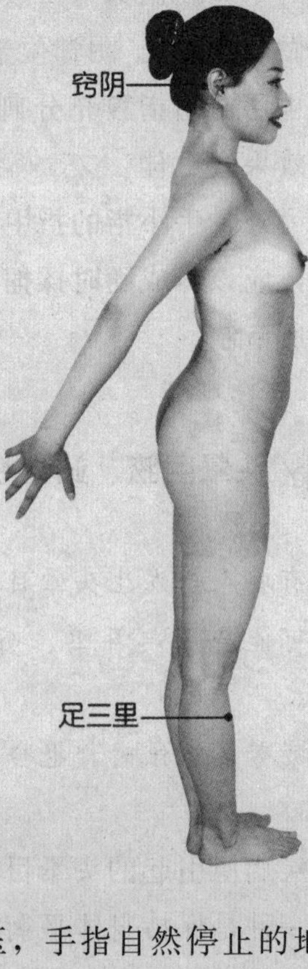

天柱外侧的风池，也要仔细地按压。风池位于后发根凹陷处、后颈凹陷处和耳后骨块的正中央。

有头晕目眩症状的人，大多在站立时会出现头晕和耳鸣。因此，对耳鸣有效的窍阴亦需按压。窍阴位于耳后乳样突起（耳后拇指大的骨头）的上面凹陷处。稍微用力指压腿部的足三里和手部的合谷，使血液遍及全身。足三里位于胫骨外侧、膝下3寸处。

合谷位于手背面、拇指和食指分叉处，用另一只手的拇指沿着食指靠拇指侧的骨头按压，手指自然停止的地方。压起来会有痛感。

像这样刺激全身各部位的穴道效果极好，不过，幼儿不可太用力。手指的穴道刺激，主要用于刚发生头晕目眩时，若已转为慢性的头晕目眩，则适合用灸治。每个部位用米粒大的艾草灸治三次。

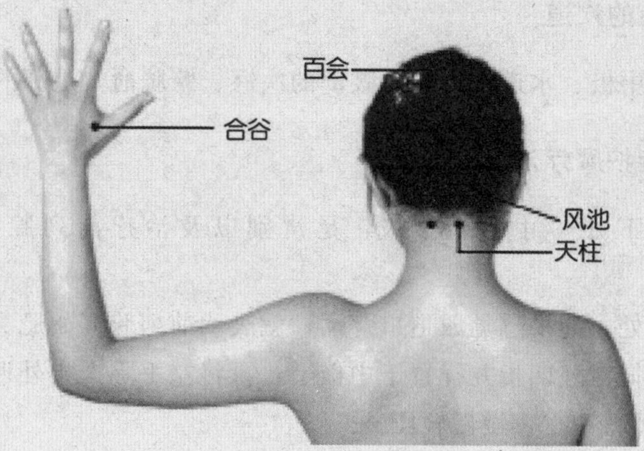

泌尿器官的病症疗法

排尿困难、残尿感

膀胱炎和前列腺肥大，都会出现排尿困难、尿不尽的症状。其中膀胱炎以女性居多，而前列腺肥大的易发人群为过了 50 岁的男性。罹患膀胱炎者多半有强烈的尿意，排尿后即刻产生尿意，排尿时疼痛。

膀胱炎需接受专科医师治疗。

前列腺肥大时，会有排尿困难、排尿力弱、排尿时间长，且必须用力及排尿间隔缩短等症状。夜间经常起身排尿，大多是此病的初期征兆。

前列腺肥大是良性肿瘤的一种。每个人到了一定的年龄都会发生前列腺肥大现象。这也可以说是一种老化现象。但是，如果置之不理而任其发展，可能会一直肥大至无法排尿，引起“闭尿”甚至转为尿毒症。

穴道刺激的首要目的是促进排尿，防止闭尿的状态。

1. 对症的穴道

腹部的中极、水道、大赫，腰部的次髎、膀胱俞，足部的太冲。

2. 对症按摩疗法

肚脐正下方 4 寸处的中极，是辨别以及治疗前列腺肥大的重要穴道。

按压此处，如果感觉尿道口疼痛，就表示前列腺开始肥大。按压方式是将右手除拇指外四指并拢置于中极上，再将左手除拇指外四指放在右手上面，向下倾斜 60°，慢慢轻压。

水道位于关元外侧，距离关元 2 寸处。大赫位于中极外侧 5 分处。

以上 3 个穴道的刺激方法，和检查尿道口是否疼痛的方式相同，两手重叠以斜向尿道口 60°方向下压。

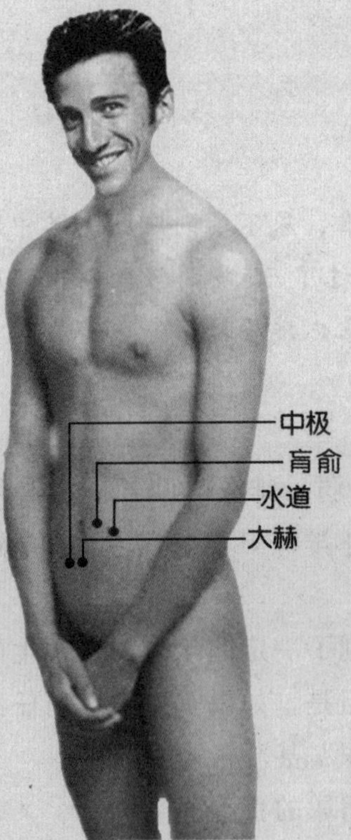

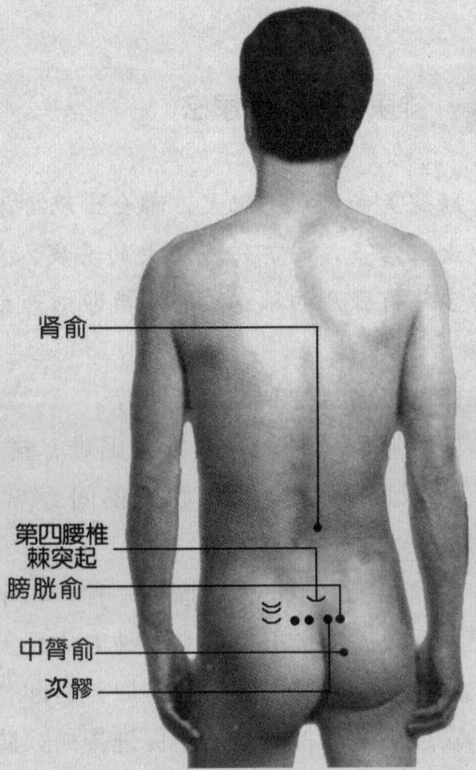

这3个穴道又刚好在第二腰椎的高度，与腰部的次髎、膀胱俞同高。次髎、膀胱俞也用拇指指腹按压。

次髎位于腰部第二骶后孔。最好能够再按压腰椎棘突起附近。

足部的太冲是可以改善性器官功能的穴道，所以要进行指压。

太冲位于脚趾、距离大脚趾和食指分叉的2寸外。

神经心理的病症疗法

身心症

身心症是指心理因素所引起的疾病。所有的身心症和心理障碍不同，典型的有胃和十二指肠溃疡、高血压等，只要消除心理上的紧张和疲劳，症状就可大大改善，甚至还能完全解除。

除此之外，也可能引起高血压、心脏病、支气管哮喘和阳痿等。心理和身体相互作用引起上述的症状，即是身心症。治疗身心症，除了改善出现于身体的疾病症状外，还需配合进行心理疗法。

而穴道刺激重点在于消除症状，使身体恢复正常，有助于减轻因身体异常而感到烦恼的心理负担。

1. 身心症在身体方面的症状

大致可分为以下三种。

（1）首先是高血压心脏病等，循环器官出现异常，会引起心悸、气喘、胸部、背部疾病等症状。

（2）发生于呼吸器官，除引起呼吸困难、咳嗽、咳痰等症状外，也可能引起气喘。

（3）出现于消化器官，会引起食欲减退、胃和十二指肠溃疡、便秘、下痢和呕吐。

分别选择针对这3种症状有效的穴道，进行刺激。背部的心俞、胸部的膻中、腹部的巨阙则是基本穴道。

这些穴道可用指腹或手掌刺激，亦能用灸或针刺激。

但是针需借助专家的手，而灸则可以在家中自行操作。先试试一热就拔除的雀啄灸或是夹生姜、大蒜薄片的隔物灸等。然后，再用艾草块等细微的艾草灸。每个穴道灸3～5次。

2. 对症的穴道

（1）心悸、气喘、胸部疼痛、背部疼痛：

背部的厥阴俞、心俞，胸部的膻中，腹部的巨阙。

（2）呼吸困难、咳嗽、咳痰：

背部的肺俞、心俞，胸部的膻中、中府，腹部的巨阙。

（3）食欲不振、便秘、下痢：

腹部的巨阙、天枢、大巨，背部的脾俞、胃俞。

身心症最需要的是舒适快乐的生活。平时多进行腹式呼吸，以松弛身心紧张。仰躺时手脚伸直，由鼻子慢慢将气吸入腹部，等腹部鼓起后，再慢慢吐气。

心悸、气喘、胸部疼痛、背部疼痛

对症按摩疗法

厥阴俞位于肩胛骨之间、第四胸椎棘突下方外侧1.5寸处。用拇指按压此处。

厥阴俞配合胸部的膻中一起进行刺激，可减轻心悸、气喘、胸口堵塞等症状。

心俞位于厥阴俞正下方，第五胸椎棘突下方外侧1.5寸处。此处也用拇指指压。

胸部的膻中是心悸或胸痛时，一定要刺激的穴道。用拇指以画圆方式指压。

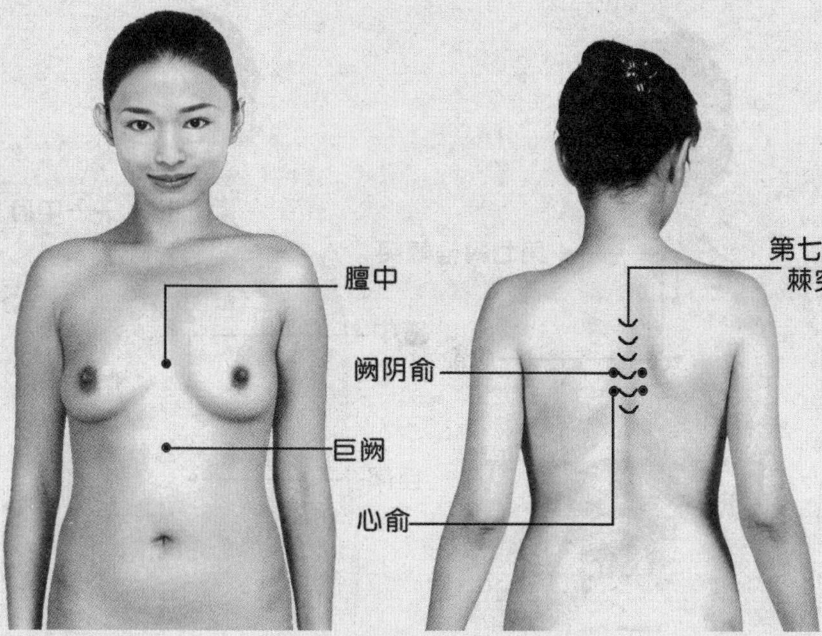

另外，腹部的巨阙也会发生酸痛，用四指慢慢地指压。巨阙位于心窝中央胸骨下端向下 2 寸处。

呼吸困难、咳嗽、咳痰

对症按摩疗法

一直咳嗽不止时，肺俞和心俞附近会酸痛。用拇指以画圆方式指压此处可缓解症状。

肺俞位于第三胸椎棘突下方外侧 1.5 寸处。

心俞则位于肩胛骨之间、第五胸椎棘突下方外 1.5 寸处。

另外，呼吸困难时，按压中府和膻中很有效。

中府位于锁骨外侧凹陷处向下 2 寸处，用四指指腹慢慢按压。

膻中在左右乳头连线与胸部中心线的交叉点上。用指腹按压此处。

很多人都有巨阙酸痛的现象，可用指腹慢慢指压。巨阙位于心窝的中

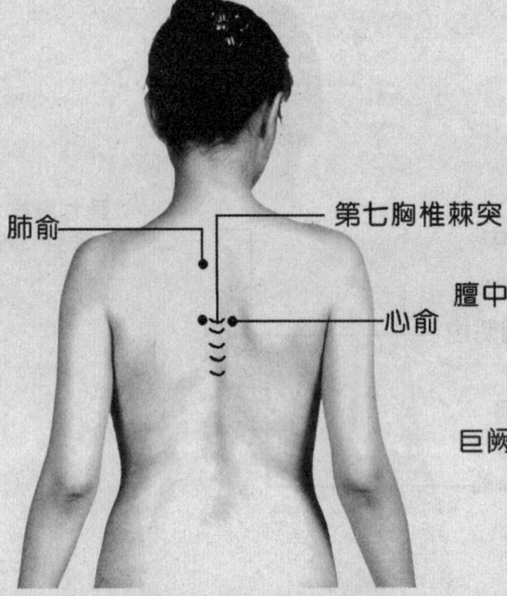

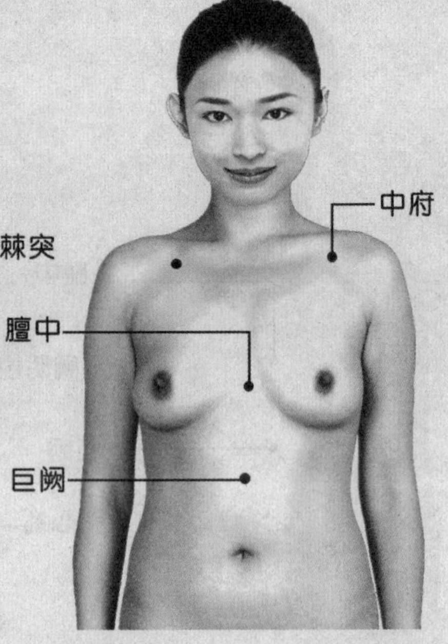

央、胸骨下端向下 2 寸处。

食欲不振、便秘、下痢

对症按摩疗法

仰躺用四指慢慢按压巨阙。巨阙位于腹部心窝的中央、胸骨下端向下 2 寸处。

以同样方式按压天枢。天枢位于肚脐外侧距离 2 寸处。便秘时大巨是特效穴道，要充分按压。

这三个穴道刚好在心窝、肚脐旁边、下腹部，由左向右转经这三个穴道按摩腹部，可以强化胃肠功能。

背部方面，用拇指按压脾俞。脾俞位于第十一胸椎棘突下方外侧 1.5 寸处。此处也用拇指好好按压。

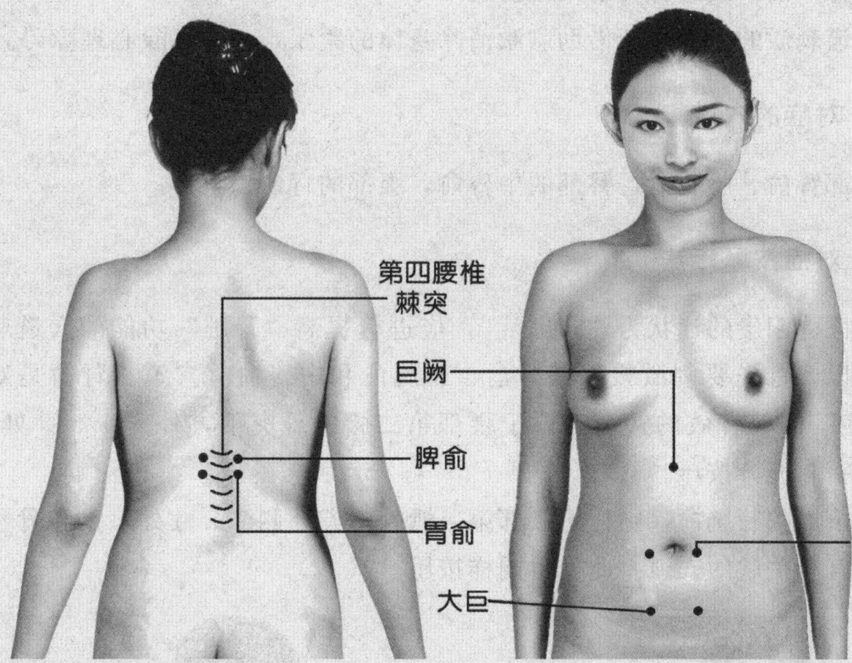

男性病症疗法

阳痿

阳痿的情况有两种。一种是对性生活缺乏兴趣或不关心。天生体力衰弱或因病激素失调，会使性欲减低，导致“性趣”缺乏。

第二种是对性行为缺乏信心。原因是曾经性行为失败，丧失自信，或对性器官持有自卑感。

其中也不乏因性功能障碍、受伤等引起的中枢神经损伤、药物中毒和糖尿病等所引起的阳痿。在这种情况下，必须尽早接受专科医师的治疗。

然而，阳痿绝大多数都是心理因素造成的，此时，可采取消除心理包袂的精神疗法，或进行缓解紧张的运动等。

穴道刺激的目的在于借助刺激消除身体的紧张，一并解除心理障碍。

1. 对症的穴道

腰部肾俞、膀胱俞，臀部的中膂俞，腹部的肓俞、大赫。

2. 对症按摩疗法

中医称阳痿的症状为“肾虚症”，应进行提高“肾脏”功能的穴道刺激。所以，首先要刺激腰部的肾俞、膀胱俞和中膂俞等穴道。肾俞是对“肾虚症”极其有效的穴道。位于腰部第二腰椎棘突下方外侧 1.5 寸处。用拇指指腹充分按压。

其下面的膀胱俞，则位于腰部第二骶骨下方外侧 1.5 寸处，是和骨盆内的器官相关联的穴道。此处也同样按压。

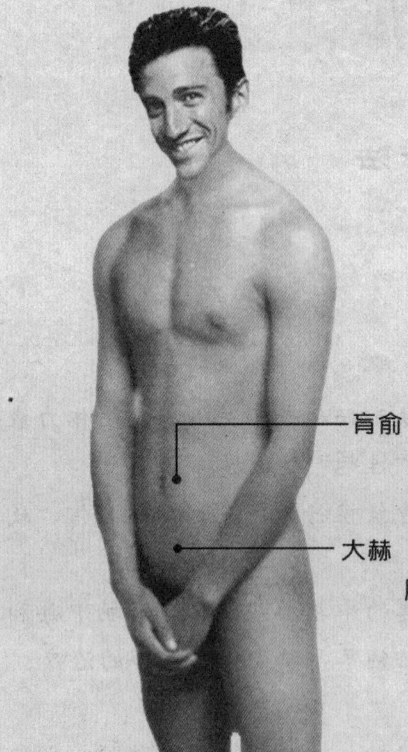

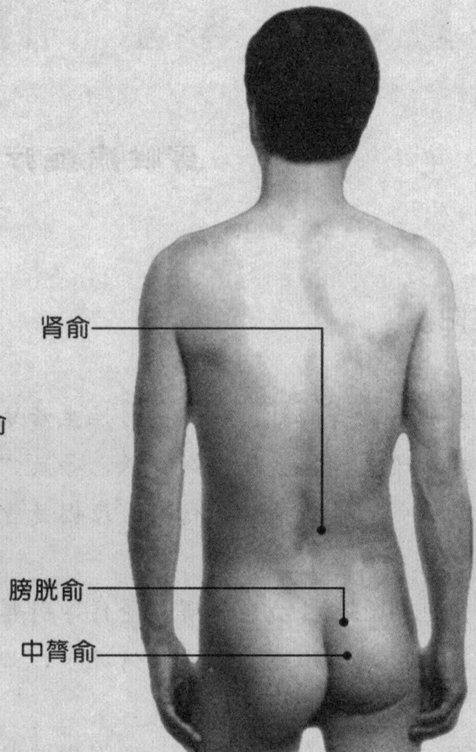

中膂俞位于腰部第三骶椎下方外侧 1.5 寸处，此处也用拇指认真按压。

腹部方面则刺激肓俞和大赫。

肓俞位于肚脐旁边 0.5 寸处。大赫位于肚脐正下方 4 寸处横移 0.5 寸的地方，自古即是著名的增强精力的穴道。

这两个穴道都是以手掌贴紧腹部，用指腹轻压。

从大赫直下到大腿根部附近，有所谓内转肌的硬肌肉，此肌肉旁边也有两条中医称为精力之道的经络。两条都是治疗“肾虚症”很有效的经络。此肌肉发生酸痛或紧张时，必须好好按压。

借助穴道刺激消除紧张，以缓解身心，可以治疗阳痿。

女性病症疗法

生理痛

生理痛是子宫收缩将经血排出时所引起的疼痛，所以，子宫收缩强烈，疼痛就相对加重。因此大部分的女性从生理期前几天开始至生理期期间，多少都会感到下腹微胀、疼痛、头痛、腰痛和心情焦躁等。

因此，对于生理前一天或是第一天所发生的下腹疼痛，精神不用过于紧张。

生理痛因人而异，除下腹痛外，还会产生头痛、乳房胀痛和极深的不安感，必须睡上几天或进行止痛才能改善症状的情形，称为月经困难症，可以利用穴道刺激缓和症状。

月经困难症一般没有特别的病因。

但若是子宫肿瘤或子宫后屈等异常，或生理期发生严重的下腹痛时，应该接受专科医师的诊断。日常生活上必须注意，穿着过高的高跟鞋会加重骨盆和腰部的负担。所以，生理期时最好避免生活诱因。

1. 对症的穴道

腰部的肾俞，臀部的次髎、胞肓，腹部的气海，腿部的血海。

2. 对症按摩疗法

生理期前一周开始做按摩，生理期开始就停止。如此可减轻初期难受的疼痛。如果不适症状一直持续至生理期结束，则可于生理期期间继续进行。

首先刺激腰部到臀部之间。腰部的肾俞是可增强体力的穴道，位于第

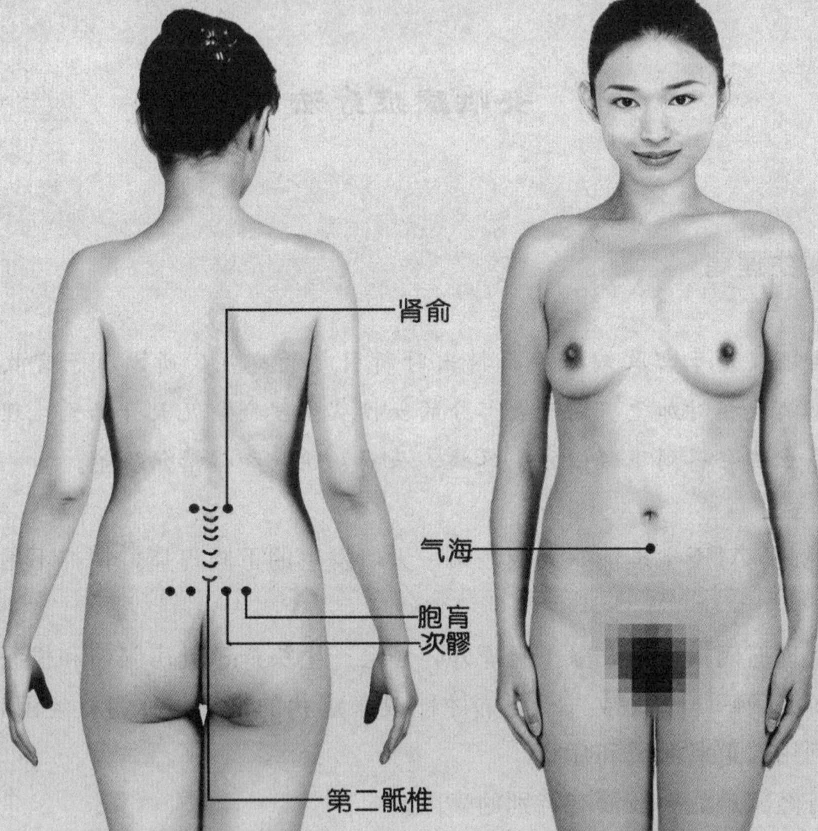

二腰椎棘突下方外侧 1.5 寸处。臀部的次髎、胞肓，是生理痛或生理不顺的特效穴道。次髎位于腰部第二骶椎下方外侧 0.7 寸处，胞肓同样位于外侧的 3 寸处。以这三个穴道为中心，用拇指加上身体重量按压。手臂伸直，放上拇指以便向身体中心用力，加上身体重量做 3～5 秒钟。由轻逐渐加重用力刺激。接着以同等的时间放松力气，如此重复各做 5 次。

次髎的前后左右聚集着对生理痛有效的穴道，所以，压起来觉得很舒服的地方，亦需同样进行刺激。接着刺激腹部。肚脐下的气海，具有消除气血停滞的作用，位于肚脐正下方 1.5 处。在此进行和腰部一样用力、放松的刺激。腹部是内脏聚集的地方，不可太用力刺激，以免伤及脏腑。

腿部的血海具有消除血流停滞的作用，位于膝盖骨内侧边 2 寸处。拇指置于此处，其余手指置于外侧，以用力、放松腿的方式反复做 5 次。

生理不适

女性的生理期因人而异，不过，通常是每隔 4 周 1 次。科学来讲，只要周期在 3 周以上、40 天以内，都算正常。女性常因心情烦闷或因事操心、受到打击，而引起生理异常。还有环境气候变化、疲劳过度、睡眠不足、营养不均衡等，也会造成不适的症状。

控制排卵作用的脑下垂体所分泌的激素一旦分泌异常，排卵周期就会失序，从而无法预测生理期。支配此激素分泌的脑下垂体，也控制着情绪。所以，一旦人的精神紧张，脑下垂体激素的分泌也就会受到影响，生理期容易产生不规则现象。

一般周期提早，大多是由子宫内膜发炎，或卵巢功能障碍所引起的。周期经常延后，原因除子宫发育不全外，也可能为全身性疾病。

虽然周期一定，可是，生理期太短或血量太少，则可能是由子宫内膜发炎或卵巢功能减退所引起的。反之，如果生理期太长或出血量过多，则可能是患了子宫肿瘤等疾病。最好查明原因，及早治疗。

1. 对症的穴道

腰部的三焦俞、肾俞，臀部的胞肓，腹部的气海、大巨，足部的三阴交。

2. 对症按摩疗法

生理不适时，穴道刺激必须持续 2～3 个月，每天持之以恒地进行刺激，才会有效果。务必养成洗澡时自行进行的习惯，长期坚持。

三焦俞位于腰部第一腰椎棘突下方外侧 1.5 寸处。

肾俞则在腰部第二腰椎棘突下方外侧 1.5 寸处。

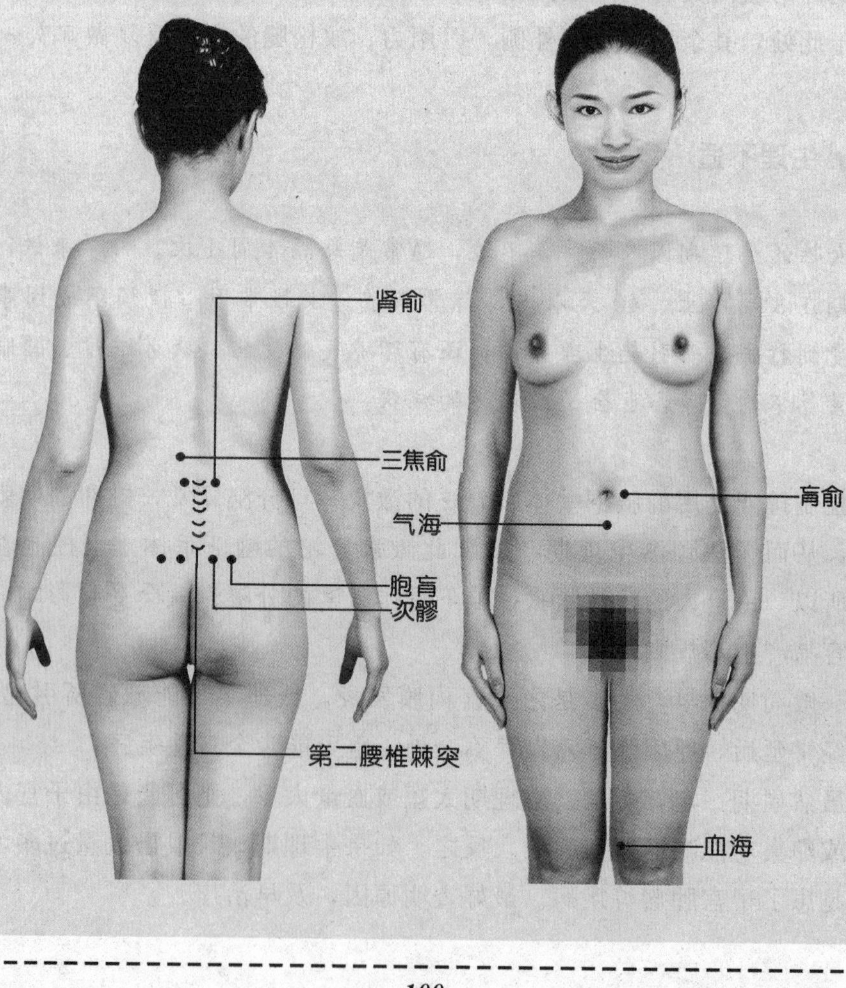

胞肓位于第四腰椎棘突下方外侧 3 寸处，是防治妇科疾病的特效穴道。以拇指放在这三个穴道上，其他四指置于腰部上的方式抓，拇指用力刺激 3～5 秒钟，然后放松 3～5 秒钟，反复做 5 次。

气海位于肚脐正下方 1.5 寸处，是治疗气血不顺的穴道。此处用拇指以外的 4 根手指一面按压一面刺激。

生理期提早很多天，或血量多时，可按压大巨。大巨位于肚脐两侧 2 寸的正下方 2 寸处。

另外，生理期延后或血量少时，刺激三阴交很有效。

三阴交位于内脚踝沿着胫骨向上 3 寸处，是治疗妇科疾病的有效穴道。用中指或食指垂直置于其上，一面按压一面以画小“9”的方式揉捏。这样反复做 3～5 次。

更年期障碍

女性在闭经期，激素的分泌会有很大改变。因此身体和心理上都会出现许多变化，这些变化被称为更年期障碍。

通常在停经的前后，都会发生头重、目眩、肩部酸痛、头昏眼花、畏寒、心情焦躁、难以入睡等症状。

每个人所发生的症状，或是症状的现象，都有极大的差别。如果没有其他特别的病因，无论何种症状，都可以利用穴道刺激缓和症状，让精神舒畅。因为每天充分进行穴道刺激按摩，可以做好心理准备，迎接女性的转换期，接受自己老化的事实。

1. 对症的穴道

颈后的天柱、风池，腰部的肾俞，腹部的期门，腿部的血海、三阴交。

2. 对症按摩疗法

天柱是位于颈后的穴道，在两条粗肌肉（僧帽肌）外侧的凹陷处。可以调整全身的状态。

风池位于天柱外侧、后颈部和耳后骨块的正中央。用食指和中指放在上面，按压 3～5 秒钟，然后指压至肩部之间，以消除肩部酸痛。

接着按压肾俞。肾俞位于腰部第二腰椎棘突下方外侧 1.5 寸的地方，是旺盛生命力的穴道。以拇指放在上面，开始轻轻按压，然后逐渐用力，按压 3～5 秒钟，之后放松 3～5 秒钟。反复做 5 次。

接着刺激期门。期门在乳头的正下方、第六根肋骨和腹部的交界处。用拇指除外的其他四指按压 3～5 秒钟。

最后是刺激足部的血海和三阴交。血海位于膝盖骨内侧边缘向上 2 寸的地方，可以消除血路不顺；三阴交位于内脚踝沿着胫骨向上 3 寸处，对

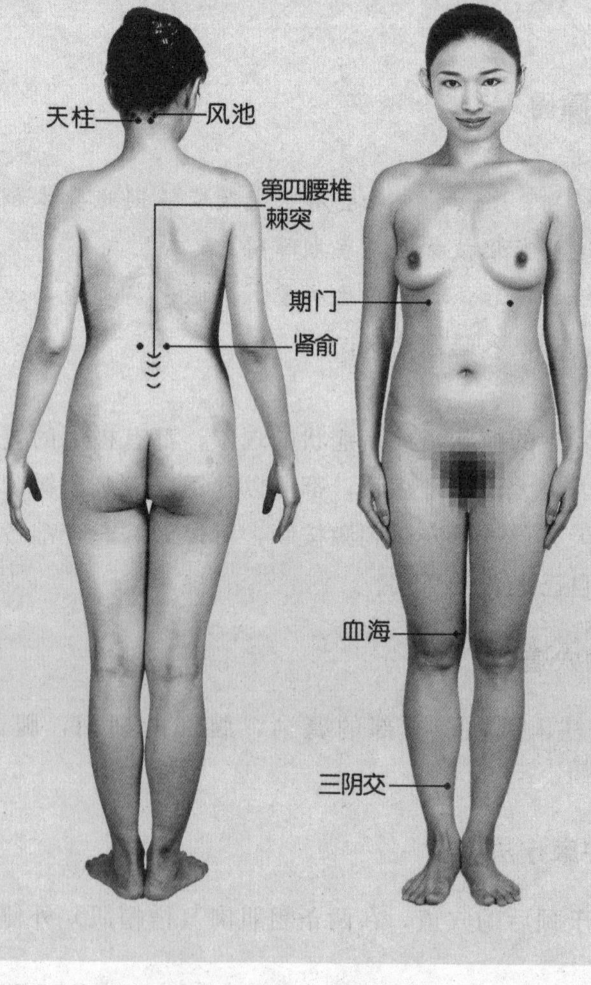

治疗妇科疾病很有效。

血海和三阴交这两个穴道，都用食指或中指以画小“9”的方式揉捏。如此反复做3～5次。

出现难受的症状时，可以依症状而改变刺激的重点。

头部沉重、疼痛时，以刺激天柱至肩部为主，轻轻敲打头顶。

气喘或心悸得很厉害时，充分指压期门，以及按压心窝的四周。

觉得寒冷、头昏眼花时，以三阴交为主，并且好好指压内脚踝周围。

虚冷症

不单是发冷，腰部以下或是手脚觉得冷得厉害时，通常称为虚冷症。

虚冷症的人大多伴有头痛或头晕、焦躁、头昏眼花等症状，因虚冷症而苦恼的女性极多，可是虚冷症并无明确病因，因此，西医目前还没有特别有效的治疗方法。不过，利用穴道刺激可以缓解虚冷的症状。

假如测量觉得冰冷部位的皮肤温度，会发现实际温度并不比其他部位的皮肤温度低，根本没有温差。

皮肤的温度不一样，大多是由控制血液流通的自律神经失调所引起的。皮肤的温度一样却感觉发冷，大多是属于心因性疾病，需要接受神经官能症的治疗。

还有一种是由于过胖，皮下脂肪囤积散热，从而引起虚冷症。

1. 对症的穴道

背部的厥阴俞、腰部的肾俞、臀部的胞肓、腹部的肓俞、足部的解溪。

2. 对症按摩疗法

罹患虚冷症时，在刺激穴道之前要先热敷身体，促进血液循环，才会有更好的效果。洗完澡之后最适合，或者用比洗澡水烫一点的热水浸泡四肢 5～6 分钟，等手脚暖和了再进行刺激。

用左右手掌好好指压、摩擦背骨两侧。两边肩胛骨之间、第四胸椎棘突起外侧 1 寸处是厥阴俞，要仔细指压此处 3～5 秒钟，可以促进血液循环。

腰部以下也要沿腰椎做同样的指压。肾俞位于腰部第二腰椎棘突下方外侧 1.5 寸的地方，可以增强生命力。胞肓位于第四腰椎棘突下方外侧 3 寸处，是妇科疾病的特效穴道。这些穴道全部都有助于骨盆内的血液循环。

摩擦这些位置时，先用拇指轻轻施力，然后慢慢用力，充分按压 5 分钟左右。

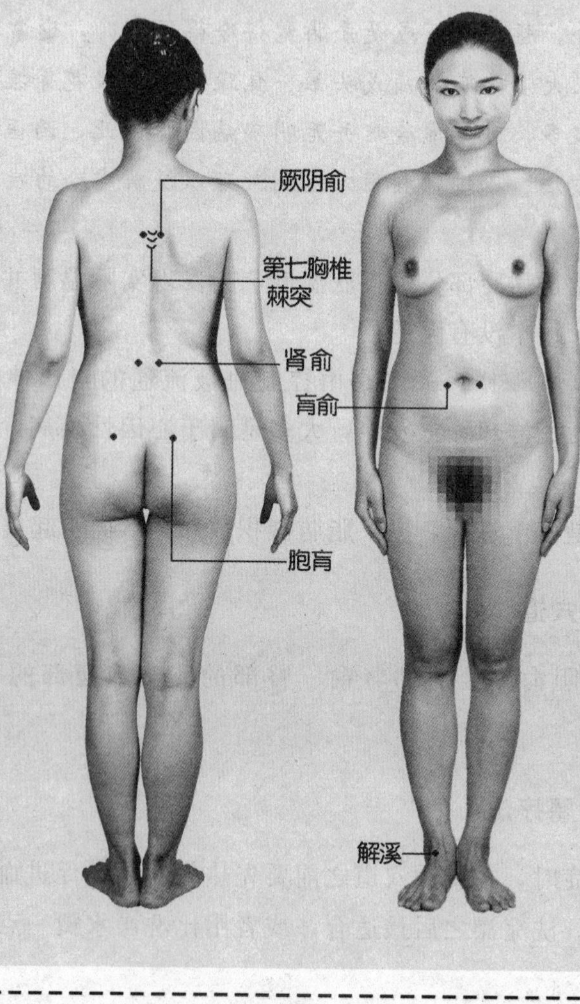

位于腹部肚脐旁 0.5 寸处的肓俞，具有消除下肢冰冷的效果。可用拇指以外的四指慢慢按压。

踝关节的前面正中央的解溪用拇指按压 3～5 秒钟，然后放松 3～5 秒钟，如此反复进行 5 次。

脚冰冷得很难受时，将两腿轻放在床上，用拇指压大腿根部动脉跳动的地方。先用身体的重量用力压 10 秒钟，再迅速拿开手指，这样反复做 5～6 次，脚尖就会暖和起来。

乳汁分泌不全

一般婴儿出生 2～3 天后，母亲就会自然分泌乳汁，乳房受到婴儿吸吮的刺激越多，乳汁也会分泌得越多。可是，有时会有营养再充足，水分摄取再多，乳汁还是无法排出的情况。尤其生第一胎时，更容易出现这种现象。

乳房有 15～20 个乳腺叶，上面聚集分泌乳汁的乳腺，每个乳腺叶都有一条乳管，由乳头分泌乳汁。若乳腺发育不完全，就无法充满乳汁。

然而，乳汁无法排出的原因有很多。可能是刚出生的婴儿吸奶的力量不大，乳汁堵塞乳管，或乳腺受到压迫等。

另外，疲劳、心情烦闷或焦躁也可能导致乳汁无法排出。产后夜间常常要喂好几次奶，容易睡眠不足。所以白天最好尽量躺着休息，以免过度疲劳。

已经哺过乳者，也应该保持心情轻松，只要耐心地做穴道刺激，一定可以分泌足够的乳汁。

1. 对症的穴道

背部的厥阴俞，胸部的中府、天溪、神封、乳中。

2. 对症按摩疗法

首先用拇指压背部两肩胛骨之间、第四胸椎棘突下方外侧 1.5 寸处的

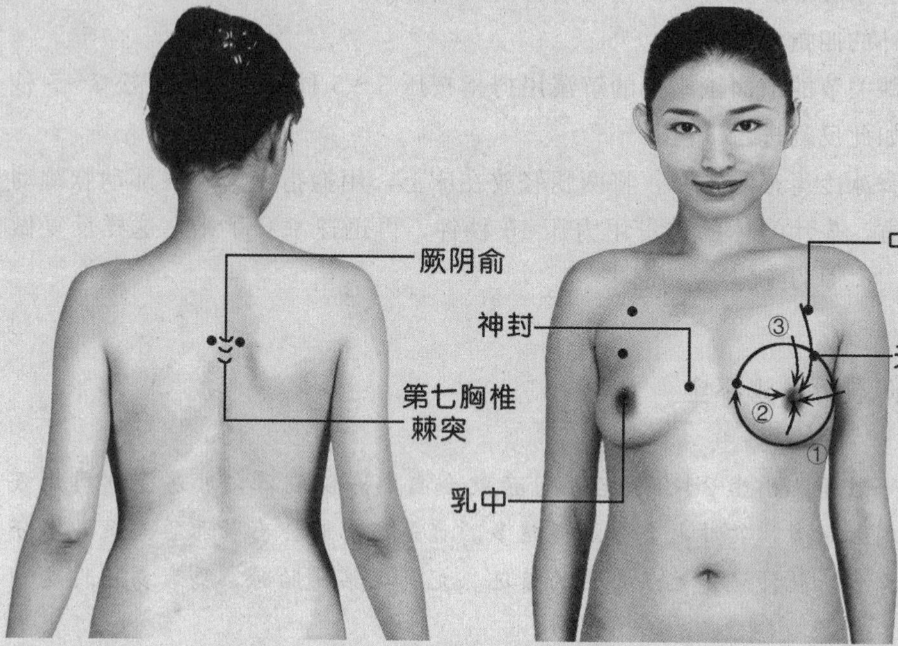

厥阴俞，先轻后慢慢用力按压 5 秒钟左右。

接着刺激胸部和乳房四周的穴道，不只是穴道，连整个乳房也要按摩。产后的乳房容易繁殖细菌，所以事先要将手指洗净。有时乳汁会喷溅，所以要先用纱布垫在乳头上。进行穴道刺激或乳房按摩之前，最好先用毛巾热敷，这样效果更佳。

首先，用拇指或中指按压中府。中府位于锁骨外侧边缘凹处以下 2 寸的地方。接着以画“9”的方式指压乳头斜上方 2 寸的天溪。

紧接着指压神封。神封位于两个乳头正中央的两侧 2 寸处。用食指和中指立起来按压。

乳中在乳头的正中央。一手轻握乳房，用另一手的食指指腹以旋转方式摩擦乳头，乳汁会逐渐渗出。

做完以上的穴道刺激之后，再按摩整个乳房。其方向是如下图所示的①、②、③。用两手的手心或是单手手心摩擦，一次大约进行 20 分钟，可是，若产后 20 天才开始做，就不可能有效果了。此外，罹患乳腺炎时，切勿刺激和按摩。

同时有颈部、肩部或背部酸痛现象时，也可以配合着进行颈部前后左右转动、肩部上下的运动。

亚健康的病症疗法

虚弱体质

容易感冒、腹部虚弱、下痢或呕吐，经常生病的人，大致可分成两种类型。

其中一种是瘦弱型，即吃得少，容易疲倦，气色不佳，是实在虚弱的类型。其皮肤和黏膜部都很脆弱，稍微一刺激就立即产生反应，不是起斑疹就是发炎、化脓。

另一种是乍看肥肥胖胖，好像很健康，事实上却经常生病的类型。这种人只是外表虚胖而已，皮肤抓起来没有弹性，肌肉发育并不好，食量虽然不小，但是却严重偏食，不喜欢吃的东西，可能一点儿也不吃。这种类型的和瘦弱型一样，对刺激敏感，容易产生反应。无论是何种类型，现代医学都没有所谓改善体质的方法。惟有持之以恒地进行穴道刺激，改善虚弱症状，才能慢慢强健起来。

1. 对症的穴道

颈部的大椎，背部的身柱、肝俞、脾俞，腰部的肾俞，腿部的足三里。

2. 对症按摩疗法

首先，由后颈部刺激至背部。颈后根部、第七颈椎和第一胸椎棘突之间的大椎，顾名思义是对椎骨很重要的穴道。用手指轻轻敲打此处。

然后，由大椎开始向下指压背骨。肩胛骨上端往下一点，第三胸椎棘

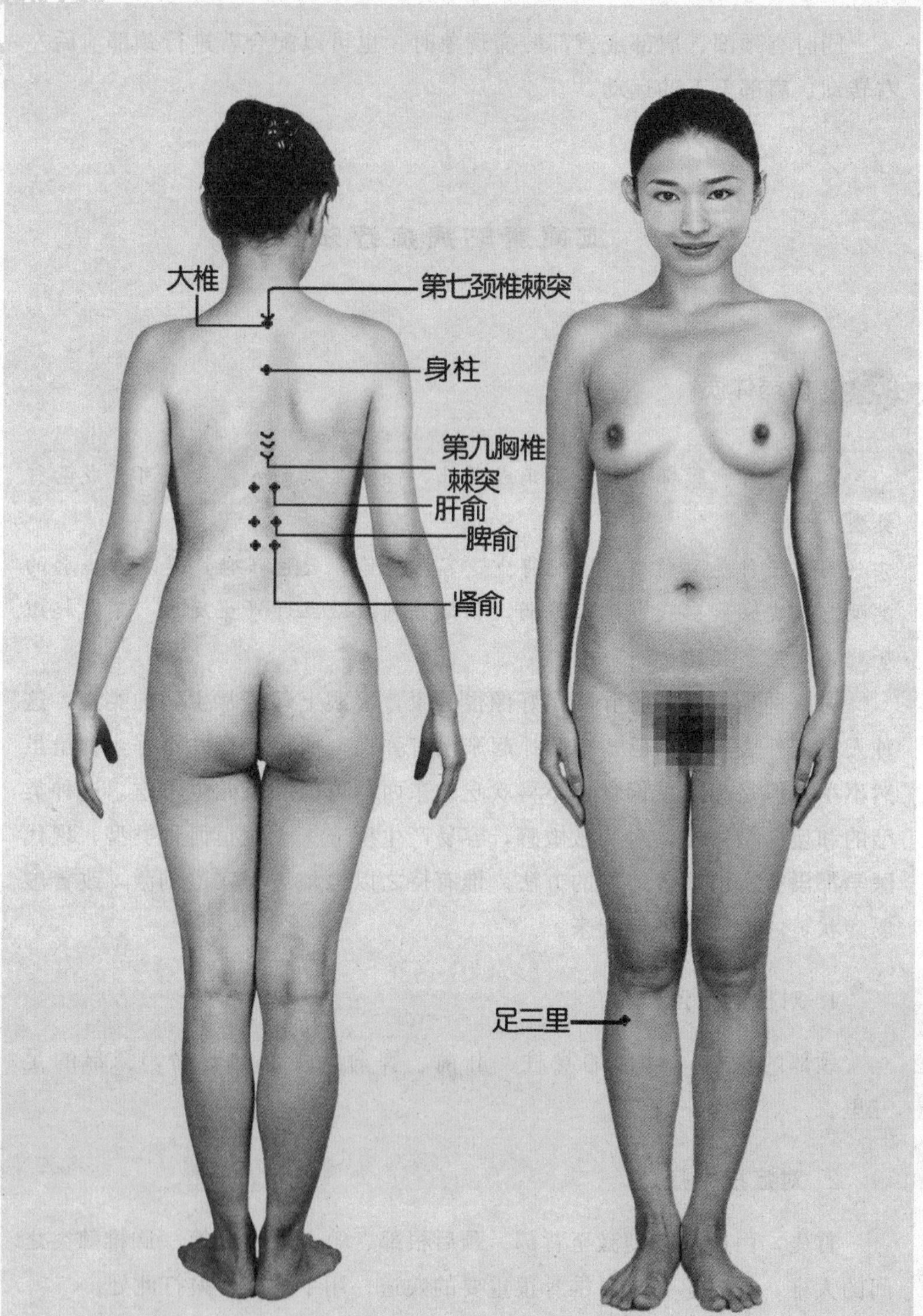
大椎
第七颈椎棘突
身柱
第九胸椎
棘突
肝俞
脾俞
肾俞
足三里

突下方是身柱。身柱稍微一动就会抽动或扭动身体，所以，要用指腹轻轻敲打。

此外，也可以利用牙签不尖的那端轻轻扎大椎和身柱。

接着，用手掌指压脊椎骨的两侧。

肝俞位于第九胸椎棘突下方外侧 1.5 寸处，连同肾俞是肝肾的重要穴道。

脾俞在肝俞正下方，第十一胸椎棘突下方外侧 1.5 寸的地方，是调整胃肠功能的穴道。

肾俞在其下面，第二腰椎棘突下方外侧 1.5 寸的地方。

这 3 个穴道由上而下排成一直线。指压脊椎骨两侧时，背部正中央附近到腰部之间应该有几个会使身体抽动、扭动的部位，那就是肝俞、脾俞和肾俞，要用手指轻轻敲打。

足三里位于胫骨外侧、膝下 3 寸的地方。此处是调整胃肠功能，保持健康长寿的重要穴道。用手指轻轻敲打，或是用牙签不尖的那一端轻轻敲打，直到皮肤泛红为止。

身体慵懒

总觉得很疲倦、身体慵懒时，应检查是不是前一天的疲劳一直存到早晨。睡了一晚疲劳仍未消除，就是过分疲劳。

首先必须充分休息和睡眠，注意摄取营养均衡的饮食。假如没有充分休息及缺乏营养均衡饮食，又没有减少工作或运动量，就会逐渐变成慢性疲劳。生活没有太大改变，却突然觉得很疲劳、身体慵懒，则可能是有内脏疾病。即使没有其他的自觉性症状，还是应接受内科诊断才比较安心。

没有病因却容易疲劳时，应该利用穴道刺激以便及早消除疲劳，直至完全恢复健康。现在，由于精神疲劳、不安以及多虑等紧张情绪而倍感疲劳的人越来越多。消除这样的紧张情绪，也可以利用穴道刺激法。

1. 对症的穴道

颈后的天柱，背部的身柱、肝俞，腰部的肾俞，腹部的中脘，腿部的

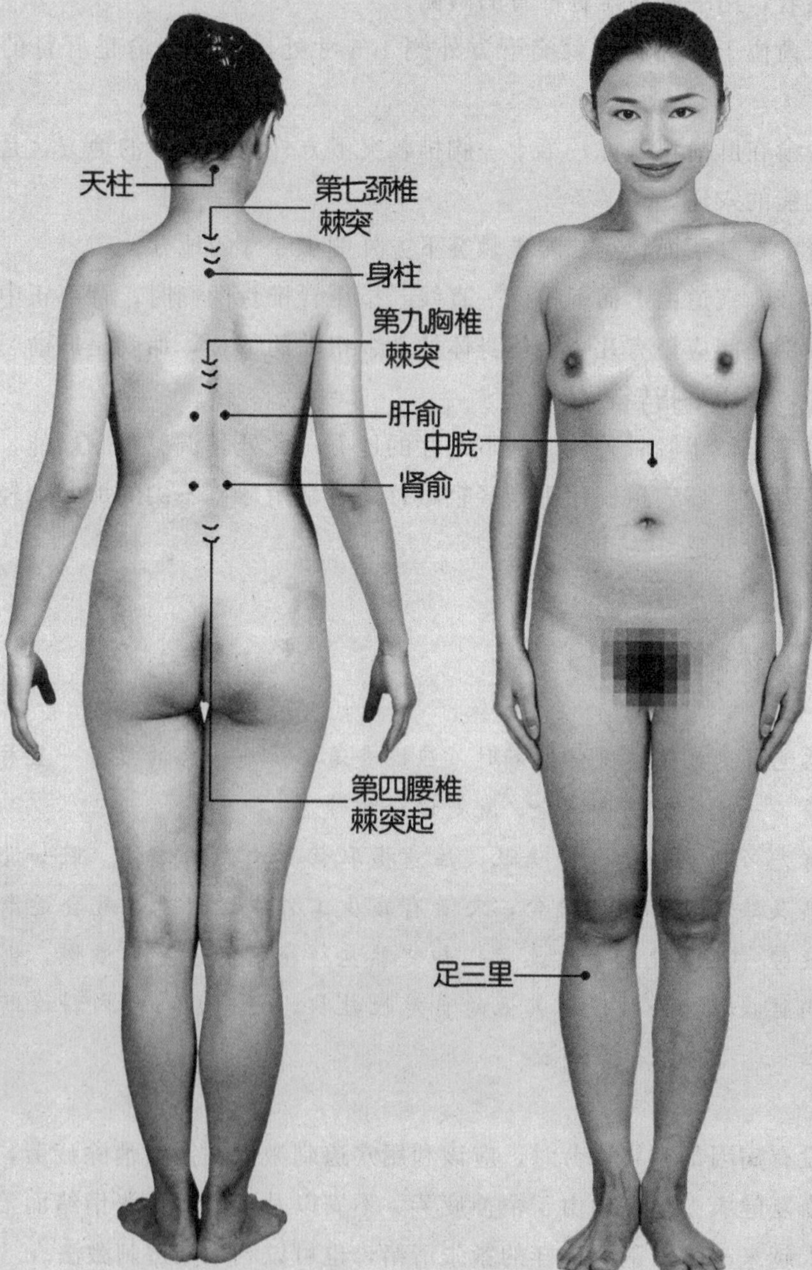

足三里。

2. 对症按摩疗法

感觉全身疲劳时，所要刺激的穴道位置遍及颈部、腹部、背部、腿部等。

颈后的天柱位于发根两条粗肌肉（僧帽肌）外侧的凹陷处。用拇指或其余四指以画“9”的方式指压此处。长时间使用计算机或打字机，引起眼睛过度疲劳时，刺激天柱非常有效，但必须特别仔细地进行。背部第三胸椎棘突下方的身柱，也用拇指或其余四指用力按压。当颈部向前弯时，有两块很大的骨头隆起，由下方固定不动的骨头算起的第三块背骨，就是第三胸椎棘突。

肝俞位于背部、第九胸椎棘突下方外侧 1.5 寸处。由于位置在背骨两侧，所以用拇指按压。

肾俞位于腰部第二腰椎棘突下方外侧 1.5 寸的地方。此处也和肝俞一样用拇指按压。

腹部的中脘位于心窝和肚脐正中央，腹部中心线通过处。此处以仰躺姿势用食指和中指按压。没有体力、缺乏食欲、下腹部摸起来没有力者，除了以中脘为重点进行刺激之外，还要每天持续用手贴紧腹部，以肚脐为中心做画“9”的转动摩擦。足三里位于胫骨外侧、膝下 3 寸的地方。此处用拇指或四指以画“9”的方式指压。尤其是脚慵懒时，除了仔细刺激足三里之外，还要好好指压脚底，这样有助于消除疲劳、帮助入睡。

精力减退

所谓精力旺盛，是指气力充沛。只有身心都健康，才能有充沛旺盛的体力。当人感到精力衰退时，往往会对工作和人际关系等缺乏自信。

虽然精力不单单只是性欲的问题，但中医认为精力减退即为肾虚。认为人先天具有精力，后天取得自然界的精力，两者如何妥善保持使用，是健康人生的关键所在。因营养失调、生病或是过分疲劳及老化所引起的精力减退状态，均称为肾虚。

随着年龄增长而精力减退，是老化的自然现象。可是，近来有越来越多因过度紧张而导致年纪轻轻就精力减退、性功能障碍的例子。这让人们感到担忧。一旦感到精力减退，就应该利用穴道刺激，以求恢复身心健康，并使气力、体力充沛，每天快快乐乐地生活。

1. 对症的穴道

背部的肝俞，腰部的肾俞、命门，腹部的关元，脚底的涌泉。

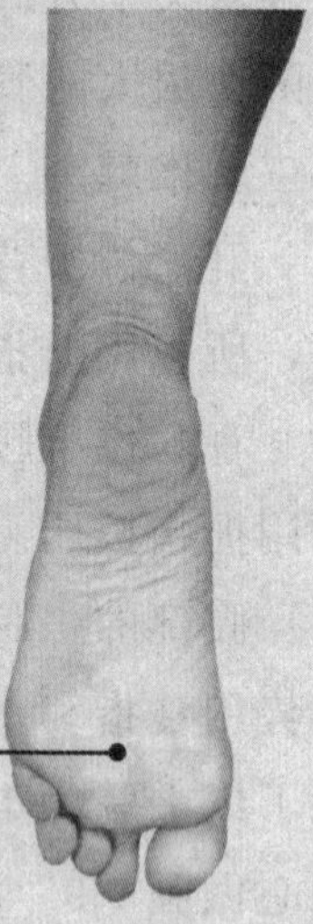

2. 对症按摩疗法

进行穴道刺激之前，先用拇指或食指压一压肚脐的两侧和脚底的涌泉，如果有痛感，就表示有肾虚的症状。

首先用拇指按压肝俞。肝俞位于背部第九胸椎棘突下方外侧 1.5 寸的地方。

接着按压腰际的肾俞。肾俞位于第二腰椎棘突下方外侧 1.5 寸处，是肾虚的特效穴道。

命门是强化肾脏的穴道，对提高性能力特别有效。其位于肾俞旁边的脊椎骨上、第二腰椎棘突的下方。此处也用拇指按压。

用两手掌重叠加上身体重量，由上而下依序按压肝俞、肾俞和命门的四周，效果更佳。

关元位于肚脐下方 3 寸处，腹部中心线上。别名丹田，被认为是“元气”之源。

此处用食指和中指按压，或是两手重叠用指尖充分按压。再压一压肚脐旁边，如果疼痛，就用指腹轻轻按压。

涌泉位于脚底，五根脚趾向内弯出现凹下的地方，波浪形皱纹的内侧，第二和第三脚趾之间。充分指压此处，可以消除疲劳。

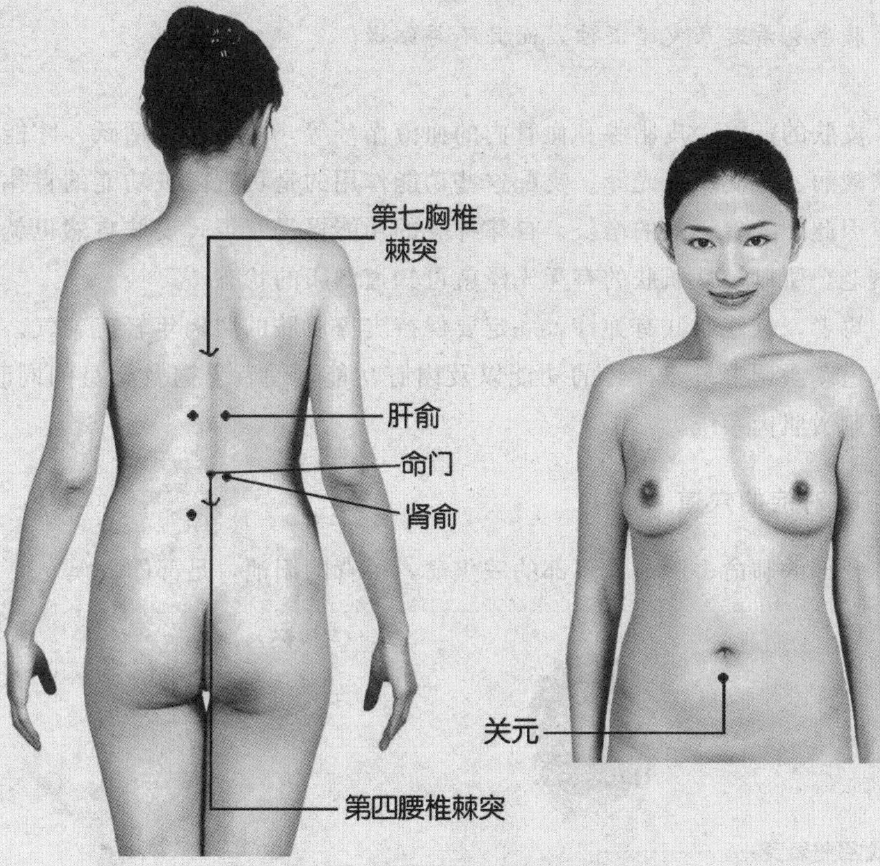

美容

美肤

肌肤靓丽是美容上的重要条件之一。以前认为肤色白是成为美人的条件，可是，现在追求的是个性美，肤色并不是绝对的条件。气色好、透明度高、不觉得黯沉、光滑柔润和有弹性等状态，才是美丽肌肤的先决条件。

比较一下年轻人和老人的肌肤，就会发现其随着年龄的增长而渐失弹性，肤色也看起来发暗混浊，而且不再细嫩。

皮肤的汗腺、皮脂腺和血管内的血液循环等，必须非常活跃，才能使肌肤靓丽、湿润、有光泽。支配这些功能作用的是负责内脏功能的自律神经。因此，随着年龄的增长，自律神经的功能慢慢衰退，皮肤自然也就明显衰老。所以，从肌肤的有无光泽就可知道健康的状态。

再者，欲使肌肤有弹性，一定要保持支撑肌肤的肌肉年轻有朝气。利用穴道刺激调整自律神经的功能以及内脏功能，使营养遍及全身的同时，也能刺激肌肉系统。

1. 对症的穴道

背部的肺俞、脾俞，腰部的三焦俞，手背的阳池，足部的太溪。

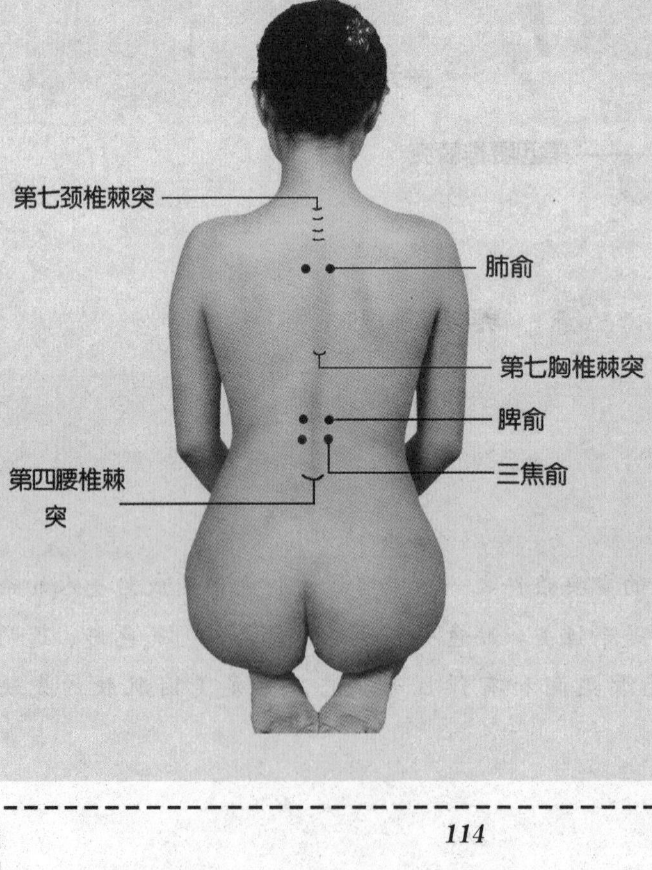

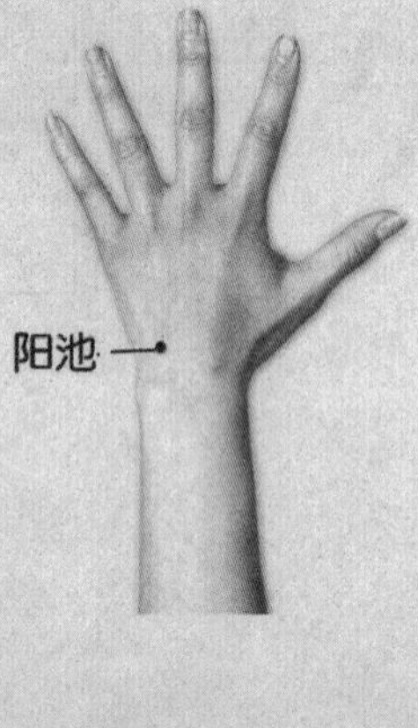

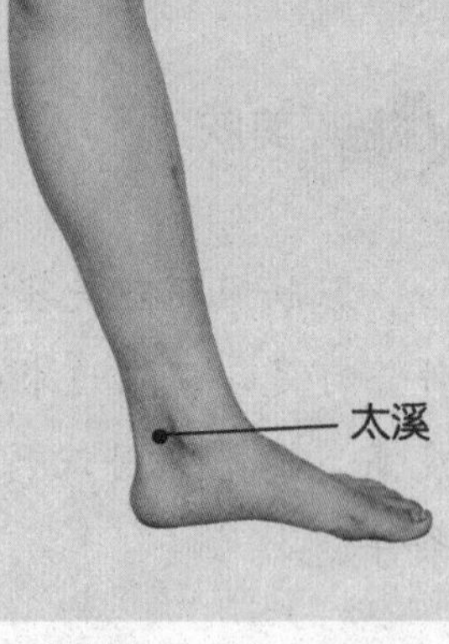

2. 对症按摩疗法

用拇指按压促进呼吸功能的肺俞。肺俞位于第三胸椎棘突下方外侧1.5寸处。按压位于其下方可促进消化功能的脾俞。脾俞位于第十一胸椎棘突起下方外侧1.5寸的地方。再按压三焦俞。三焦俞位于第一腰椎棘突下方外侧1.5寸处。用指腹好好按压这三个穴道。这些穴道刚好排列于脊椎骨两侧，因此只须将两手拇指指腹置于两侧的穴道上，垂直地慢慢按压即可。

刺激过背部穴道之后，再刺激手的阳池和足的太溪。阳池和太溪可调整内脏功能，使营养平均分布，是必不可缺的穴道。手的阳池位于手背面，腕关节中央，尽量地张开手指时所形成的凹陷正中央处。用指腹以画“9”的方式按压此处。

足的太溪位于内脚踝和跟肌腱之间的凹陷处。此处也用拇指指腹用力指压。这样刺激穴道以调整身体状态，主要目的是创造美丽的肌肤。同时顺着脸部肌肉做按摩，也一样可以达到美丽的效果。

消除黑斑、雀斑、面疱

怀孕时容易长黑斑，另外，卵巢或子宫疾病、副肾皮质障碍、肝脏障碍等疾病，或是紫外线照射过多等也会出现黑斑。

除此之外，通常大多发生于中年以后的女性，因此化妆品可能也是原因之一。最近男性黑斑也有越来越多的趋势，这可能和男性化妆品普及有关。

不过，原因不明的黑斑一直增加的情形也不少。

雀斑则大多从青春期开始出现。以肤色白的人居多。直接照射阳光会增多，所以，被认为是一种遗传性日光过敏症。

象征青春的面疱，是青春期令人极其困扰的症状。形成面疱的原因虽然很复杂，但通常是由青春期性激素突然很活跃，造成脂肪或角质堵塞毛细孔，感染细菌所引起的。

原因虽然繁多，但只要调理得好，就不易出现黑斑、雀斑或面疱。所以，穴道刺激的重点也是在于增强、调整身体的健康状态。

1. 对症的穴道

背部的肺俞，腰部的三焦俞、肾俞，手部的阳池、合谷，颈后的大椎。

2. 对症按摩疗法

睡眠不足或非常疲劳时，月经前等身体产生变化，是使黑斑和雀斑更加明显的原因。所以，要利用穴道刺激转化身体状态。

首先，用拇指或其余四指按压和皮肤关系密切的背部穴道肺俞。肺俞位于第三胸椎棘突下方外侧 1.5 寸的地方。

其次，好好按压腰部的三焦俞和肾俞，以便转化身体状态。三焦俞位

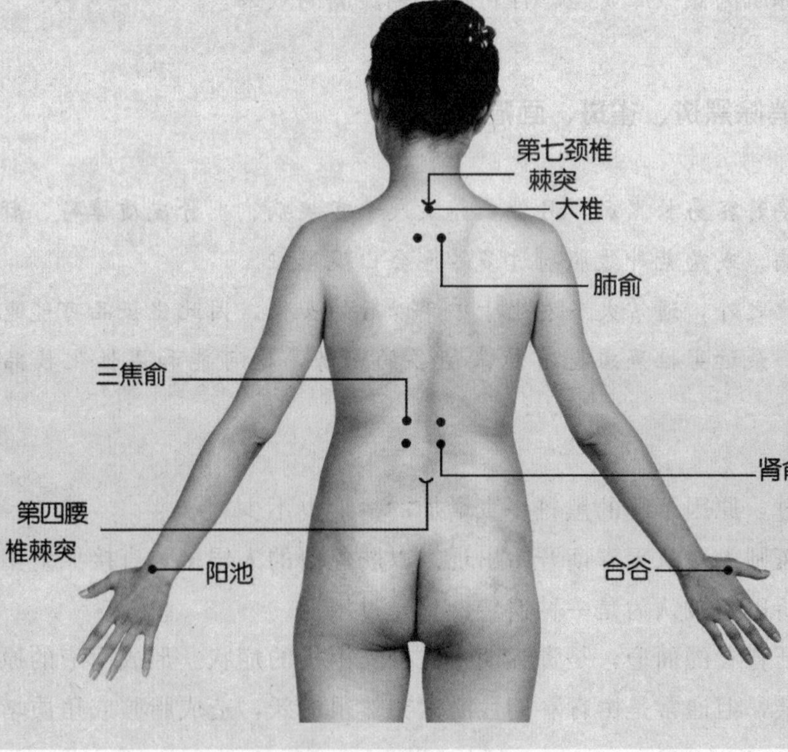

于第一腰椎棘突下方外侧 1.5 寸的地方。

第三步按压肾俞。肾俞位于三焦俞的正下方，第二腰椎棘突下方外侧 1.5 寸处。这三个穴道排列于背部中央的两侧，所以，除了用手指按压之外，也可以用手掌根部由上依序向下按压。

手的阳池和合谷也是可以调整身体状态的穴道，所以要同时刺激。手的阳池位于手背面、腕关节中央，手尽量张开时所形成的凹陷正中央处。用指腹指压此处。

合谷则位于手背面拇指和食指分叉之间。合谷是衡量大肠功能迟钝或亢奋与否的穴道。压压试试，如果非常疼痛，就用拇指仔细按压至疼痛减轻为止。

对于面疱，也是刺激相同的穴道，不过，如果能再加上颈后的大椎（第七颈椎和第一胸椎棘突之间）效果会更好。

美目

正如人们常说的“眼睛是灵魂之窗”，内心所想的都反映于眼睛。身心充实、生气勃勃的人，眼睛自然闪闪发光。

由此可见，眼睛不仅代表内心，而且还是反映全身健康状态的一面镜子。中医认为“五脏六腑的精气都注入眼睛”，因此相当重视眼睛。通过眼睛可以观察人体的健康状态。从美容的角度来看，眼睛也是很重要的。虽然大家往往认为脸形的协调与否左右容貌的美丑，但是，很多时候表情的美丑给人的印象却完全不同。

表情大部分来自眼神，眼睛漂亮、闪闪发光，当然会给人好感。大家都希望自己的眼睛有神、动人，尤其女性更是如此。

欲美目，则必须调整全身的健康状态。因此，穴道刺激也成为调整全身体力、身体状态的基本方法。

1. 对症的穴道

内眼角的睛明、外眼角的瞳子髎、眉毛末端的太阳、颈后的天柱、脚底的涌泉。

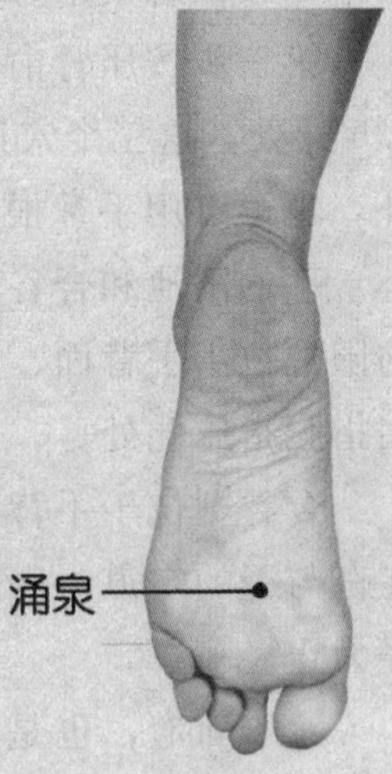

2. 对症按摩疗法

在刺激穴道之前，先闭起眼睛，拇指除外的四指放在眼睑上，轻轻压迫眼球10秒钟左右，然后快速松手，再慢慢按压。这样持续做4～5次。接着用食指或中指稍微指压睛明。睛明位于眼头、内眼角和鼻根的正中央。

瞳子髎也位于眼睛边缘，外眼角向外5分处，骨头稍微凹下之处。此处也用指腹以画圆方式指压。

太阳位于眉毛外侧末端和外眼角末端的正中央。它和瞳子髎一样，以画圆方式指压。

位于颈后的天柱，对肩部酸痛很有效，也是消除眼睛疲劳、促进脸部血液循环的穴道。可以使眼睛舒服，气色红润，所以，用左右手的拇指向头顶方向慢慢按压3～5秒。天柱位于发根，两条粗肌（僧帽肌）外侧的凹陷处。

足部则刺激涌泉。涌泉位于脚底，五根脚趾向内弯所形成的凹陷处，

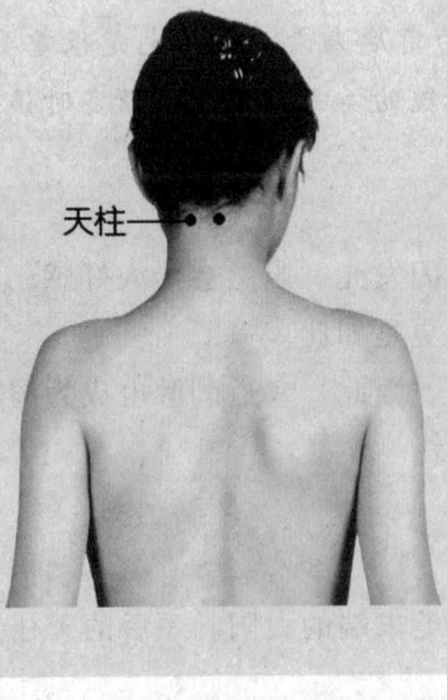

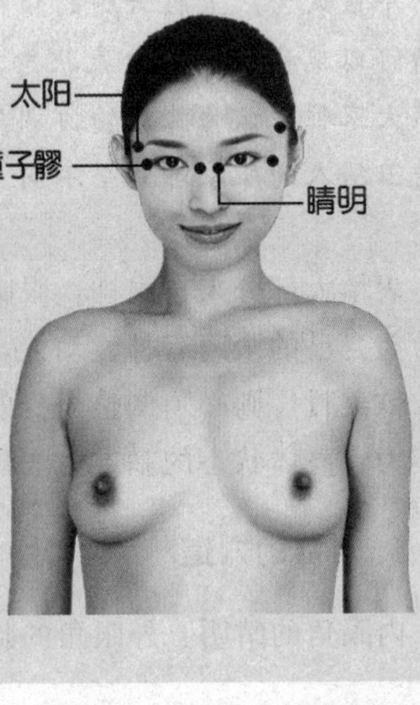

第二和第三趾的波浪形皱纹内侧。刺激脚底，可以调整全身的自律神经，有益于激素的协调。

总之，涌泉就是返老还童的穴道。用两手的拇指好好指压。

以上的穴道刺激，必须每天持续进行，即使时间很短也可以。

消除脂肪

所谓太胖就是过多脂肪堆积体内的状态。如果只是堆积于皮下组织或是乳房等本来就有脂肪的部位，顶多是外貌上感到苦恼的问题。

可是，假如堆积于身体上没有脂肪组织的血管、心脏和肝脏等处，则可能引起糖尿病、高血压、动脉硬化、心脏病和胆结石等种种病症。这种情况必须接受医师诊断和适当的治疗，而不是穴道刺激。

没有这些疾病，单单只是为了身材的苗条匀称，防止太胖引发疾病，则可以利用穴道刺激。

一般容易囤积脂肪的部位，是下腭到乳房之间、肚脐到腰围之间，或是大腿及膝盖的后侧、脚踝等。避免这些部位堆积脂肪，是防止肥胖的关键所在。之所以会发胖，是因为所摄取的能量超过所消耗的能量。平日除了避免饮食过量之外，还要配合适当的运动，才能使疗效更佳。

1. 对症的穴道

胸部的膻中，腹部巨阙、期门，腰部的三焦俞，腿部的足三里。

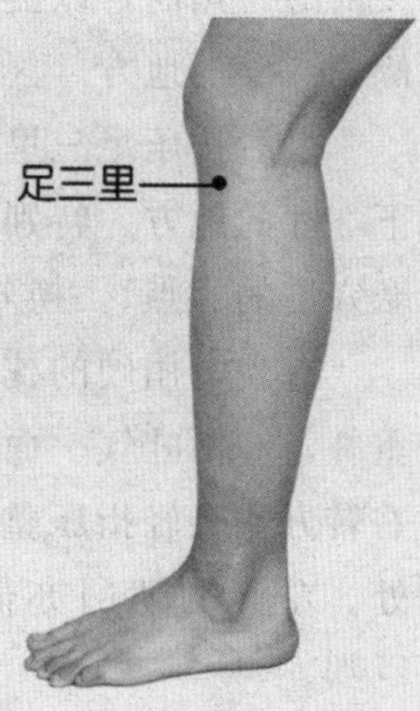

2. 对症按摩疗法

用按摩全身的疗法来治疗过胖症极具效果。做法是，以容易堆积脂肪的部位为中心，进行自己能够做的穴道刺激。

一胖就很明显的部位，是下腭至乳房之间、

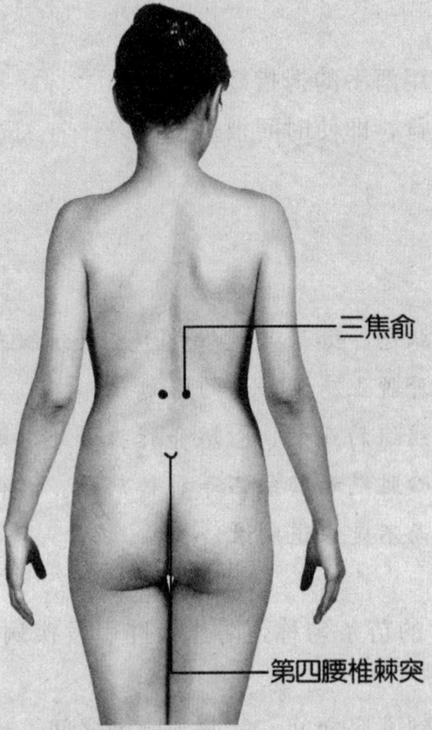

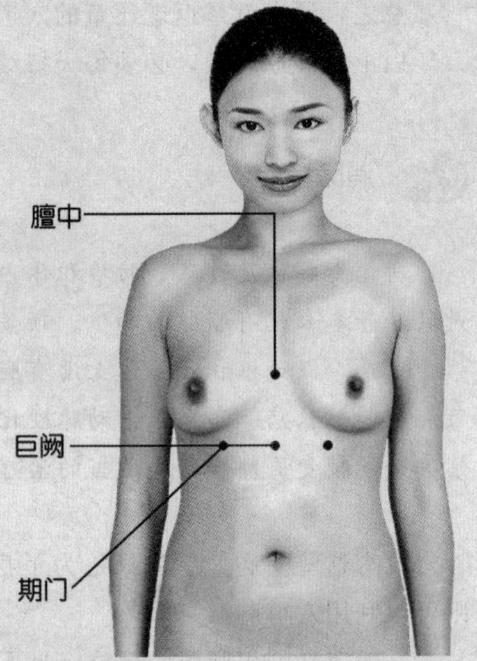

腰围、腹部和大腿。因此用指腹指压膻中，以消除下腭到乳房之间的脂肪。位于胸部中央、左右乳头连线和胸部中心线的交点上的是膻中。

腹部方面，则用四指指压心窝中央、胸骨下端向下 2 寸之处的巨阙，接着指压期门。期门在乳头正下方、第九根肋骨和腹部交界处。然后刺激腰部的三焦俞，以消除腰际的脂肪。三焦俞位于腰部第一腰椎棘突下方外侧 1.5 寸的地方。

最后按压足三里，来调整体力或身体状态。足三里位于胫骨外侧、膝下 3 寸的地方。特别在意腹部脂肪的人，要做“面”的按摩，而不是只按摩穴道的“点”。换句话说，连穴道周围也要刺激。

首先，用硬的枕头或是坐垫垫在肩部仰躺，然后右手在下，左手在上重叠，一面吐气一面使劲按压巨阙，之后再慢慢压至下腹部。其次，则以右转方式轻轻指压整个腹部，先轻压巨阙、轻轻指压腹部和肋骨的交界处。左侧的期门亦需指压，指压完下腹部，换压右侧的期门，再回到巨阙。

每天持续做 3 分钟，腹部的脂肪很快就会减少。

瘦削

食欲不差，身体状态也很好，却很瘦的人，是属于瘦型体质的人。这和遗传有关系，不需要过分担心。可是，一般大多是神经质的人才会过瘦，其往往有胃肠不佳、胃下垂或松弛等现象。在这种情况下，只要利用穴道刺激强健胃肠，就可以改善身体状态，使体重增加。

值得担心的是突然消瘦的情况。如果因为感冒或消化不良，引起下痢而消瘦，只要将疾病治愈就可以恢复体重；或是怕热，一到夏天就变瘦的人，只要天气凉爽体重就会恢复，根本不用担心。

原因不明的消瘦，可能是慢性胃炎、胃溃疡或十二指肠等胃肠疾病，也可能是甲状腺功能障碍、肝脏疾病或糖尿病等，必须接受检查。

甚至也可能因为紧张而消瘦。尤其女性容易罹患神经性食欲不振症，为了苗条过分限量饮食，从而导致厌食症，会瘦得很厉害，产生全身虚弱的症状，这时候需要接受精神科医师的治疗。

1. 对症的穴道

背部的肝俞、脾俞，腰部的大肠俞，腹部的巨阙，腿部的足三里。

2. 对症按摩疗法

进行穴道刺激可强健胃肠，增强体力，调整身体状态。其先决条件是促进食欲。

肝俞位于背部第九胸椎棘突起下方外侧 1.5 寸处，先用拇指按压肝俞。接着按压其下方的脾俞。脾俞位于第十一胸椎棘突下方外侧 1.5 寸的地方。再按压脾俞正下方的胃俞。胃俞位于第十二胸椎棘突下方外侧 1.5 寸处。

另外，可促进小肠、大肠功能的大肠俞，亦需刺激。大肠俞位于胃俞

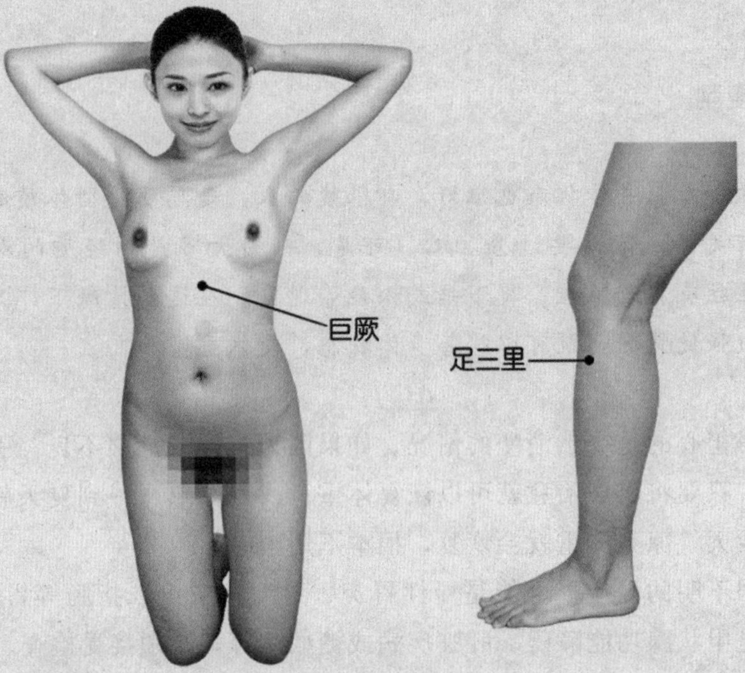
巨厥
足三里

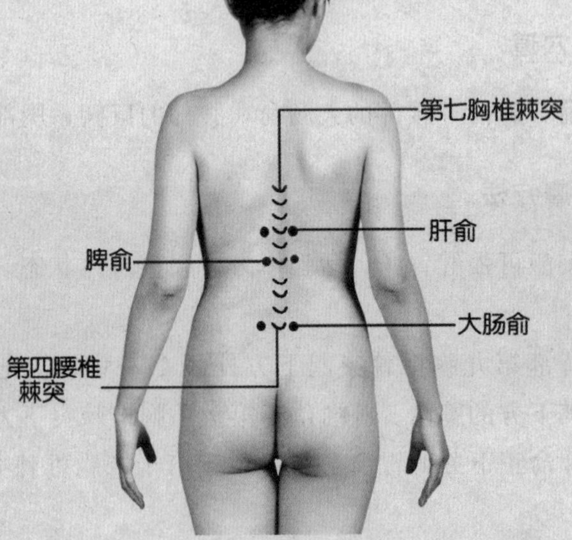
第七胸椎棘突
肝俞
脾俞
大肠俞
第四腰椎
棘突

下方、第四腰椎棘突起下方外侧1.5寸的地方。如此由上而下，依序按压脊椎骨两侧的穴道即可。

腹部，则用除拇指以外的四指指腹按压巨阙。巨阙位于心窝中央、胸骨下端向下2寸的地方。

最后用拇指按压足三里。足三里是胃部松弛或胃下垂者必不可缺的穴道，既可以促进食欲，又可以增强体力。另外，有增强脚力的简单体操，如用脚尖站立、仰躺两腿伸直上举等运动，也可以有效改善瘦削的现象。

灸治也有效。可以用小块艾草灸足三里或巨阙，一次灸3～5下。

防止掉发

正常人平常一天会自然脱落50根以上的头发，同时又会长出同数的头发。可是，不知什么原因头发掉得很厉害，又没有长出新发，这种症状称为秃头症。

发根上有新发生长所需的细胞，以及形成毛发颜色的细胞。在年轻、健康的状态下，这些细胞作用正常，所以不会出现白发，或是不正常的掉发。到了中年以后，这些细胞的功能衰退，就会发生严重的白发或掉发。因此如果严重掉发，应该是自律神经失调所致。

即使年纪轻轻，在身体状态不佳或是过分紧张时，也会出现白发越来越多、掉发情况很严重的现象。尤其是圆形秃头症，大多是由紧张所引起的。年轻性秃头症的发生，主要是由性激素分泌失调以及遗传因素造成的，很难以穴道刺激改善。治疗掉发的重点，是调整全身的健康状态，使自主神经顺利产生作用，同时改善由紧张引起的失调。

1. 对症的穴道

头顶的百会、通天，颈后的天柱，胸部的中府，手臂的曲池。

2. 对症按摩疗法

百会位于头顶，即在两耳经头顶的连线与鼻和眉宇至头顶连线的交叉点上。用两手的食指和中指垂直向下按压。

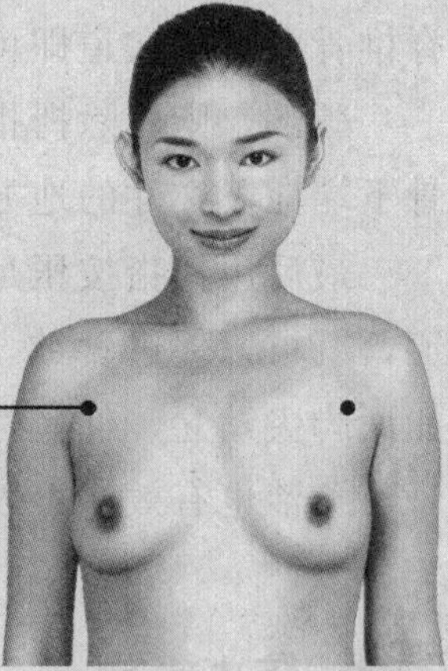

通天位于百会的斜前方，鼻和眉宇的连线旁 1.5 寸、脸部发根往头发内 4 寸的地方。这里也用两指按压。

头部穴道主要刺激这两处。可是，整个头皮的刺激也很重要。用发刷遍敲整个头部，以稍微觉得痒的程度为准。一天大约做两次，一次 2～3 分钟即可。同时，要养成每天坚持做的习惯。注意不可以太用力敲打或反复进行多次，以免皮肤受伤。

再者，好好指压颈后的天柱、胸部上面的中府，以促进头部的血液循环。天柱位于发根、两根粗肌肉（僧帽肌）外侧的凹处。胸部上面的中府，位于锁骨外侧末端凹处向下 2 寸的地方，背包时肩带刚好接触的地方。

最后刺激手臂的曲池，以调整身体状态。曲池在手肘弯曲形成的横皱纹的靠拇指侧。拇指竖起以画“9”的方式按压。

百会和通天用细小的艾草灸，非常舒服和有效，不妨可以试试。如果害怕头发烧焦，可以改用温灸，疗效也不错。

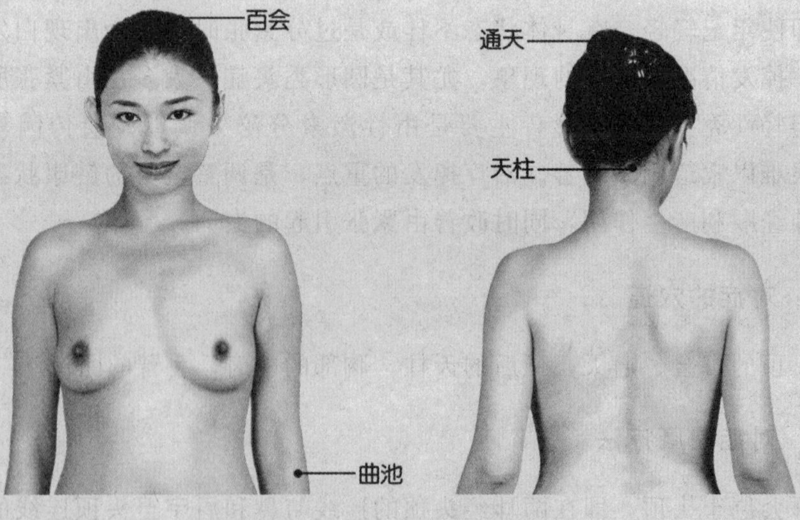

其他病症疗法

自律神经失调症

面对很多人，感到兴奋或害怕时，经常会出现一阵头昏眼花，就像“血涌到头上”一样。

这种头昏眼花的状态，是由于上半身和下半身红色血管的自律神经紧张、不协调，使大量血液集中于上半身所致。

不觉得特别兴奋也容易头昏眼花的人，可能是由于动脉硬化或本态性高血压所引起的。除了头昏眼花之外，当出现头痛、胸部疼痛、呕吐、手脚发麻等症状时，必须接受专科医师的诊疗。

经常性的头昏眼花，大多是自律神经失调所致。这种情况下，手脚或腰部会感到冰冷，往往还伴随心悸、头痛、肩部酸痛、目眩、耳鸣、焦躁和出汗等现象，感到相当疲劳。女性在生理期前或临近更年期时，都会发生自律神经失调，引起头昏眼花。

1. 对症的穴道

头部的百会、肩部的肩井、腰部的肾俞、腹部的中脘、足部的涌泉。

2. 对症按摩疗法

治疗头昏眼花的重点在于将上半身的血液导入下半身，调整血液的分配。换句话说，就是刺激头和脚的穴道，以肚脐高度的穴道调整血液分配。进行顺序是由头部、背部、腹部到脚部。所以，头部的百会和脚底的涌泉，是非常重要的穴道。

首先，刺激头顶上的百会。百会位于两耳经头顶的连线与鼻和眉宇到头顶连线的交叉点上。用食指和中指两指腹立起用力按压。指压肩部的肩井。肩井位于肩端的正中央。用力按压腰部的肾俞。肾俞位于腰部第二腰椎棘突下方外侧 1.5 寸的地方。其上方第一腰椎棘突的附近亦需指压。

背部做完后，仰躺，脚立起来，放松腹部的肌肉。

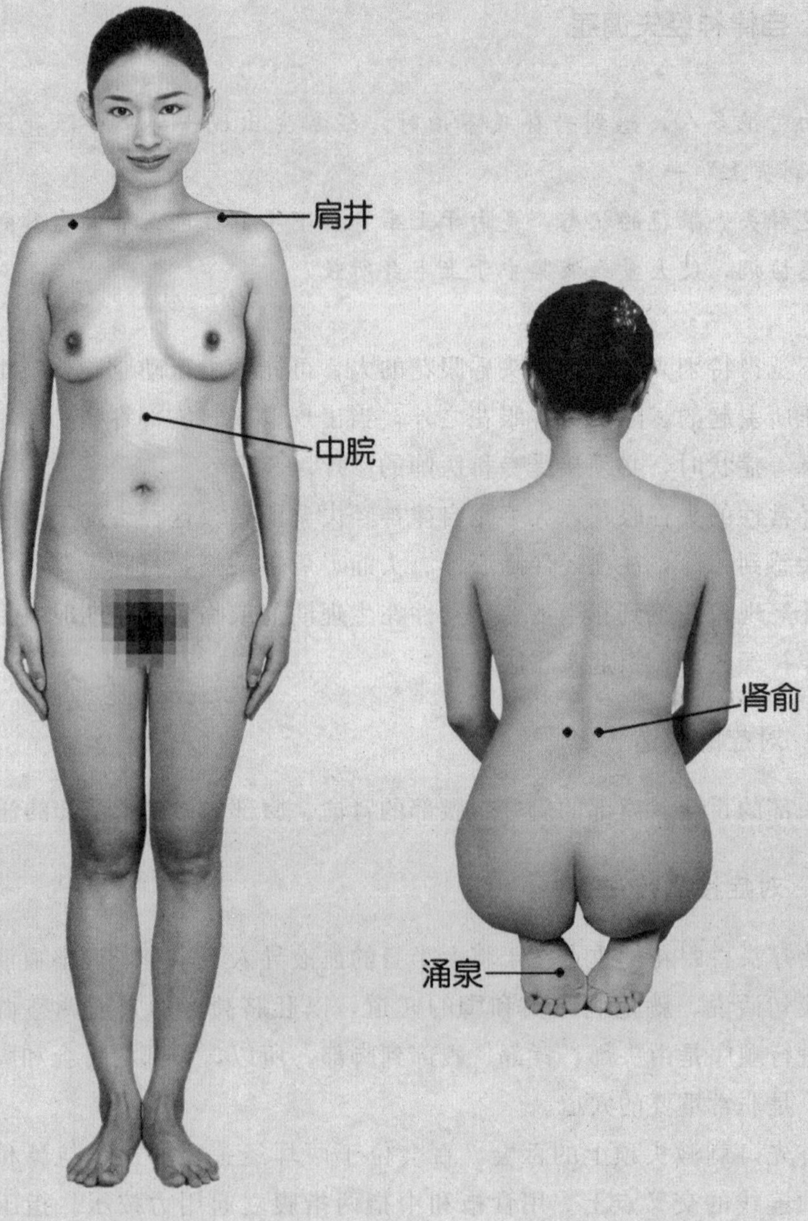

然后轻轻按压腹部的中脘。中脘位于心窝和肚脐的正中央，肚脐的旁边也要按压。中医非常重视腹部，认为其是上半身血液和下半身血液分流的交界，藉此可以调整血液的分配。

充分按压、指压脚底的涌泉。涌泉位于五根脚趾内弯时凹陷的地方，第二和第三脚趾间所形成之波浪形皱纹的内侧。涌泉是去除脚冰冷感最合适的穴道，反复刺激这里，脚就会逐渐暖和起来。

如此进行穴道刺激控制血液流动，自然能改善头昏眼花的症状。

失眠症

难以入睡，躺在床上久久睡不着，似睡非睡，整晚都好像在做梦，醒来时疲劳完全没有消除，这种状态称为失眠症。失眠除了此种状态之外，还有刚一睡着马上就醒过来的情形。

通常是由精神病、神经症或动脉硬化等所致，中枢神经受到侵害或处于兴奋状态也会发生失眠。还有因疼痛、发痒、咳嗽、下痢等原因导致的失眠。这种情况下，首先应该找出病因，而不是治疗失眠本身。

可是，有时却根本找不出具体的原因，不知为何会陷入极度紧张或不安，神经高亢妨碍睡眠的状态。这其实并不是真正的睡眠不足，多是自以为睡眠不足，越担心越紧张，形成恶性循环。

这种因精神紧张或身心疲劳而引起的失眠，利用穴道刺激可消除。

1. 对症的穴道

背部的膈俞、膈关，腹部的巨阙、期门，足部的涌泉。

2. 对症按摩疗法

因睡不着而感到苦恼的人，其共同的症状是颈部延伸至背骨两侧的肌肉僵硬、酸痛。此种情况可能压迫到旁边的交感神经节。所以，必须进行穴道刺激，消除此僵硬现象。

首先，用手掌由上往下按压背骨两侧，然后再特别仔细地指压膈俞和膈关。膈俞位于背部的肩胛骨之间，第七胸椎棘突下方外侧 1.5 寸的地方。膈关则在膈俞的外侧，第七胸椎棘突下方外侧 3 寸的地方。

然后，仰躺刺激腹部的穴道。

巨阙和期门附近僵硬的人很多，所以要加以指压。巨阙位于心窝中央，胸骨下端向下 2 寸处。期门则在乳头正下方，第六根肋骨下缘。用拇指以外四指慢慢指压巨阙和期门。再通过巨阙和期门沿肋骨以画小圆的方式进行摩擦。

只要运用这样的穴道刺激便能消除紧张，从而获得充足的睡眠。

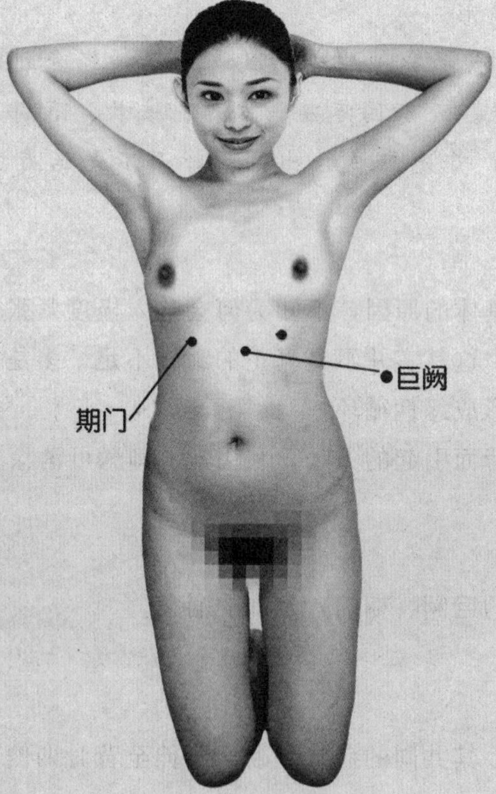

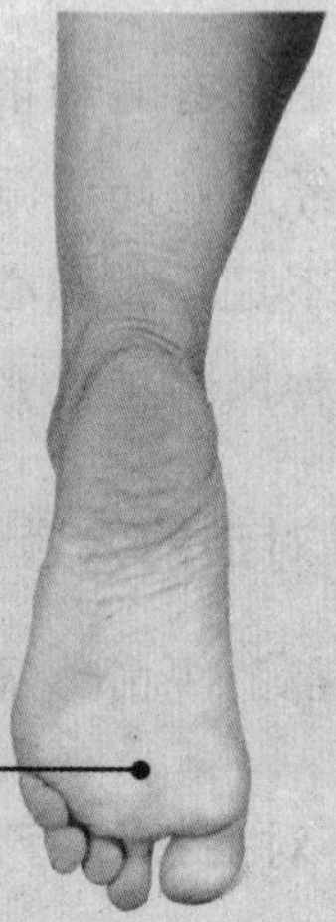

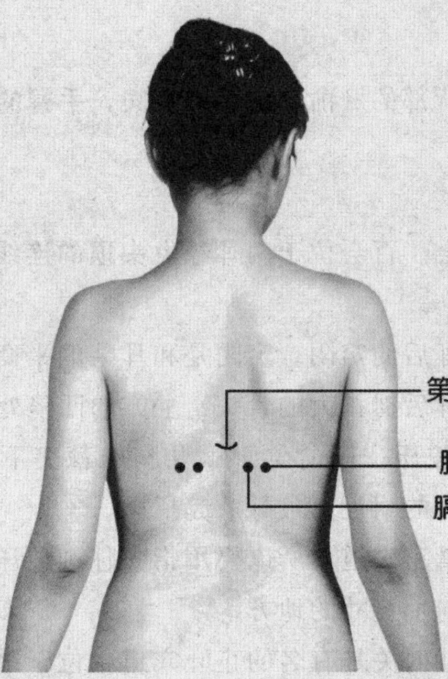

晕车

乘坐交通工具受到振动时，内耳的器官会接收此振动，维持身体的平衡。可是，一旦内耳的感觉太敏锐，或是自律神经处于不安定状态，就无法调整身体的平衡，便会发生晕车的情况。

内耳器官感觉太敏锐，或是自律神经不安定的人，容易晕车。平常不太会晕车，但是，睡眠不足、疲劳、吃得太多或空腹时，也会诱发自律神经不安定，发生晕车。预防晕车，就要避免睡眠不足、满腹或空腹的状态，并穿着宽松的服装。

另外，怕坐车的人大多有种一坐车就会晕车的先入为主的观念。尤其是儿童，千万别让其背上害怕晕车的思想包袱，尽量让其快快乐乐以转移注意力。穴道刺激主要在于调整自律神经，形成不易晕车的体质。

1. 对症的穴道

头部的百会、窍阴，背部的肝俞，腿部的筑宾，手臂的内关。

2. 对症按摩疗法

用力按压头顶上的百会。百会位于两耳经由头顶的连线与鼻和眉宇到头顶连线的交叉点上。

接着用拇指好好指压耳后的窍阴。窍阴是和耳朵的平衡感觉关系密切的穴道，位于乳样突起（耳后拇指大的骨头）上方的凹陷处。

背部的肝俞亦需好好按压。肝俞位于第九胸椎棘突下方外侧 1.5 寸处。其下方第十一胸椎棘突的附近，最好一起指压。

腿部的筑宾是有效的晕车穴道，所以要用指腹仔细按压、指压。筑宾穴位于胫骨内侧、内脚踝向上 5 寸的地方。

最后按压手臂的内关。内关是有名的止吐穴道，位于手臂正面、腕关节正中往手肘方向 2 寸的地方。

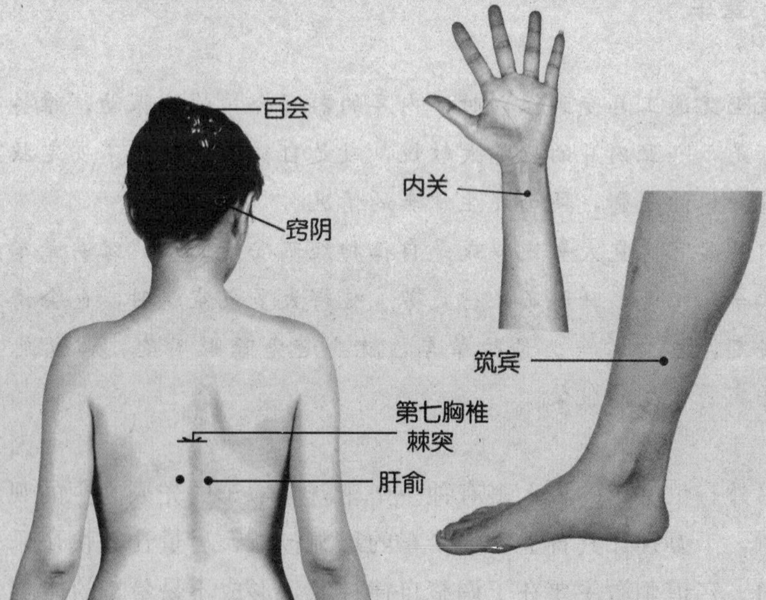

如果晕车想吐，可以轻轻抓、捏心窝上面的部位。这样反复进行之后，就会比较舒服。止晕除了指压之外，还可以利用灸或粒针、磁气粒。临乘车前，将粒针或磁气粒贴于腿部的筑宾或是手臂的内关，非常有效。对敏感的儿童尤其有效。

出外旅行前数日起就进行这些穴道刺激，也可以预防晕车。

宿醉

一喝酒，酒精就在体内被酵素氧化，由乙醇变成醋酸。如果喝酒过多，身体状态不佳，代谢循环不良，则会造成第二天还有醉意的宿醉状态。

最好不要饮酒过量，以免宿醉，而且喝醉之后就更难控制酒量了。穴道刺激可以消除宿醉的不舒服症状，能使精神尽快恢复。

身体状态不佳或是精神恍惚时，也容易醉。发觉比以前容易醉时，不妨做一次健康状态检查，看看身体状态是否变得比以前差了，抑或是压力过大所致。

宿醉的症状大致有两种类型：一种主要是头痛；另一种则为呕吐或胃痛。也可能同时发生这两种症状。

呕吐等胃肠症状很严重时，待胃内的东西全部吐出后，再进行穴道刺激，效果比较好。

1. 对症的穴道

头部的百会、颈后的天柱、背部的肝俞、腹部的鸠尾、腿部的足三里。

2. 对症按摩疗法

首先，由头部开始刺激。以指腹用力按压头顶上的百会。百会位于两耳经头顶的连线与鼻、眉宇到头顶连线的交叉点上。

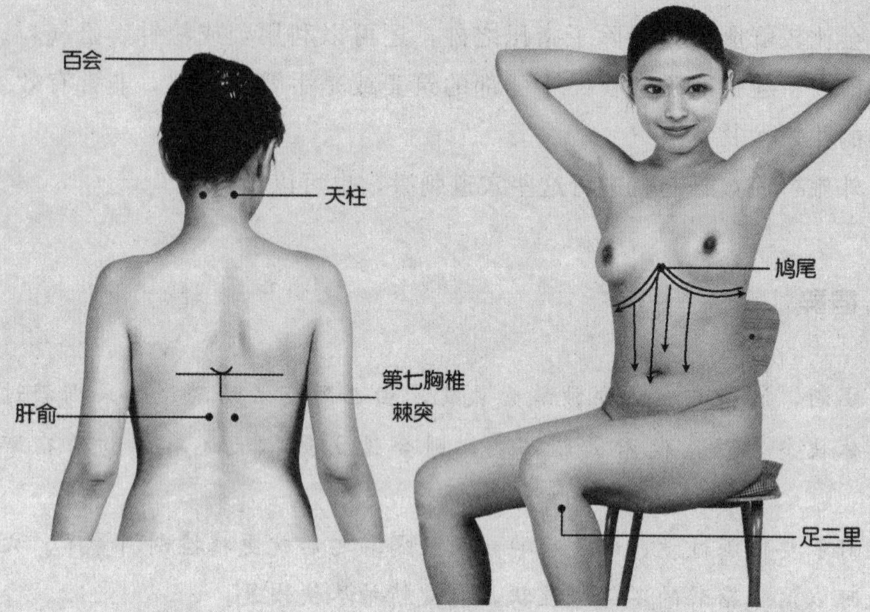

接着，指压天柱。天柱位于颈后发根的两根粗肌肉（僧帽肌）外侧的凹陷处。此僧帽肌是从颈部到肩、背部的大块肌肉。脸部浮肿时，好好指压此处也可以消肿。

然后，仔细按压促进肝脏功能的肝俞。肝俞位于第九胸椎棘突下方外侧 1.5 寸处。这样可以改善喘不过气的症状。

接下来则仰躺，将坚硬的坐垫对折垫在背骨上。两手和两脚伸直，身体尽量并拢。这样可刺激背部的胃俞等穴道。

之后，用指腹慢慢地轻压鸠尾。鸠尾位于心窝正中央，胸骨下端向下 1 寸的地方。接着用除拇指外的四指依图中箭头的方向按摩整个腹部。此时宜张开口，一面吐气一面进行。如此可以减轻反胃或呕吐的症状。

最后充分指压足三里。足三里位于胫骨外侧、膝下 3 寸的地方。利用这样的穴道刺激，可以减轻身体慵懒、头部沉重的症状，尽快恢复清醒。

三、疗效非凡的无痛灸治疗法

灸的种类

很多人一听到“灸”，就会认为“很烫，会留下疤痕”。其实也有不着痕迹的灸治方法，因为，可以将艾草的分量调整至人能够忍受的热度。

灸可分为会留下疤痕的有痕灸，以及不留下疤痕的无痕灸。

有痕灸是用灸分解烧过的皮肤组织让血管吸收该物质，从而在血液内制造免疫物质的身体反应的方法，治疗或预防各种疾病。有打脓灸、焦灼灸和透热灸三种，现在最常使用的是透热灸。

无痕灸的目的是利用温热刺激，产生有效的身体反应。除知热灸、生姜灸和蒜灸之外，还有艾草放入器具内的温灸。

这里要说明的是最常用的透热灸、知热灸、生姜灸和蒜灸的灸法。透热灸的渗透热度让人感觉最舒服，知热灸和生姜灸的热度也比较受欢迎。

做过几次后，就可以知道适合自己的艾草大小和次数了。

艾草的做法：

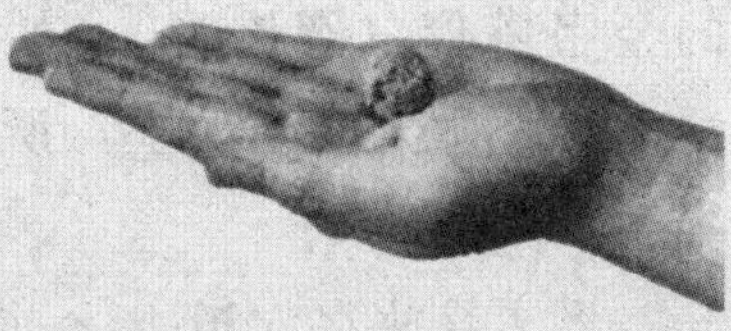

1. 将艾草放在掌心

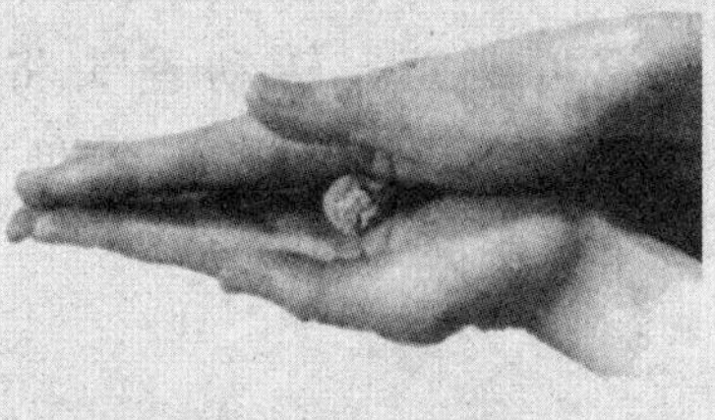

2. 两手夹着搓揉

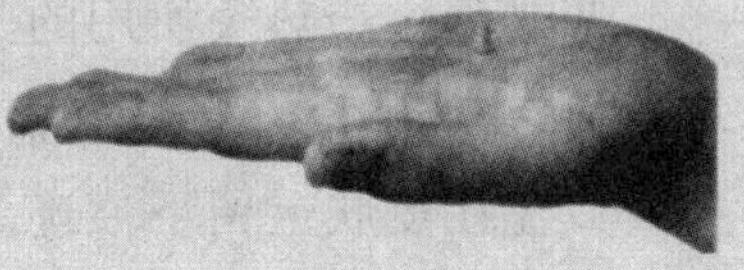

3. 捏成需要的大小，做成小金字塔形。

不过，脸部、颈部前面的血管或神经，以及孕妇的下腹部等，不可以灸。另外，发热、非常疲劳、目眩或心悸得很厉害、饮酒后、空腹或是刚吃完饭时，都应避免用灸。

透热灸

香点燃去掉灰，一面转动一面靠近。将艾草放于手心上，用两手夹着搓揉，然后轻轻捻撕艾草，做成米粒大或是其一半大小的金字塔形（圆锥形）。如果手湿，艾草则会粘在手上，所以要先将手擦干。

将艾草放在穴道上之前，先稍微弄湿穴道四周，这样艾草就不易倾倒。然后，将香点燃、去灰靠近艾草，转动香头将其点燃。成人每个穴道反复做 5～7 次，儿童做 1～3 次。

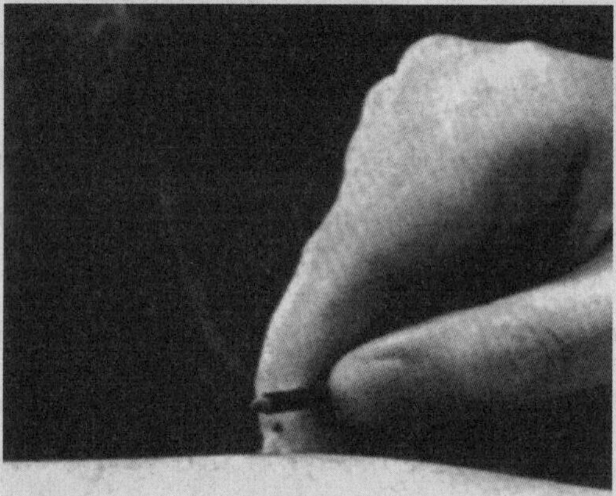

香点燃去掉灰，一面转动一面靠近。

知热灸

知热灸比透热灸所用的艾草大得多，差不多如拇指大。将其做成金字塔形放在穴道上，用香点燃。一感觉到热度，就用手或小钳子将艾草拿掉，以免在皮肤上留下痕迹。每个穴道做 1～3 次。

生姜灸和蒜灸

使用生姜薄片的生灸是将生姜或蒜切成薄片放在穴道上，其上再放艾

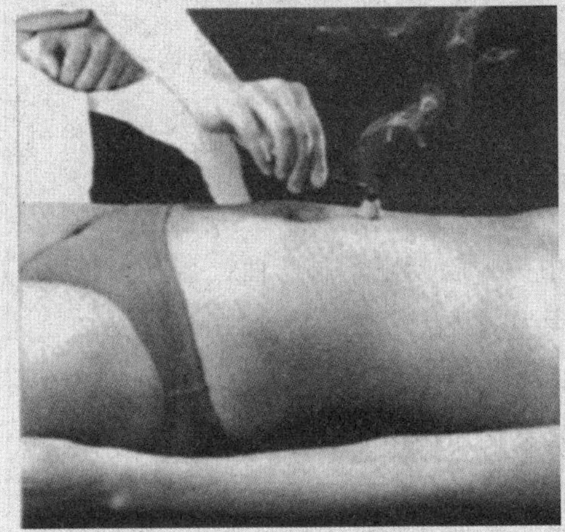

艾草点燃，热了就拿掉。

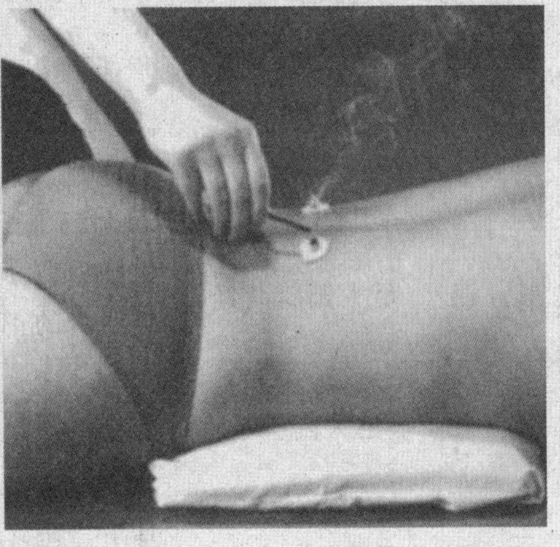

香点燃去掉灰，一面转动一面靠近。

草。然后将小指般大小的艾草做成金字塔形，用香点燃。因艾草的热度被生姜或蒜所吸收，所以并不会觉得烫。

值得指出的是：艾草小，尤其是直接接触皮肤的面积要小，才不会灸起来烫得受不了。还有，如果艾草捻得太硬，热度也会很高，所以必须使用捻得松软的艾草。

穴道位置的找寻法

“◎”符号表示位于身体中心线上，只有一个穴道。“• •”符号表示在身体中心线左右对称位置上，有两个穴道。

穴道名	经络名	穴道的位置
足三里	足阳明胃经	胫骨外侧、膝下 3 寸。膝弯曲拇指置于膝盖骨上，食指顺着胫骨方向，中指指腹所接触的部位。压起来会痛。• •
委　中	足太阳膀胱经	膝的后面，横皱纹的正中央。• •

穴道名	经络名	穴道的位置
胃俞	足太阳膀胱经	背部第十二胸椎棘突下方外侧 1.5 寸的地方。••
阴郄	手少阴心经	腕关节内侧。手心向上，腕关节横皱纹的小指侧（神门）往手臂方向 5 分处。••
殷门	足太阳膀胱经	大腿后侧正中央。脸朝下，脚弯曲，会产生肌沟，其肌沟的正中央。••
阴陵泉	足太阴脾经	胫骨内侧膝下。脚伸直用手指顺胫骨边缘向上摸，骨头突出部分手自然停住的地方。••
翳风	手少阳三焦经	耳下。压耳垂，耳垂末端所接触的地方，乳样突起（耳后拇指大骨头）前下方的凹处。••
会阳	足太阳膀胱经	尾椎骨末端旁边 0.5 寸的地方。••
解溪	足阳明胃经	踝关节的前面。由脚板经胫骨的两条粗肌间的凹陷处，系鞋带的地方。••
外膝眼	奇穴	膝盖头。膝立起来膝盖头会出现两个像眼睛的凹处，其外侧的凹处。••
膈关	足太阳膀胱经	背部第七胸椎棘突下方外侧 3 寸的地方。••
角孙	手少阳三焦经	侧面。耳廓向前折，所折耳廓上端接触的地方。发根处。••
膈俞	足太阳膀胱经	背部两肩胛之间。第七胸椎棘突下方外侧 1. 5 寸处。••
关元	任脉	肚脐下 3 寸，腹部中心线上。◎
完骨	足少阳胆经	耳后乳样突起（耳后的隆起），下端向上一根食指宽度的凹处。••
肝俞	足太阳膀胱经	背部第九胸椎棘突处下方外侧 1.5 寸的地方。••
颧髎	手太阳小肠经	位于脸颊，外眼角及颊骨隆起处的正下方。有个凹处，用手指向下向上压会痛。••

穴道名	经络名	穴道的位置
气　海	任脉	肚脐下 1.5 寸的地方。◎
气　舍	足阳明胃经	颈部前面。锁骨内端的凹处。••
期　门	足厥阴肝经	位于腹部。乳头正下方，第六根肋骨和腹部的交界处，位于左右。••
鸠　尾	任脉	心窝的中央，胸骨下端向下 1 寸处。◎
窍　阴	足少阳胆经	耳朵正后方乳样突起（耳后拇指大的骨头）上面的凹处。••
颊　车	足阳明胃经	耳垂下。口张开，下巴上下动，耳下会动，其凹处。••
曲　垣	手太阳小肠经	位于背部。肩胛骨内侧的上方。••
曲　池	手阳明大肠经	手肘弯曲形成横皱纹，其拇指侧边缘。••
曲　泽	手厥阴心包经	肘关节部位。手肘弯曲时手正面会成横皱纹，其正中央粗肌的小指侧。••
迎　香	手阳明大肠经	鼻翼旁，鼻孔旁 0.5 寸处。••
下　关	足阳明胃经	用手指由耳前沿颊骨往鼻翼处压，凹陷的地方。张大口会隆起。••
郄　门	手厥阴心包经	前臂手正面的中央。手腕和手肘的中间。••
孔　最	手太阴肺经	前臂内侧。手肘弯曲所形成之横皱纹靠拇指侧（尺泽）往手腕方向 3 寸处。••
肓　俞	足少阴肾经	肚脐旁 0.5 寸处。••
厥阴俞	足太阳膀胱经	背部左右肩胛骨之间。第四胸椎棘突下方外侧 1.5 寸的地方。••
缺　盆	足阳明胃经	颈部前面。锁骨上方凹处的中央。••
血　海	足太阴脾经	膝内侧。膝盖骨内侧向上 2 寸。大腿用力伸直时，沿着膝盖内侧会形成肌肉沟，位于沟的尽头。••

穴道名	经络名	穴道的位置
肩　髃	手阳明大肠经	肩端。颈根部和肩端形成的凹处。••
肩　井	足少阳胆经	肩部中央。颈根部和肩端的正中央。••
肩　贞	手太阳小肠经	肩部后侧。手臂下垂时腋下的背侧会形成纵皱纹，其下端向上 1 寸的地方。••
骨　颅	足少阳胆经	太阳穴的正中央。••
合　谷	手阳明大肠经	位于手背面，拇指和食指分叉之间。沿着骨头压食指靠拇指侧，手指自然停止的地方。••
巨　阙	任脉	心窝的中央。胸骨下端向下 2 寸处。◎
巨　髎	足阳明胃经	鼻旁。瞳孔正下方、鼻翼向外一根手指宽的地方。••
三阴交	足太阴脾经	内脚踝旁边。内脚踝向上 3 寸的骨端。••
三焦俞	足太阳膀胱经	腰部第一腰椎棘突下方外侧 1.5 寸的地方。••
攒　竹	足太阳膀胱经	眉毛内端。位于眉毛内。••
志　室	足太阳膀胱经	腰部第二腰椎棘突下方侧 3 寸处。••
四　白	足阳明胃经	眼睛下方。瞳孔正下方 1 寸。向鼻翼方向压眼窝下缘找寻，凹下有痛感的地方。••
尺　泽	手太阴肺经	肘关节正面。手肘弯曲所形成横皱纹的拇指侧。••
髃　俞	手太阳小肠经	肩部后侧。手臂下垂时腋下背侧形成之纵皱纹的上端。••
少　海	手少阴心经	肘关节正面。手肘垂直弯曲所形成之横皱纹靠小指侧。••
照　海	足少阴肾经	肘关节正面。内脚踝尖向脚底方向 1 寸，压起来会痛的地方。••
承　山	足太阳膀胱经	位于小腿。用手指由脚跟向上压跟腱时，肌肉鼓起手指自然停住的地方。••

穴道名	经络名	穴道的位置
小肠俞	足太阳膀胱经	腰部第一骶骨下方外侧 1.5 寸的地方。••
次　髎	足太阳膀胱经	腰部第一骶骨下方外侧 0.7 寸分处。位于第二后腰骨孔。••
身　柱	督脉	背部第三胸椎棘突下方。◎
神　封	足少阴肾经	胸部中央。左右乳头正中央（膻中）旁 2 寸的凹处。••
神　门	手少阴心经	腕关节边端。手心向上，腕关节弯曲会形成横皱纹。其横皱纹靠小指侧略凹下的地方。••
心　俞	足太阳膀胱经	背部左右肩胛骨之间。第五胸椎棘突下方外侧 1.5 寸的地方。••
肾　俞	足太阳膀胱经	腰部第二腰椎棘突下方外侧 1.5 寸的地方。••
水　道	足阳明胃经	位于下腹。肚脐旁 2 寸（天枢）向下 4 寸的地方。••
水　突	足阳明胃经	颈部前面。喉头旁 1.5 寸处，（人迎）与其正下方锁骨凹处（气舍）的中间。胸锁乳突肌的边缘。••
水　分	任脉	肚脐正上方 1 寸的地方。◎
睛　明	足太阳膀胱经	位于眼眶。内眼角与鼻根头的正中央。••
大　赫	足少阴肾经	位于下腹。肚脐正下方 4 寸（中极）旁 0.5 寸处。••
太　溪	足少阴肾经	内脚踝旁边。内脚踝最尖部位后面 5 寸处。••
大　迎	足阳明胃经	位于下腭。往下腭方向摸下腭骨时，会有个凹处，感到脉动的地方。••
大　巨	足阳明胃经	位于腹部，肚脐旁 2 寸处（天枢正下方 2 寸）。••
太　冲	足厥阴肝经	脚部背面、拇指和食指间分叉点往踝方向 2 寸处。若是动脉则轻压。••
大肠俞	足太阳膀胱经	腰第四腰椎棘突起下方外侧 1.5 寸处。位于左右腰部骨盘最突出端的连线上，即是第四腰椎棘突。••

穴道名	经络名	穴道的位置
大　椎	督脉	颈后。头向前弯时有两块骨头隆起，位于其间。第七颈椎和第一胸椎棘突之间。◎
太　阳	奇穴	眼睛旁边。眉毛末端和外眼角末端的中间，向后退一食指宽度的凹陷处。••
膻　中	任脉	胸部中央。左右乳头连线与胸部中心线的交点上。◎
筑　宾	足少阴肾经	胫骨内侧。内脚踝向上 5 寸处，小腿大肌肉的边缘。••
治　喘	奇穴	背部第七颈椎棘突和第一胸椎棘突之间外侧 0.5 寸的地方。••
地　仓	足阳明胃经	嘴巴旁边，唇角向外 4 分处。••
中　脘	任脉	腹部中心线上，心窝和肚脐的正中央。◎
中　极	任脉	肚脐下 4 寸。位于腹部中心线上。◎
中　府	手太阴肺经	胸部上部位。锁骨外端凹处向下 2 寸处。登山背包带接触的地方。••
中膂俞	足太阳膀胱经	腰部第三骶椎外侧 1.5 寸处。••
听　宫	手太阳小肠经	耳朵旁。耳朵正前面之耳珠（称为小耳垂突起）的前中央。张口就凹下的地方。••
长　强	督脉	尾椎骨的末端。◎
通　天	足太阳膀胱经	位于头顶的斜前方。正中心线（从眉宇、鼻子分开）的前中央。旁 1.5 寸处，前后根向上 4 寸的地方。••
手三里	手阳明大肠经	手臂背面。肘关节横皱纹靠拇指侧边端（曲池）往手指方向 2 寸处。••
天　溪	足太阴脾经	胸部旁边。第四根肋骨略上方。乳头斜上方 2 寸处。••

穴道名	经络名	穴道的位置
天枢	足阳明胃经	肚脐外侧 2 寸处。••
天宗	手太阳小肠经	背部肩胛骨中央凹处。肩胛棘中央和乳样突起（耳后的骨块）的正中央。••
天窗	手太阳小肠经	沿颈部侧面之肌（胸锁乳突肌）用手指向下找，和喉头一样高，有动脉脉搏的地方。有凹下。••
天柱	足太阳膀胱经	颈部后面。发根、两条粗肌肉（僧帽肌）外侧的凹侧处。••
天鼎	手阳明大肠经	颈部侧面。喉头外侧 3 寸再往下 1 寸的地方。••
内膝眼	奇穴	膝盖头。膝盖立起来膝盖头出现两个像眼睛的凹处，其内侧的凹处。••
天突	任脉	颈部前面的中央部位。胸骨上方的凹处。◎
天容	手太阳小肠经	颈部侧面。下腭角后面、胸锁乳突肌的边缘。••
瞳子髎	足少阳胆经	眼眶处。外眼角向外 0.5 寸处，骨头稍微凹下的地方。••
内关	手厥阴心包经	手臂正面，腕关节正中央向上 2 寸的地方。两条粗筋之间。••
乳中	足阳明胃经	位于胸部，乳头的中央。••
脑户	督脉	头部后面。仰躺时刚好靠在枕头的后头部骨头上方的凹处。◎
肺俞	足太阳膀胱经	背部第三胸椎棘突起下方外侧 1.5 寸的地方。••
耳鸣调整点	治疗点	位于颈后、颈部凹陷中央向外斜下约 2 厘米的地方。准确来说是与天柱、风池形成倒三角形的顶点。••
臂臑	手阳明大肠经	手臂背面，肘关节靠拇指侧的弯曲处（曲池）向上 7 寸的地方。••

穴道名	经络名	穴道的位置
百　会	督脉	头顶上。两耳经头顶连线与鼻、眉宇到头顶连线的交叉点上。◎
脾　俞	足太阳膀胱经	背部第十一胸椎棘突下方外侧 1.5 寸处。••
风　池	足少阳胆经	颈后。后发根的凹处。后颈凹中间向下 1 寸的地方。••
风　府	督脉	颈后。盆凹上部位压起来会痛的地方。◎
风　门	足太阳膀胱经	背部第二胸椎棘突下方外侧 1.5 寸的地方。••
胞　肓	足太阳膀胱经	腰部第二腰椎棘突下方外侧 3 寸的地方。••
膀胱俞	足太阳膀胱经	腰部第二骶椎下方外侧 1.5 寸的地方。••
命　门	督脉	腰部第二腰椎棘突下方。◎
涌　泉	足少阴肾经	脚底。五根脚趾内弯凹下的地方，第二和第三脚趾间波浪形波纹的内侧。••
腰　眼	奇穴	腰部第四腰椎棘突起下方外侧 3.5 寸。俯卧时腰上形成两个凹下的地方。••
阳　溪	手阳明大肠经	腕关节背面。拇指用力伸直关节上会出现两条筋，其间的凹处。••
阳　池	手少阳三焦经	腕关节中央，手背面正中央的凹处。••
阳　白	足少阳胆经	眼睛旁边。瞳孔正上方，眉毛中央部位向上 1 寸处。••
梁　丘	足阳明胃经	膝的外侧。膝盖外侧向上 2 寸。膝一伸直，盖骨外侧就形成肌肉沟，其沟的尽头。••
廉　泉	任脉	颈部前面的中央部位。喉头正上方，横皱纹的正中央。◎

四、足底按摩

循环系统的病症疗法

高血压

运动量不足，吃得太好，常引起高血压。高血压易导致心血管病变。

按摩部位及穴道

心、小肠、肾、输尿管、膀胱、头、涌泉、内耳迷路反射区。

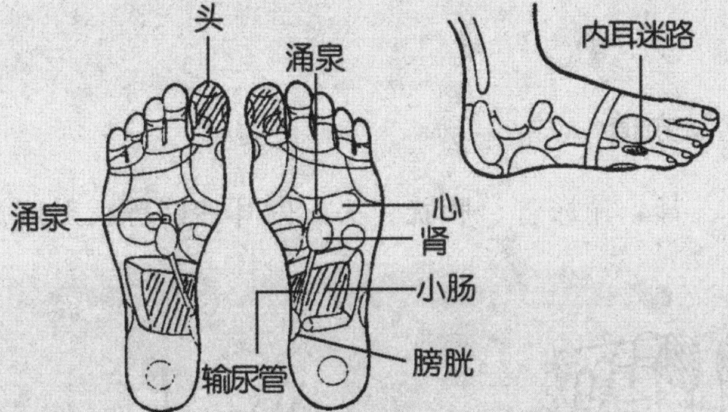

脑卒中

脑血管发生障碍时，会突然失去意识或休克，引起语言或肢体障碍。脑卒中的形成与情绪、饮食、疲劳、体质等有关。

按摩部位及穴道

肾、膀胱、输尿管、肾上腺、头、脊椎、肝、胆等反射区。

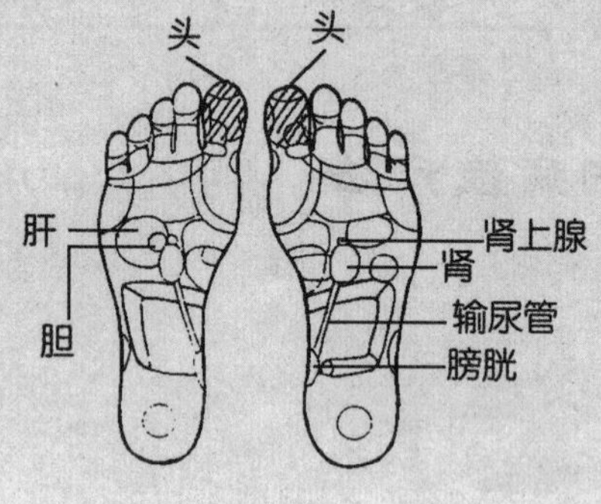

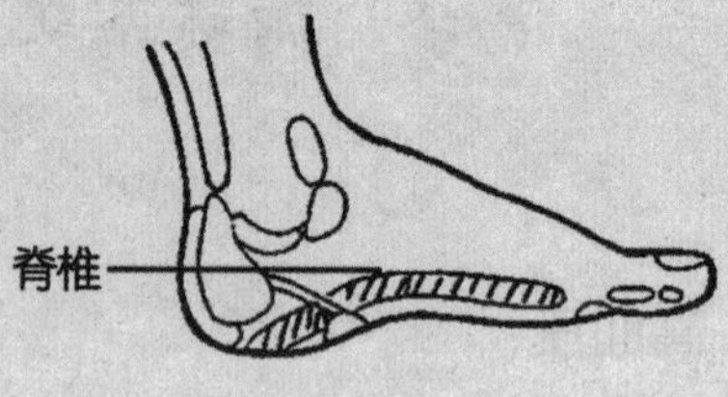

低血压

大部分低血压者多由生理病变或自律神经失调所引起的，患者一般较为瘦弱，心肾功能亦不佳，常伴有头晕、耳鸣、贫血。

按摩部位及穴道

心、小肠、肾、输尿管、膀胱、头、内耳迷路等反射区。

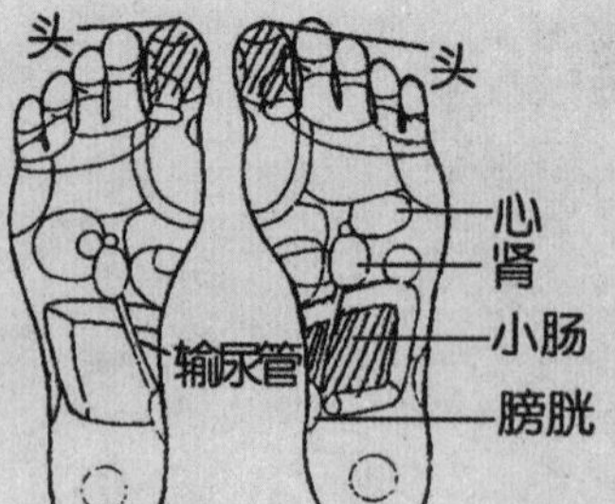

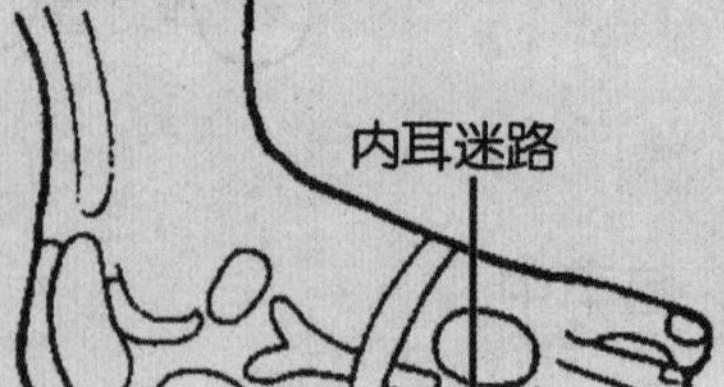

心脏病

心脏病的症状包括心肌梗死、心悸、心绞痛等，发作时令人措手不及，严重者甚至瞬间丧失生命，平常多运动可增强心脏功能，预防心脏病的发生。

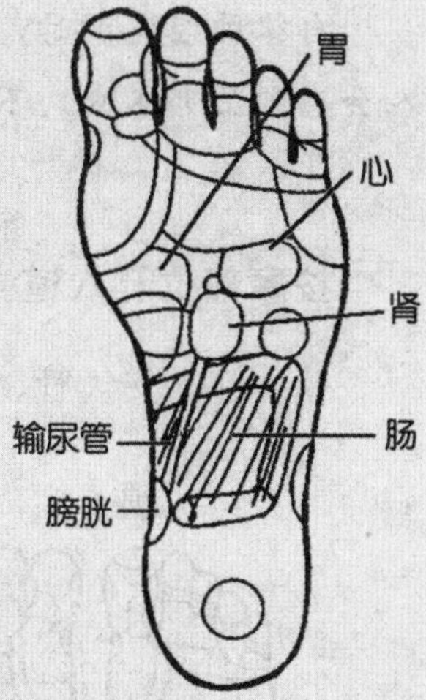

按摩部位及穴道

心、肾、输尿管、膀胱、肠、胃等反射区。

动脉硬化

动脉硬化是人体老化的现象，常随年龄增大，而愈加严重。除年龄因素之外，高血压、糖尿病、运动少、肥胖、精神紧张等，也易产生动脉硬化。

按摩部位及穴道

心、小肠、肾、输尿管、膀胱、肾上腺、肝、胆等反射区。

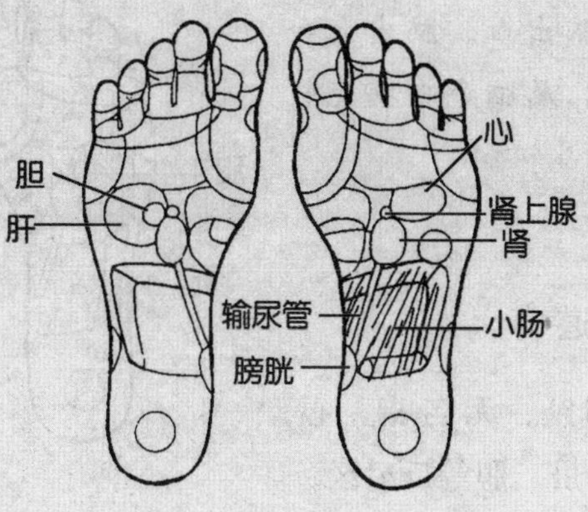

脑充血

自律神经失调时，容易引起脸部有灼热感及脑充血症状，同时大部分人会感到足部冰冷。不过与脑卒中脑血管破裂的脑出血不同。

按摩部位及穴道

颈、肺、支气管、喉和气管、输尿管、膀胱等反射区。

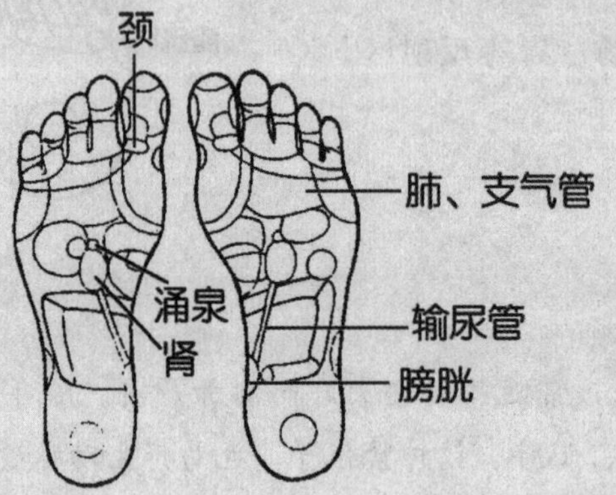

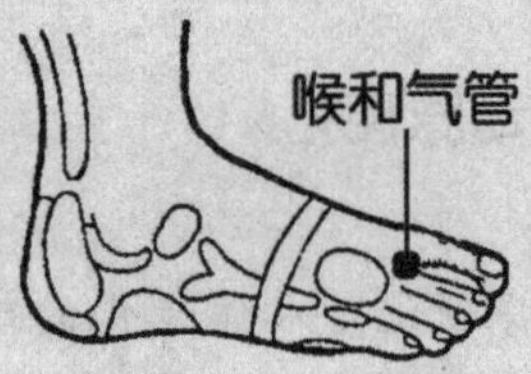

脑出血

由于脑血管破裂，致使血液侵入脑组织中，即出现脑出血。脑出血会破坏脑的生理功能，属脑卒中病变较为严重的一种。

按摩部位及穴道

整个足部大脚趾、无名指、心、肾、输尿管、膀胱、肝、胆等反射区。

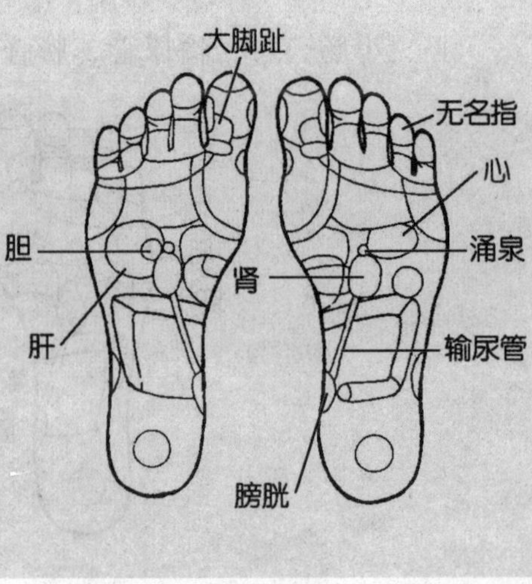

胃灼热

如果胃液逆流进入食管，或食管下部的黏膜过敏就会发生胃痛，也叫作“烧心”。精神压力过大或胃肠病患者，也较易引起。

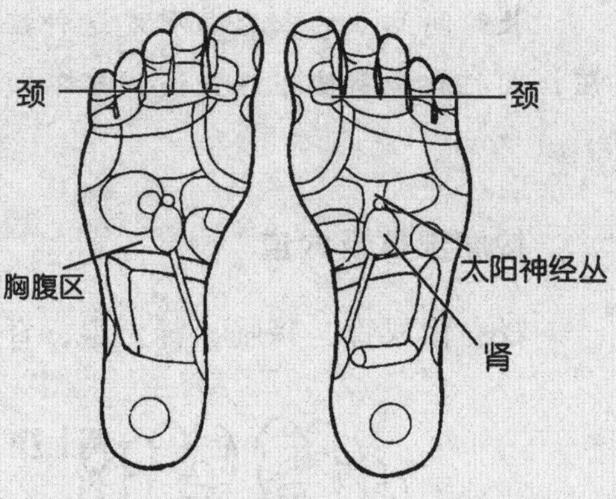

按摩部位及穴道

胸腹区、颈部、肾、太阳神经丛。

贫血

由于骨髓造血功能异常或妇科疾病如崩漏等所引起，该病以女性居多，出现的症状为怕冷、畏寒、容易晕眩、脸色苍白、易疲劳等。

按摩部位及穴道

脾、胃、心、小肠、肾的反射区及三阴交。

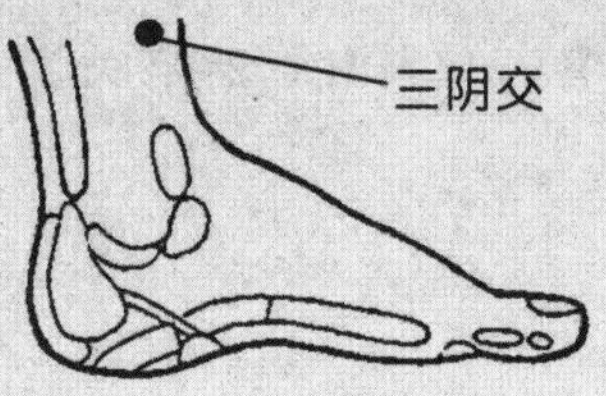

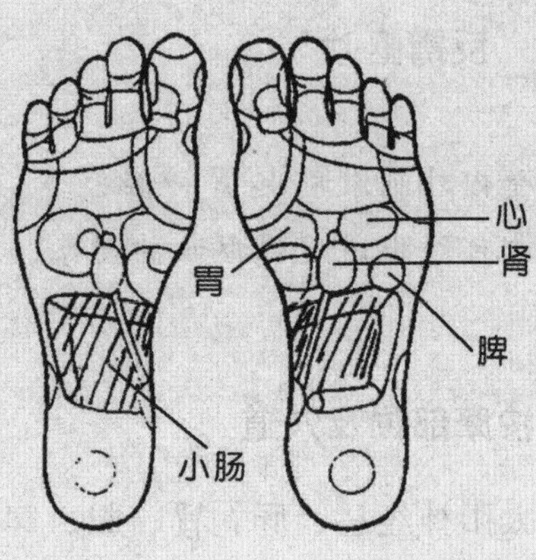

静脉曲张

长时间站立的人容易引发这种症状，尤其怀孕妇女由于腹部胎儿的挤压，或肥胖者易使下肢血液循环不顺畅。

按摩部位及穴道

肾、输尿管、膀胱、肾上腺、脊椎反射区。

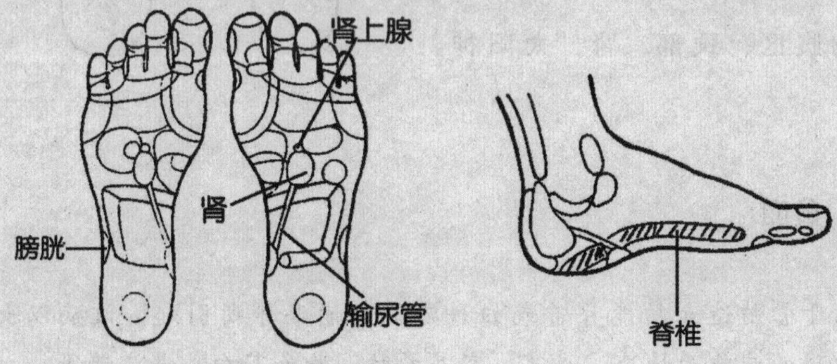

消化系统的病症疗法

反胃呕吐

受内外刺激引起胃神经痉挛、胃溃疡时，或食物中毒甚至过度疲劳时，都可能出现反胃呕吐的现象。病变主要在胃，但与肝、脾有关。

按摩部位及穴道

太阳神经丛、肝、胃、胆、脾、肾、输尿管、膀胱等反射区及隐白、内庭、厉兑。

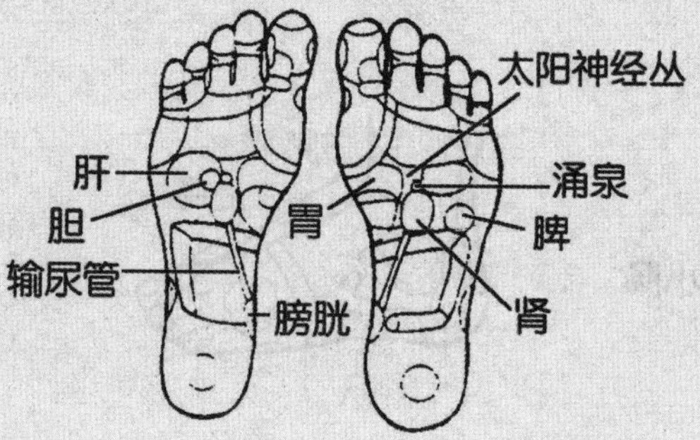

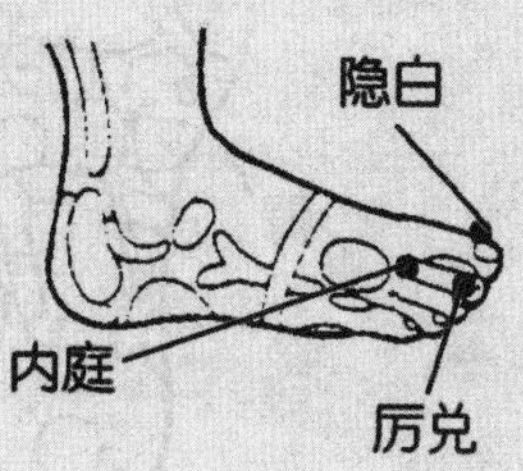

食欲不振

由于自律神经失调、情绪受刺激引起疾病致使食欲降低、食不下咽等食欲不振的现象。

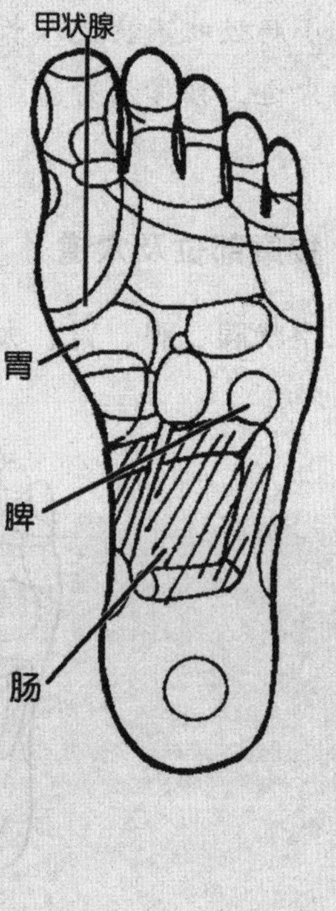

按摩部位及穴道

整个足部大脚趾、脾、胃、肠、甲状腺反射区。

口臭

一是由于牙齿疾病，如齿槽脓漏、牙周病等引起口臭；二是由于胃肠消化能力不好，使食物气味涌上口中；三是由于过度劳累，心火过大所致。

按摩部位及穴道

上下腭（牙齿）、心、胃、大小肠反射区。

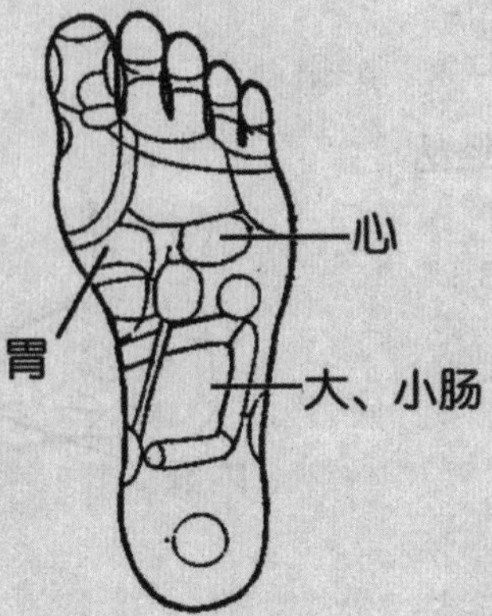

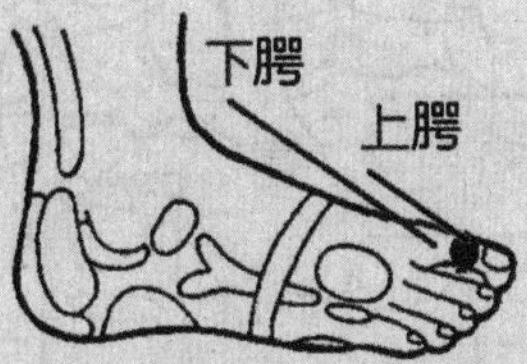

消瘦

小肠吸收不良使人长期消瘦，平时应先强化胃肠功能，然后在增强体力的穴道上按摩治疗。

按摩部位及穴道

甲状腺、脾、胃、大小肠、肝反射区。

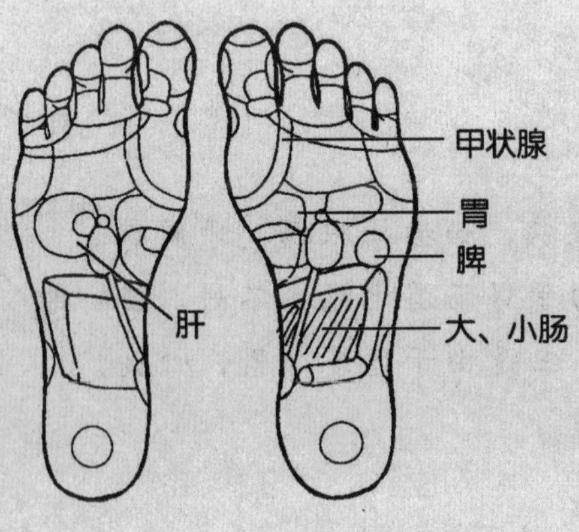

盲肠炎

因愤怒或郁结、消化不良、过度剧烈运动，或因便秘蓄便刺激所致，若有病菌侵入，则易化脓、发炎。

按摩部位及穴道

大肠、盲肠、淋巴腺反射区。

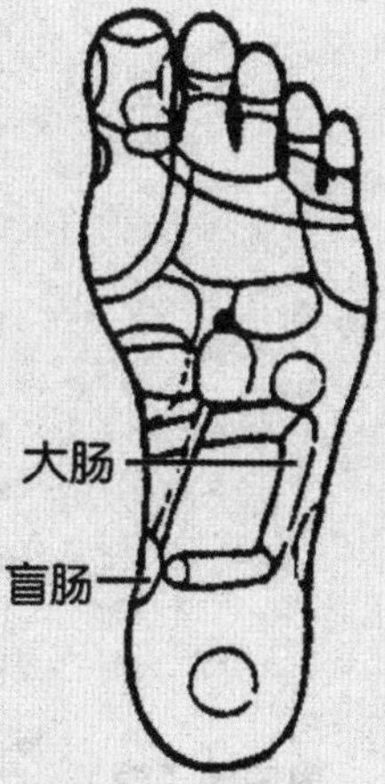

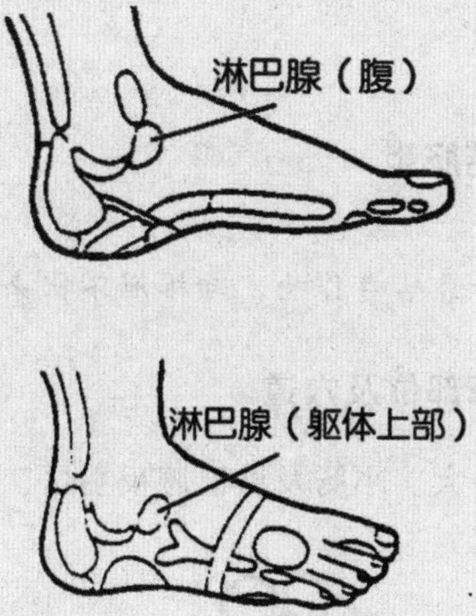

胃、十二指肠溃疡

精神压力过大或暴饮暴食、情绪激动、疲倦不堪，都会引发胃、十二指肠溃疡。用按摩的方法能使胃及十二指肠的功能恢复正常，还可预防便秘。

按摩部位及穴道

胃、十二指肠反射区及大都穴。

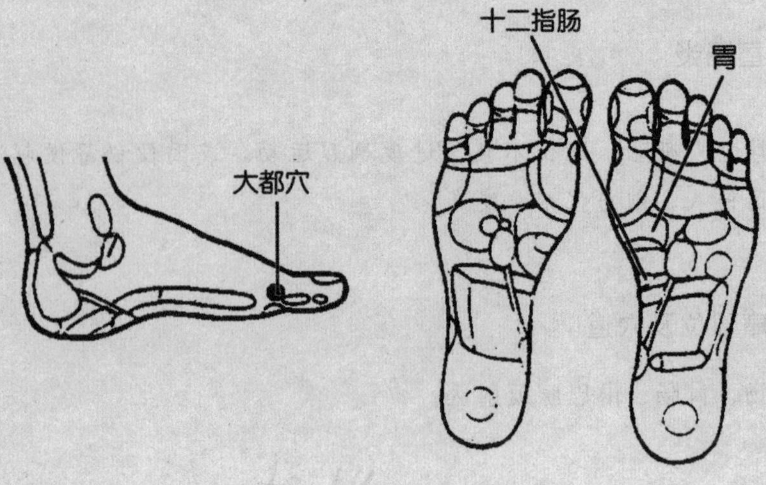

结肠炎

肚子常咕噜作响，却排泄不出来，这就是结肠炎。

按摩部位及穴道

整个大、小肠及淋巴腺反射区。

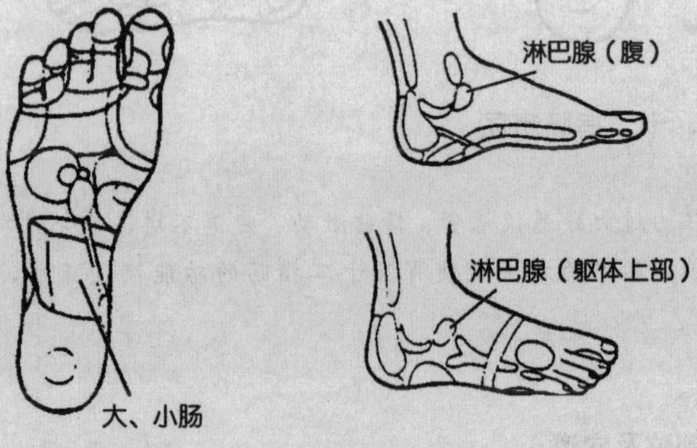

直肠炎

许多人会因细菌感染而引起直肠炎，患者会觉得肛门内部有灼热、疼痛感，大便中有时会含血及黏液。

按摩部位及穴道

直肠（肛门）、双腿腓肠肌内侧反射区。

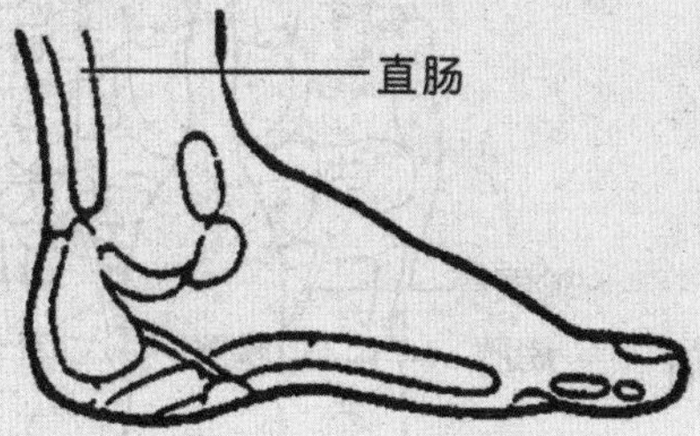

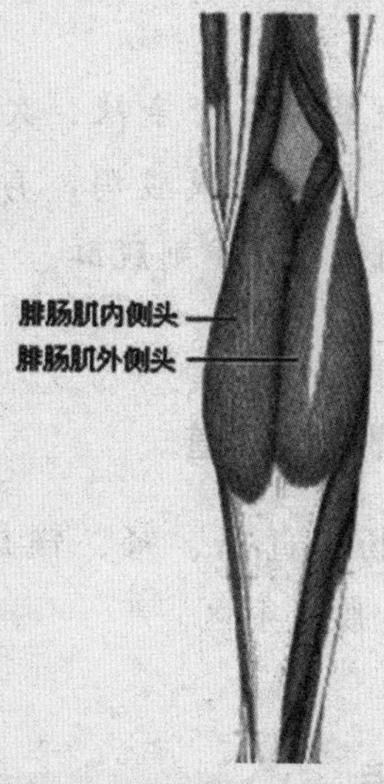

便秘

属习惯性症状，运动不足、肥胖、胃蠕动缓慢者，易罹患便秘，病变在大肠，与脾胃肝肾有关，多因燥热内结、气血两虚，使大肠失常所致。

按摩部位及穴道

整个消化道、脾、胃、大小肠、直肠反射区。

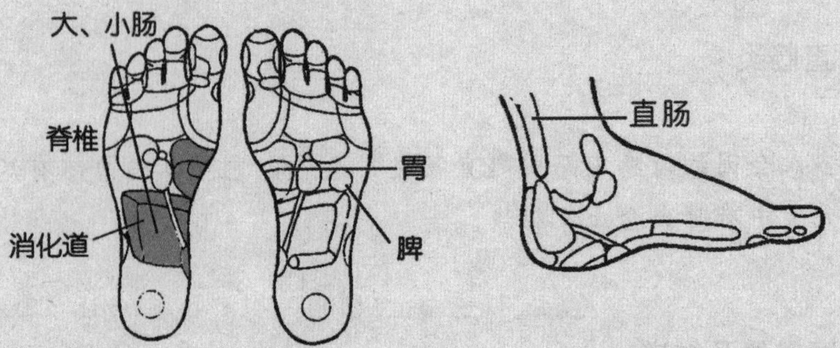

痔疮

饮酒过量、嗜食辛辣、久坐缺乏运动、长期便秘或腹泻，易引发痔疮，轻则便血，重则脱肛。

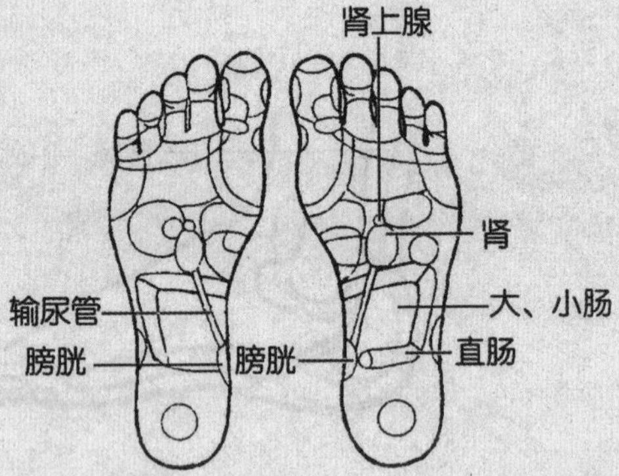

按摩部位及穴道

大小肠、直肠、肾、输尿管、膀胱、肾上腺反射区。

腹泻

腹泻多是大小肠方面的毛病，除吃坏了肚子外，如果情绪紧张也会引起神经性腹泻。而大肠功能不佳，水分吸收不良，在大肠内未能顺利挤压成形，也易导致腹泻。久泻常因脾肾虚弱或肝脾失调所致。

按摩部位及穴道

（1）神经性腹泻：太阳神经丛。

（2）腹泻且呕吐：肠、胃、淋巴腺反射区。

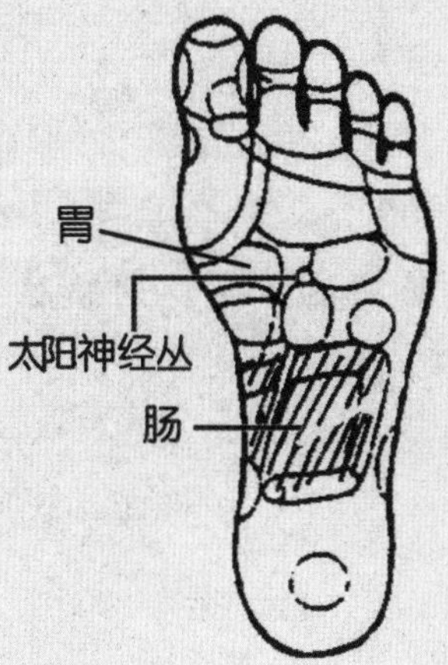

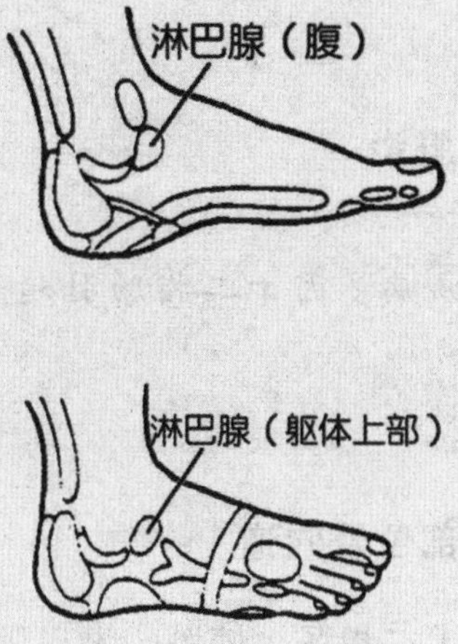

肝病

生活紧张疲劳、饮食不当、喝酒过量和使用化学药物等情形，容易导致肝脏脂肪酸过高，或肝炎等肝脏病变。

按摩部位及穴道

胸椎、胸部淋巴腺与内耳迷路、胃、肝、胆、淋巴腺、十二指肠、

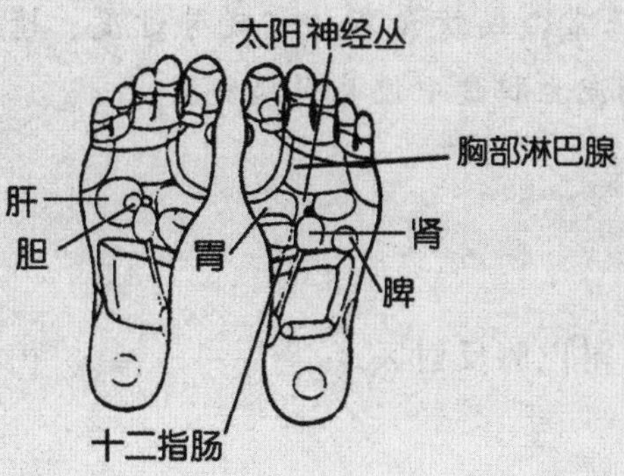

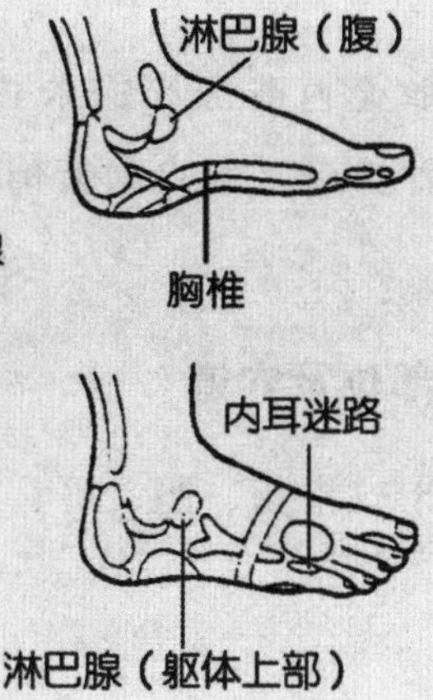

肾、脾、太阳神经丛反射区。

胰脏炎

胰脏疾病多因十二指肠引起。若十二指肠功能正常，则胰脏亦随之正常。

按摩部位及穴道

胃、十二指肠、胰脏、淋巴腺反射区。

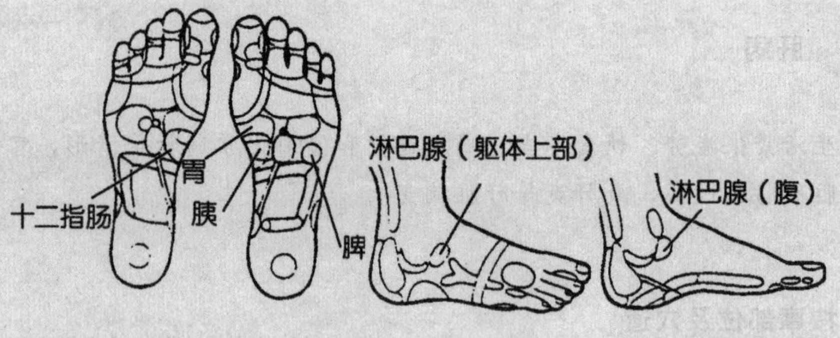

胆囊炎

多因胆囊内新陈代谢不正常，或饮食不洁、疲劳过度、情志失调所致，当胆汁瘀滞，肠内细菌倒流至胆囊中便易引起发炎。

按摩部位及穴道

头、十二指肠、胆、肝、淋巴腺反射区。

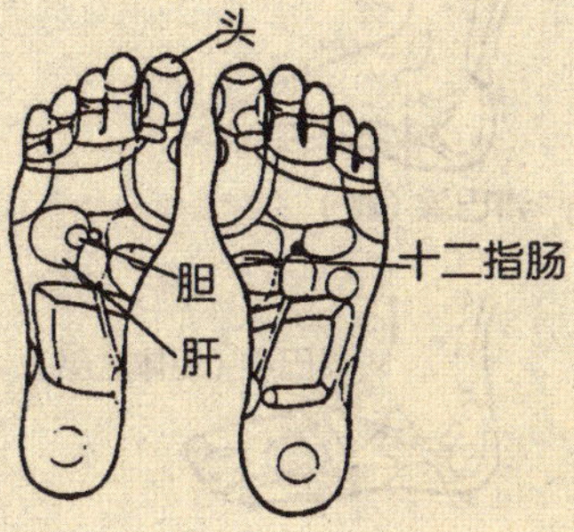

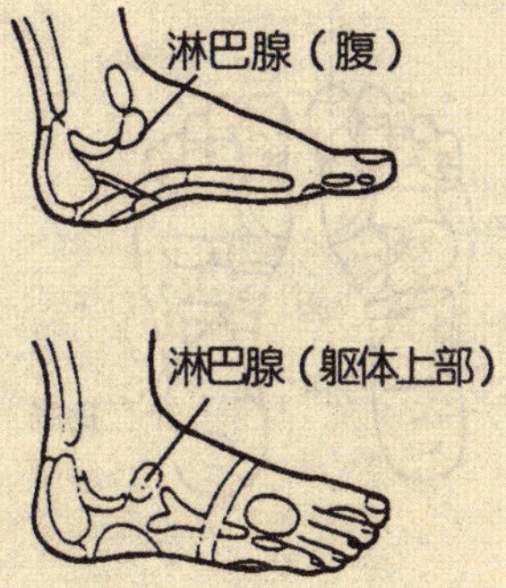

肥胖症

此症状大多因脂肪与热量摄取过多，而消耗热量不平衡所引起的，属于常态肥胖。肾脏疾病、甲状腺功能不足等所引起的肥胖则称为“病变肥胖”。

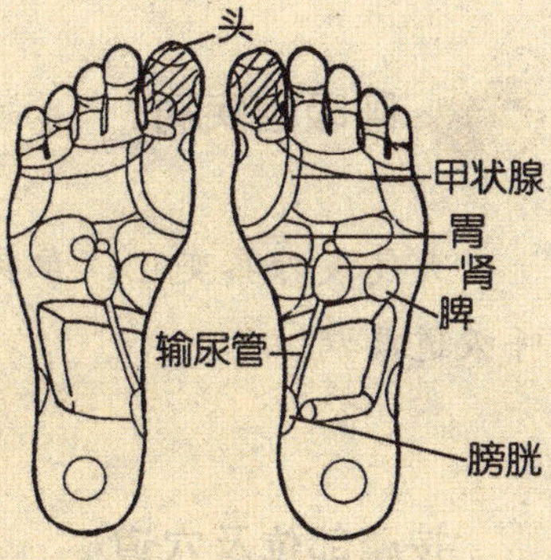

按摩部位及穴道

头、甲状腺、脾、胃、肾、输尿管、膀胱反射区。

黄疸病

发生十二指肠炎或胆管炎时，使胆汁混入淋巴液内或血液中，因循环作用布满全身，故引起皮肤发黄；或与感冒伤寒等并发，多由外感湿热、病毒和内伤酒食引起。

按摩部位及穴道

头、十二指肠、肝、胆、淋巴腺等反射区。

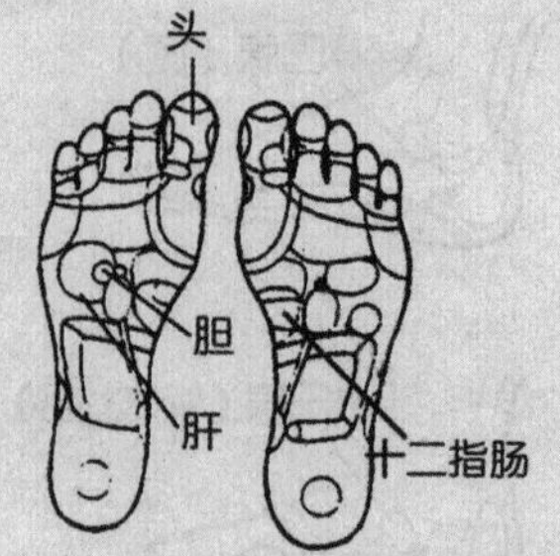

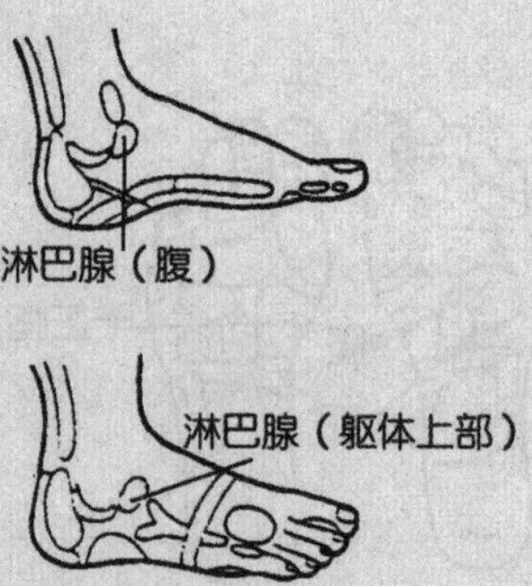

呼吸系统的病症疗法

呼吸道疾病

天气或外界变化，常易引起鼻塞及咳嗽、多痰、气喘等，这些都属于呼吸道疾病。

按摩部位及穴道

（1）肺和支气管、喉和气管反射区。

（2）鼻子、头、心脏、大肠反射区。

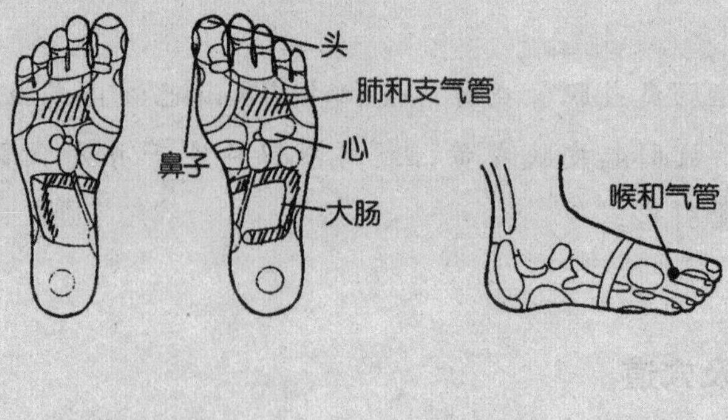

气管炎

感冒或受风寒侵袭易引发气管炎，从而影响肺的正常运作。抽烟和接触大量灰尘的人，也容易罹患支气管炎。

按摩部位及穴道

肺和支气管、喉和气管、淋巴腺、甲状腺及肾上腺反射区。

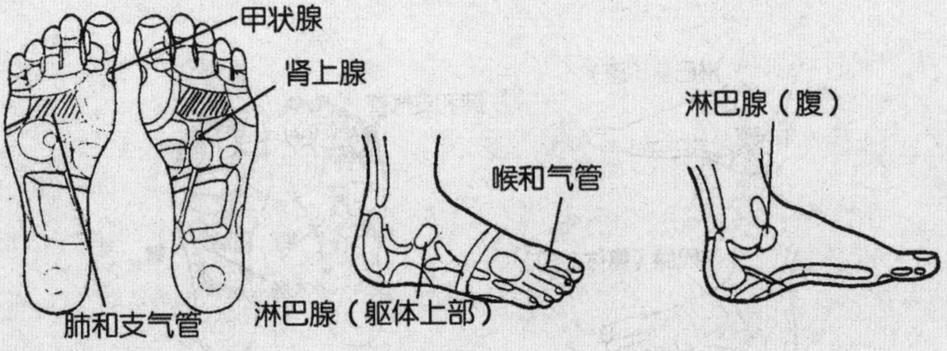

气喘

长期感冒、喜食冰凉饮品或身体过度疲累，易引发气喘。此外，情绪波动，长期生理、心理压力过大或气温变化过剧时，也会突然感觉喉咙紧缩、呼吸困难，形成气喘，也称“哮喘”。

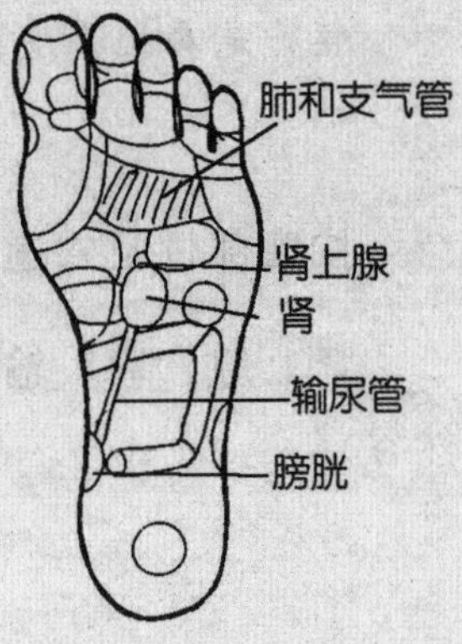

按摩部位及穴道

肺和支气管、肾上腺、肾、输尿管、膀胱等反射区。

鼻窦炎

因先天体质不佳或后天身体状况变差，当鼻子遭冷空气、灰尘侵害时发炎，并伴有连打喷嚏、流鼻水、鼻子不通等症状，久之便形成鼻窦炎。

按摩部位及穴道

鼻窦、淋巴腺、肾、胃、肺和支气管、大肠反射区。

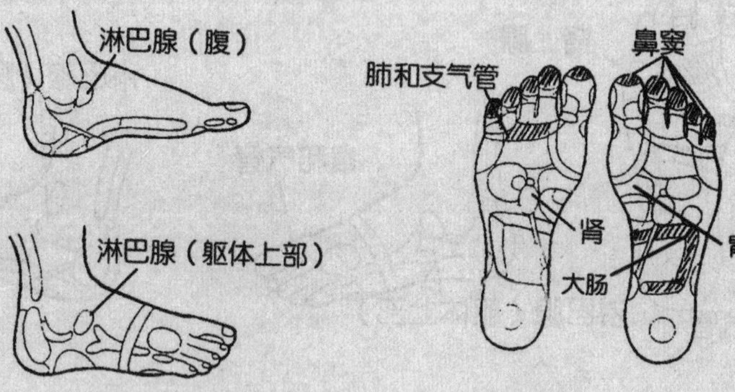

喉肿

喉肿是扁桃腺发炎、气喘等所引起的疾病。

按摩部位及穴道

肾上腺、肾、输尿管、膀胱、胸部、淋巴腺、喉和气管反射区及然谷。

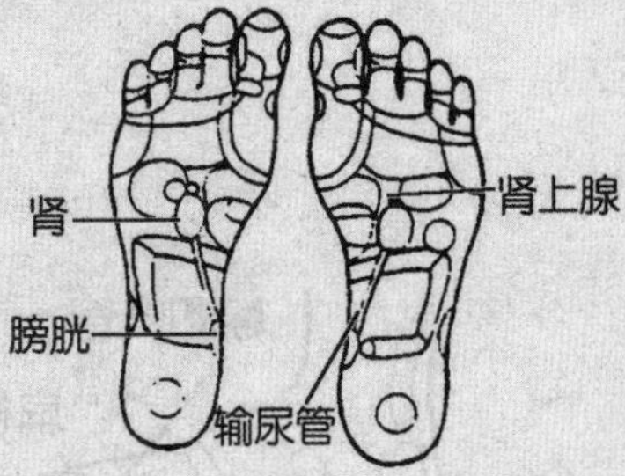

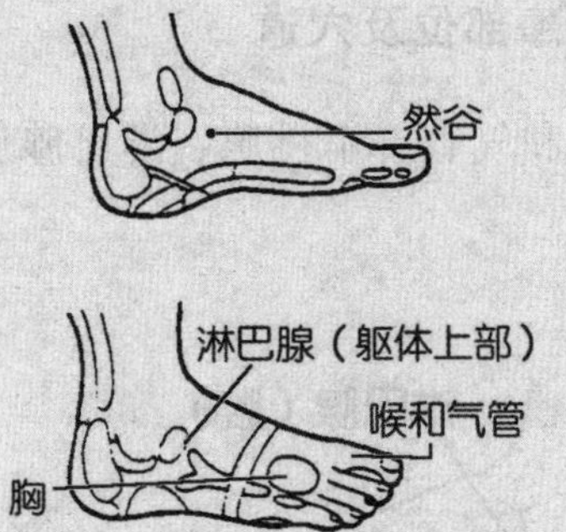

流行性感冒

体质虚弱、抵抗力不强、肺功能不良或过度劳累者，容易感染流行性感冒。四季均有，但以春、秋两季多见。

按摩部位及穴道

淋巴腺、扁桃腺、脾、鼻子、鼻窦反射区。

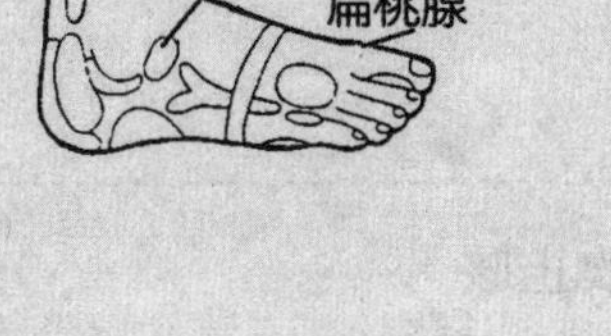

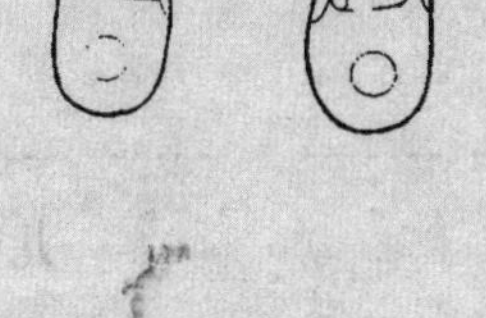

喉咙痛

由感冒所引起或由烟酒、辛辣等刺激物所引起，亦与麻疹、痘疮、猩红热病混合发生。

按摩部位及穴道

喉和气管、扁桃腺、淋巴腺反射区。

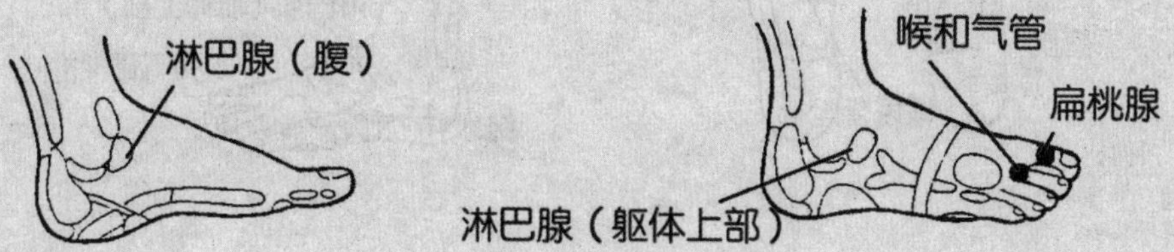

咳嗽

咳嗽是受到风寒或冬天最易罹患的肺结核、气喘、肺炎、感冒所引起的。

按摩部位及穴道

肺和支气管、淋巴腺、副甲状腺、大肠、肾、输尿管、膀胱反射区。

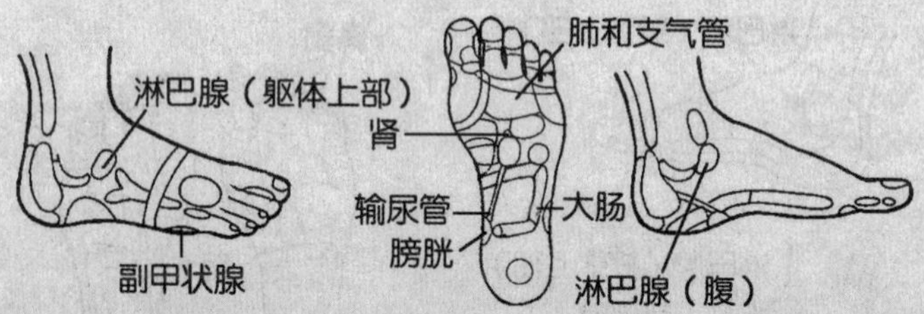

健康知识馆
Jiankangzhishiguan

儿童热饮止咳

多喝温热的饮料可使宝宝的黏痰变得稀薄，缓解呼吸道黏膜的紧张状态，促进痰液咳出。最好让宝宝喝温开水或温牛奶、米汤等，也可给宝宝喝鲜果汁，果汁应选刺激性较小的苹果汁和梨汁等，不宜喝橙汁、西柚汁等柑橘类的果汁。

咽喉炎

讲话过多、过度使用声带及发音方法不当，都容易引发咽喉炎。

按摩部位及穴道

喉和气管、扁桃腺、整个手部、淋巴腺等反射区。

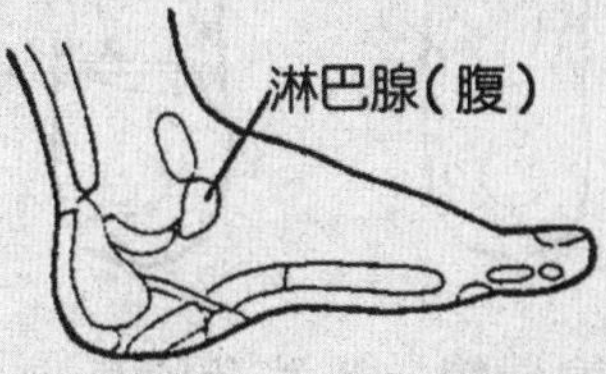

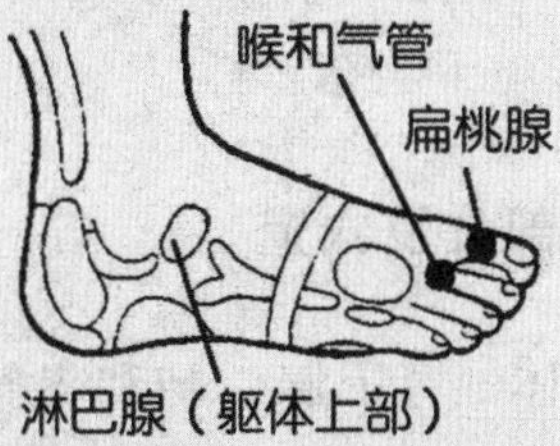

扁桃腺炎

因感冒及其他感染所引起的发炎，并伴有咽喉刺痛及干咳等症状。

按摩部位及穴道

头、扁桃腺、淋巴腺、肺和支气管反射区。

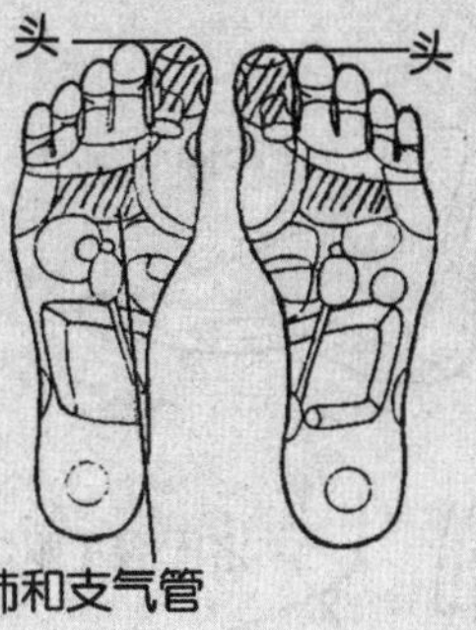

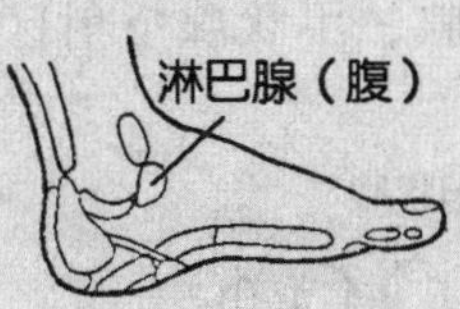

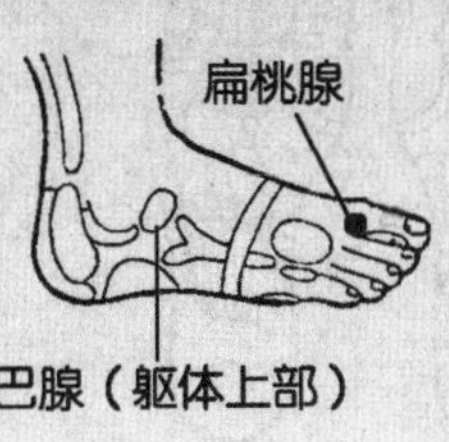

肺气肿

患有慢性气管炎、支气管炎、气喘者，到中、老年时期，大多会有肺功能减弱的症状。尤其在剧烈运动后，就会出现呼吸困难、气喘的现象，此即为肺气肿症状。

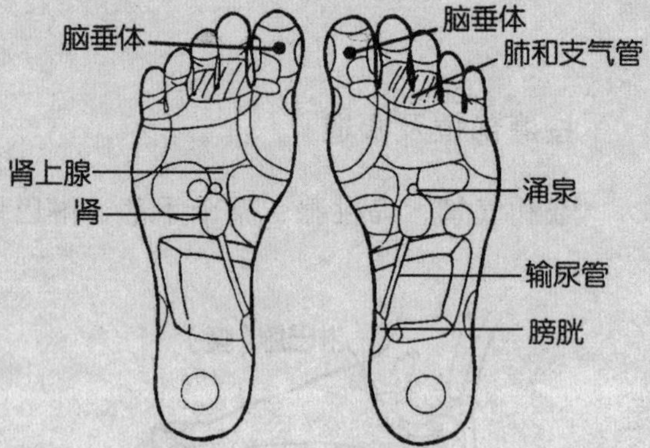

按摩部位及穴道

脑垂体、肾上腺、肺和支气管、肾、输尿管、膀胱及涌泉。

肺炎

因肺炎双球菌侵入而发，感冒风寒外伤为诱因，多继发于毛细支气管炎，亦有侵入肺大叶者，多发于老人及小儿。

按摩部位及穴道

肺、淋巴腺、甲状腺反射区。

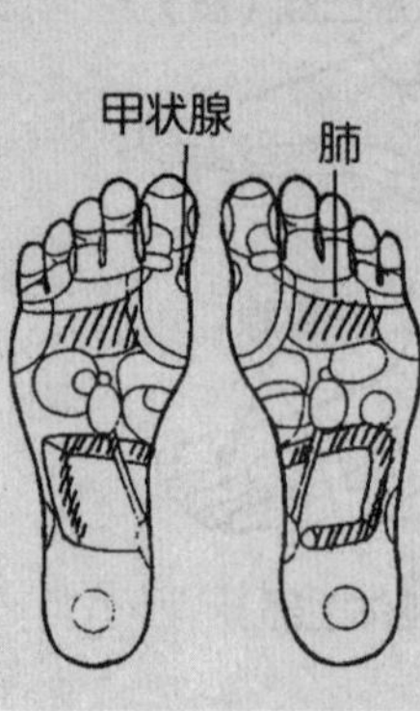

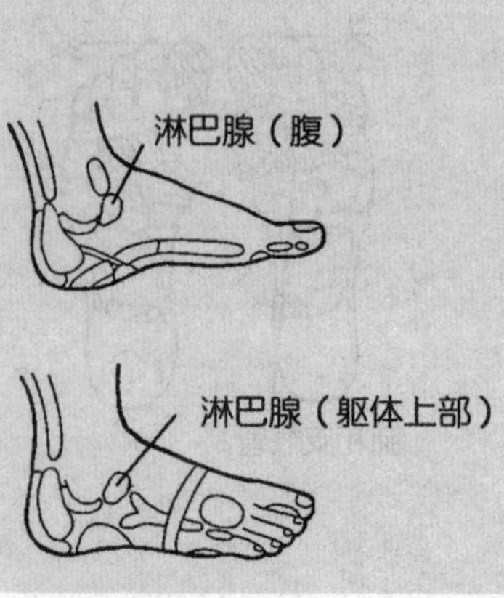

耳科的病症疗法

听觉问题

重听、耳鸣或听不见等症状都属于听觉问题。耳朵功能不佳也会导致听觉问题。

按摩部位及穴道

肾、输尿管、膀胱、耳反射区。

如因食药过多造成的，必须再加上肝、胆反射区。

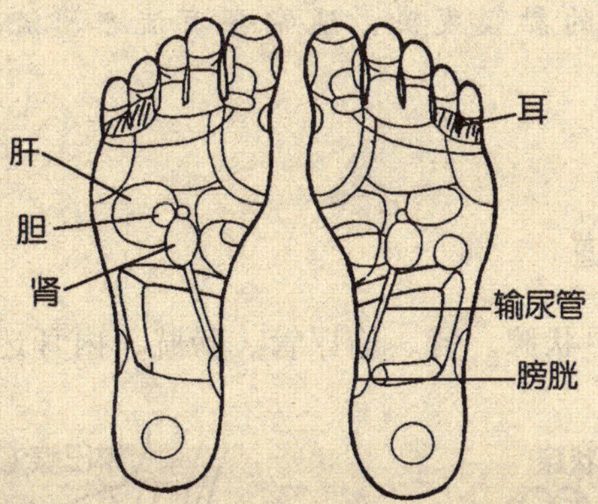

耳朵痛、耳鸣

一般有耳鸣问题的人，肾脏功能大都不佳，且常有腰酸背痛的症状，常因心脾气虚、痰火郁结所致。

按摩部位及穴道

（1）头、耳、淋巴腺、甲状腺反射区。

（2）肾、输尿管、膀胱、内耳迷路反射区。

（3）心、小肠反射区。

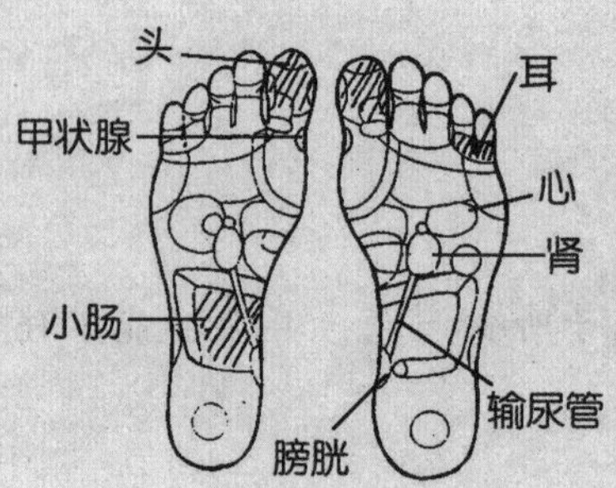

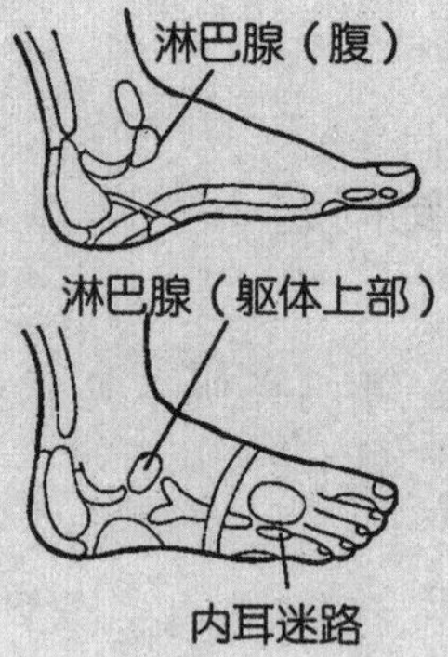

中耳炎

中耳炎是中耳的黏膜发炎，通常会有流水、流脓、耳鸣、重听等症状。

按摩部位及穴道

耳、淋巴腺、甲状腺、肾、输尿管、膀胱、内耳迷路反射区。

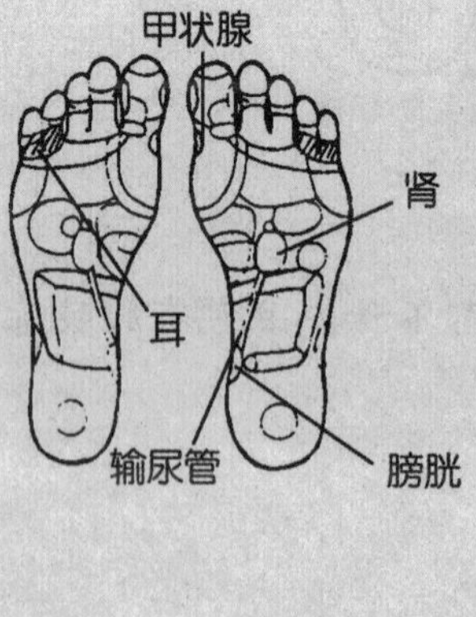

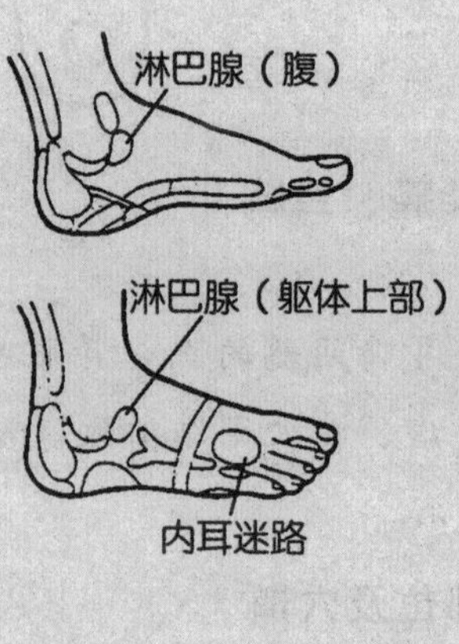

眼科的病症疗法

近视

如长期在光线不良的地方看书，或长时间使用眼睛，造成睫状肌疲劳、眼球水晶体突起过厚，视觉刺激落入视网膜内部，而无法看清远距离的物品，就是患上了近视。

按摩部位及穴道

肝、肾、输尿管、膀胱、眼睛反射区。

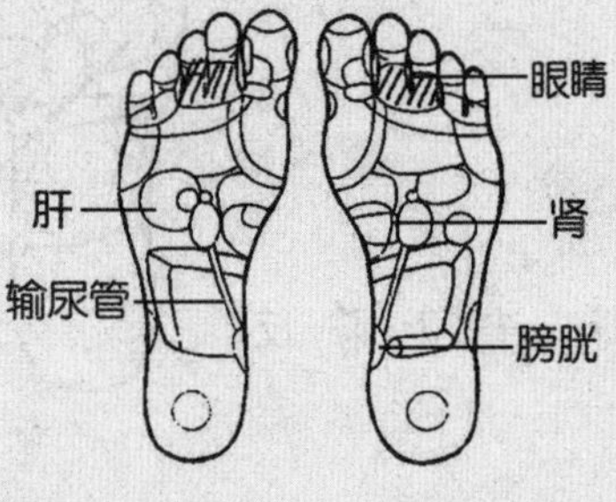

视网膜炎

由感冒、恶性贫血、用眼过度、糖尿病、梅毒所引起，表现为眼底视网膜混浊，视力急骤衰退。

按摩部位及穴道

肝、肾、输尿管、膀胱、眼睛、淋巴腺反射区。

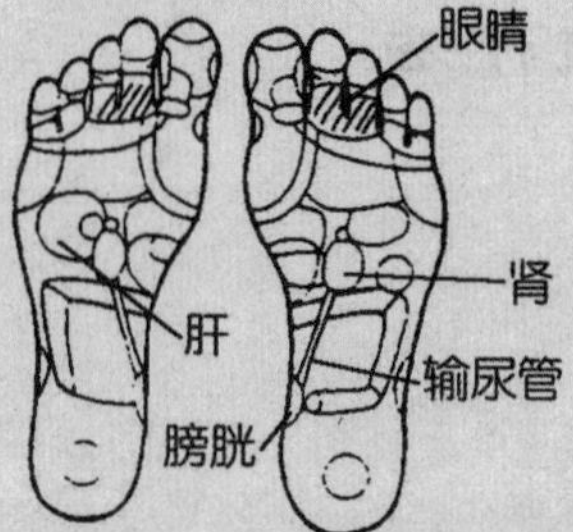

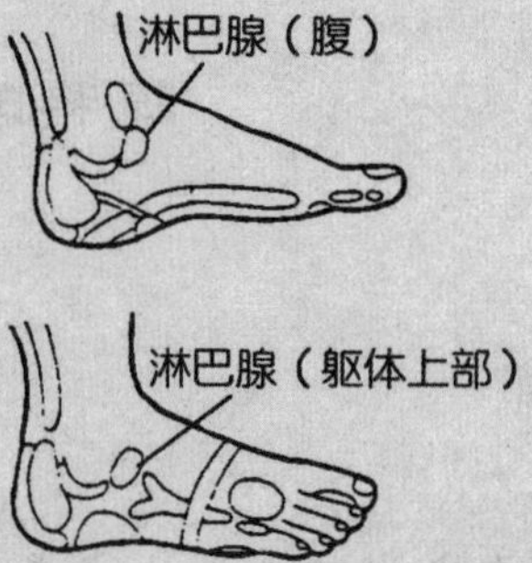

白内障

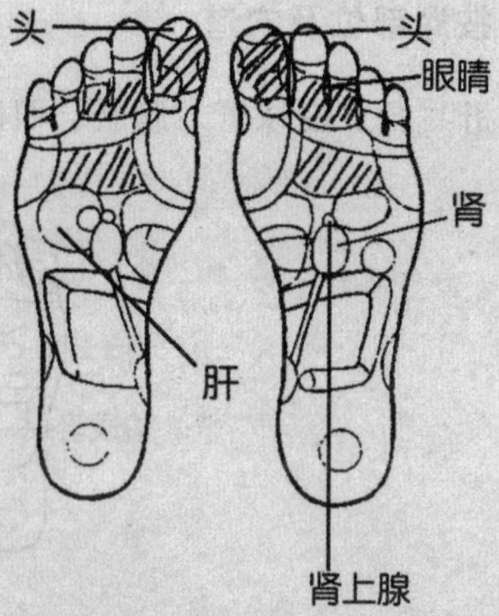

多发于45岁以上的中、老年人，尤其是女性，多因肝肾两亏、脾胃虚弱，或肝经风热上攻，以及眼睛的玻璃体受伤、晶状体混浊造成。

按摩部位及穴道

头、眼睛、肝、肾、肾上腺反射区。

青光眼

因眼球内的液体循环有障碍，使眼球压力过高，出现角膜混浊、瞳孔四周有绿色光晕的现象，从而影响视觉。

按摩部位及穴道

肝、眼睛、头部、肾、输尿管、膀胱、肾上腺反射区。

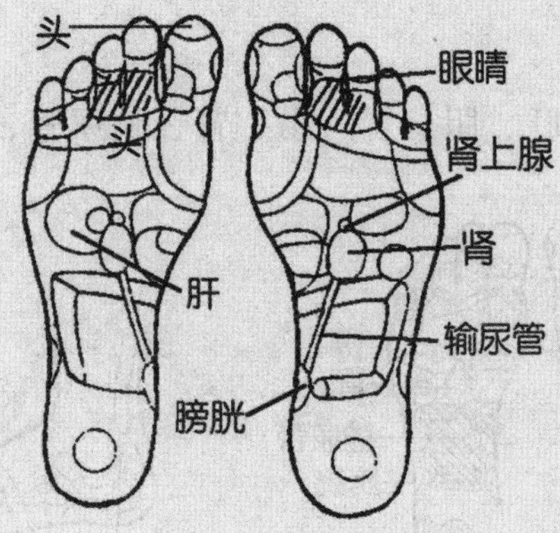

色盲

出现对色彩感觉异常、眼睛辨识色彩能力不足等现象时，即是患有色盲。色盲分单色色盲、多色色盲及全色盲。

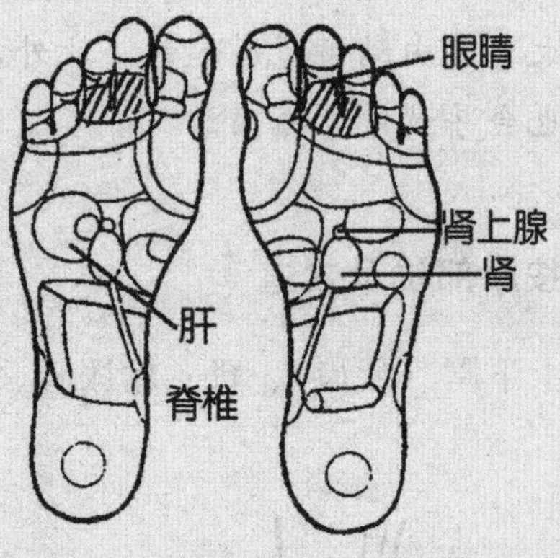

按摩部位及穴道

眼睛、肝、肾、肾上腺反射区。

口腔科的病症疗法

牙周病

由于支撑牙齿的牙龈、牙槽骨及牙周韧带等发生炎症，牙根松动，即为牙周病。

按摩部位及穴道

上下腭（牙齿）、肝、胆、胃、肠、肾、输尿管、膀胱反射区。

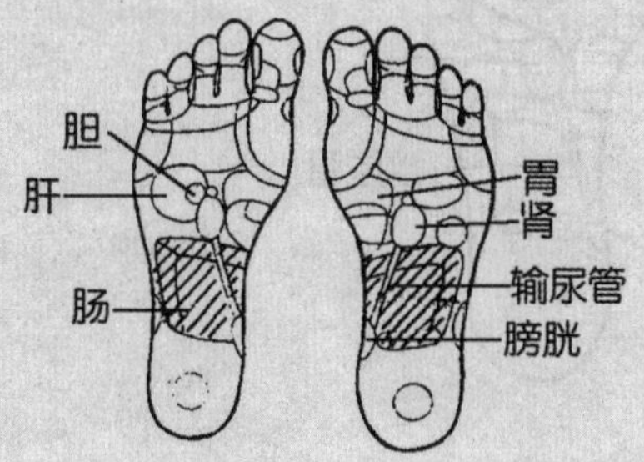

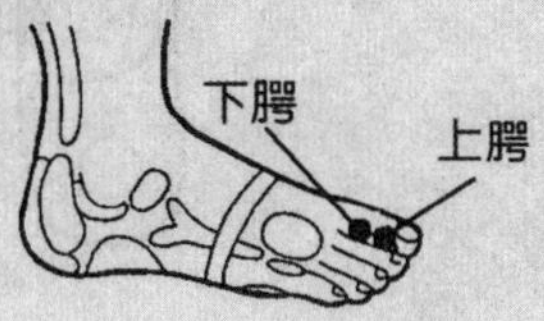

牙痛

大多是由龋齿所引起的。此外，风邪侵袭、胃热、虚火上升、脾虚气弱，也会导致牙齿疼痛。

按摩部位及穴道

上下腭（牙齿）、肾、输尿管、膀胱反射区。

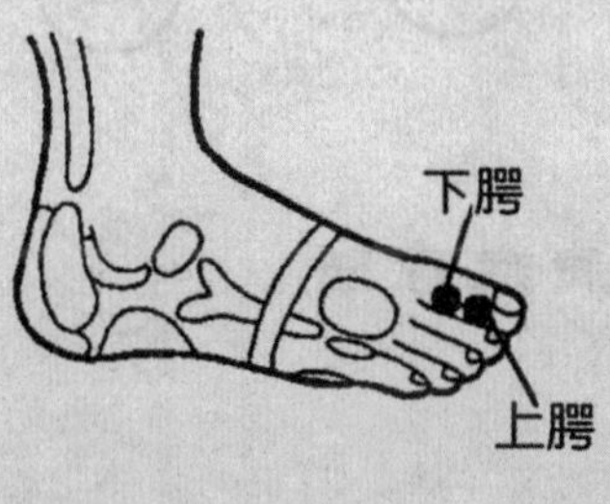

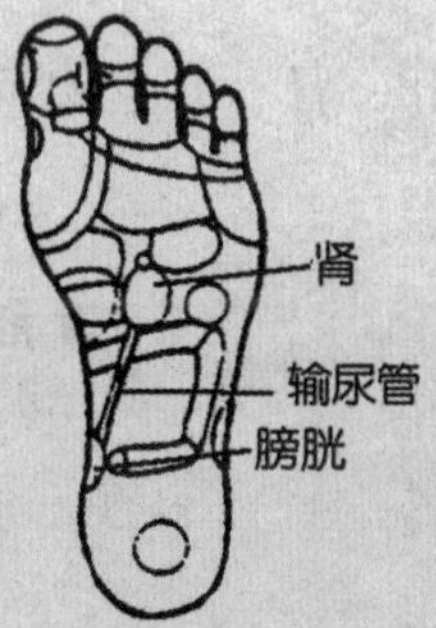

牙龈炎

因受细菌感染、牙齿咬合异常或身体疾病所引起的牙龈发炎。

按摩部位及穴道

上下腭（牙齿）、肾、输尿管、膀胱反射区。

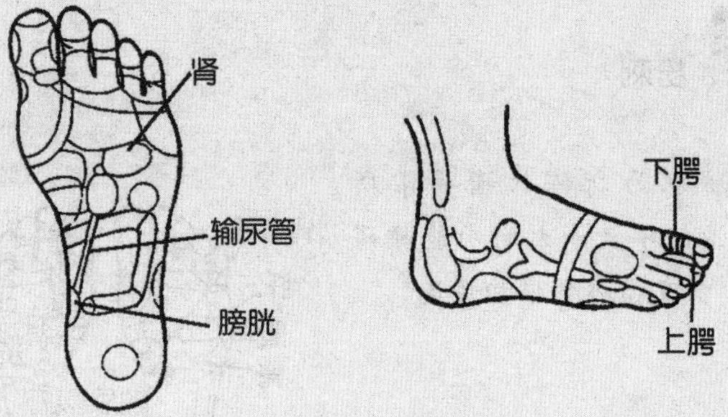

味觉障碍

味觉障碍为味觉功能失调所致。患者会觉得食物淡而无味，口中有醋酸味，较常见的则是觉得口中常带苦味。

按摩部位及穴道

头、上下腭（牙齿）、心、脾反射区。

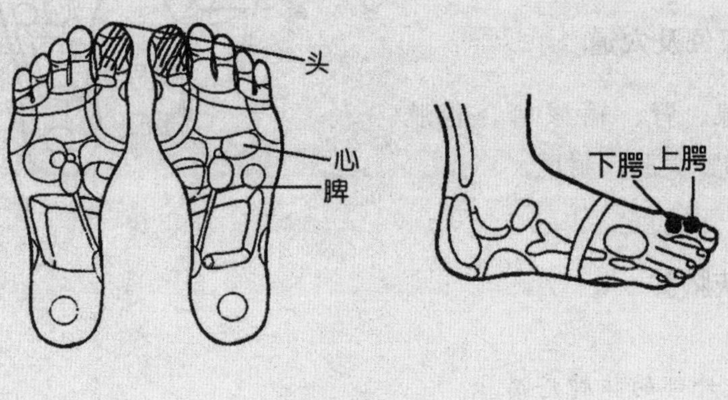

皮肤科的病症疗法

痤疮、粉刺

痤疮、粉刺为新陈代谢异常所致，与脸部清洁不良、大肠功能障碍（如便秘等）以及精神紧张相关连。

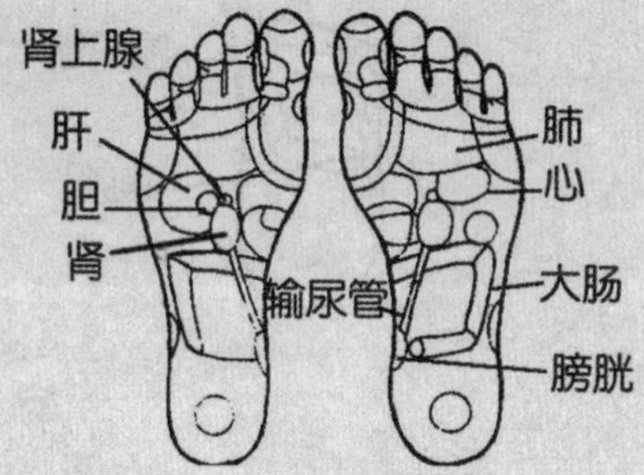

按摩部位及穴道

肾上腺、肾、输尿管、膀胱、肺、大肠反射区。精神紧张的再加上肝、胆、心反射区。

过敏

也称变态反应。病因很多、因人而异，如有人对花粉敏感，有人对鱼、虾、海产类过敏等。

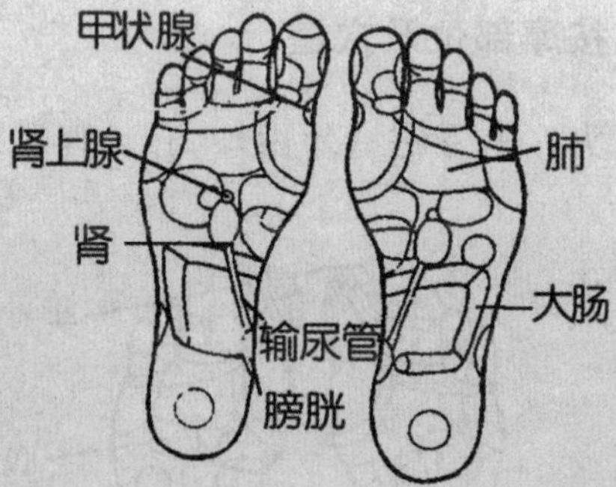

按摩部位及穴道

肾上腺、肾、输尿管、膀胱、甲状腺、肺、大肠反射区。

皮肤脓肿

指皮肤外部的脓肿疮疡。

按摩部位及穴道

（1）发病区域的对应反射区。

（2）淋巴腺反射区。

（3）肺、肾、大肠反射区。

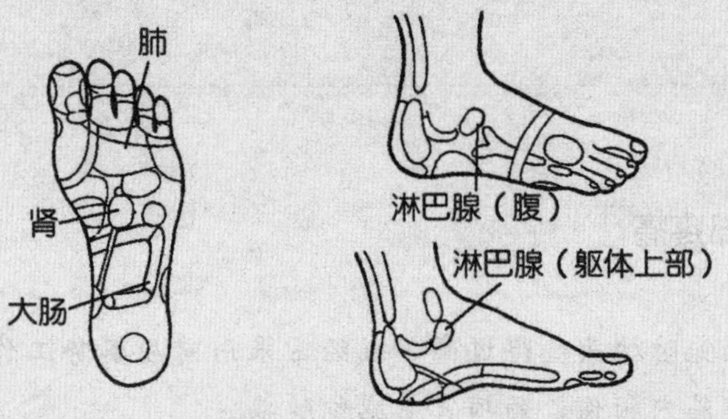

骨科的病症疗法

骨质疏松

进入中老年，骨质开始退化、耗损、骨多孔而脆弱。症状有腰酸背痛、抽筋、脊柱弯曲、身高变矮等。

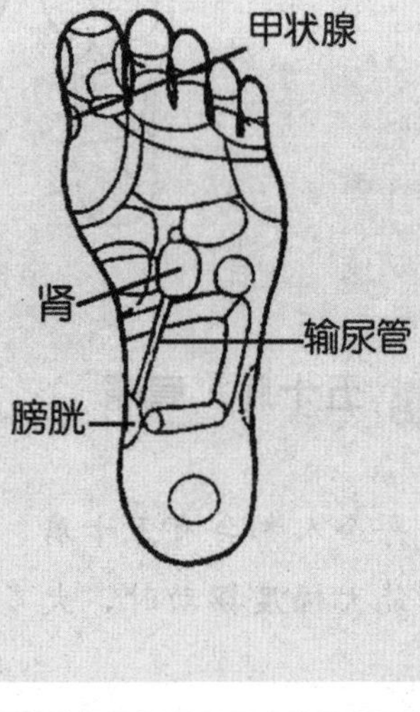

按摩部位及穴道

甲状腺、肾、输尿管、膀胱反射区。

颈椎部位常见疼痛——落枕

落枕或称“失枕”，是一种常见病，好发于青壮年，以冬春季多见。落枕的常见发病经过是入睡前并无任何症状，晨起后却感到项背部明显酸痛，颈部活动受限。这说明病起于睡眠之后，与睡枕及睡眠姿势有密切关系。

颈项部疼痛

许多因睡觉时枕头垫得过高，或经常采用前屈姿势工作的人，头颈扭转，易致颈部筋内损伤，颈项容易感觉酸痛。

按摩部位及穴道

颈项、颈椎、肩、尾骨反射区。

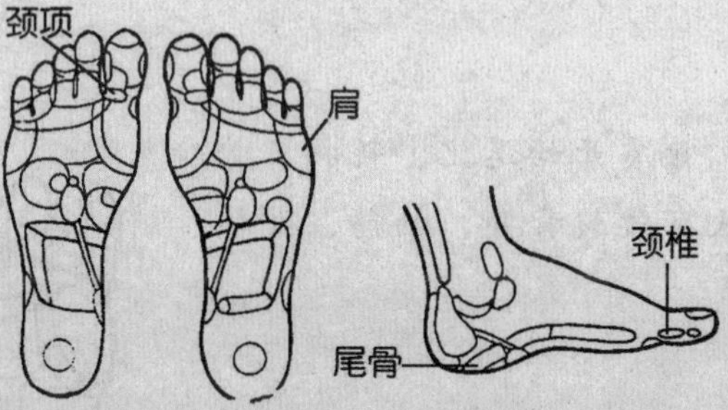

五十肩、肩痛

每个人都会有五十肩、肩痛等情况的发生，当肩膀周围常发痛，手臂也不能大幅度摆动时，大多是患了五十肩，主要原因为手臂使用不当，与长期瘀气、瘀温、外伤、劳损、年龄、体质等因素有关系，多发生于50岁左右的中年人，女性多于男性。

按摩部位及穴道

淋巴腺、肩、肩胛骨反射区。

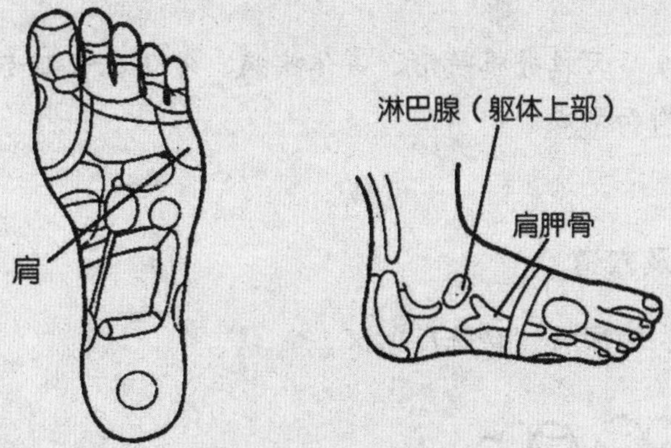

背痛

在冬天寒冷时罹患者较多，以感冒风寒和湿气为主因，致使背部肌肉绷紧受刺激而引起疼痛。

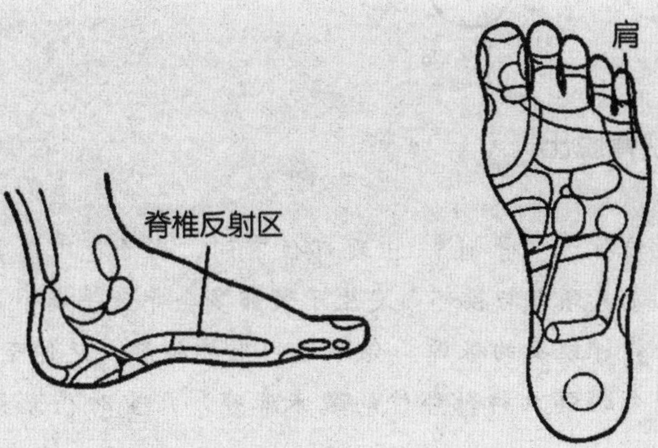

按摩部位及穴道

（1）脊椎（胸椎、腰椎、尾骨）、肩反射区。

（2）手足背部，对应痛点。

脊椎侧弯或受伤

多因先天或后天性脊椎畸形、身体疾病、外伤及长期姿势不良，致使身体左右不平衡而形成。

按摩部位及穴道

脊椎、肾、输尿管、膀胱反射区。

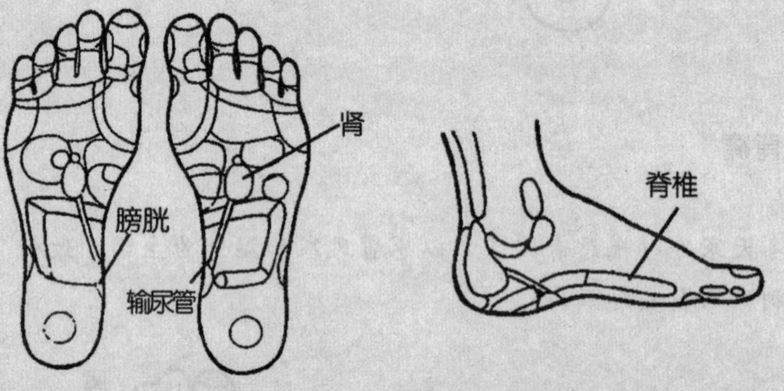

椎间软骨脱出

一般将此症称为“骨刺”，出现部位不同，影响也有差异。通常较易在脊椎发生，尤其颈部与腰部，发生于颈部多会导致手麻。而发生于腰部的骨刺多为坐骨神经痛的根源，会压迫到坐骨神经，延伸至大腿内外侧、膝盖后侧及整个腿部至脚趾部位的酸胀麻痛，严重时稍微移动身体就会疼痛。

按摩部位及穴道

肾、输尿管、膀胱、脊骨、肝、胆、肠反射区及相关穴位，足部三阴交。配合针刺拔罐，有彻底调治的功效。

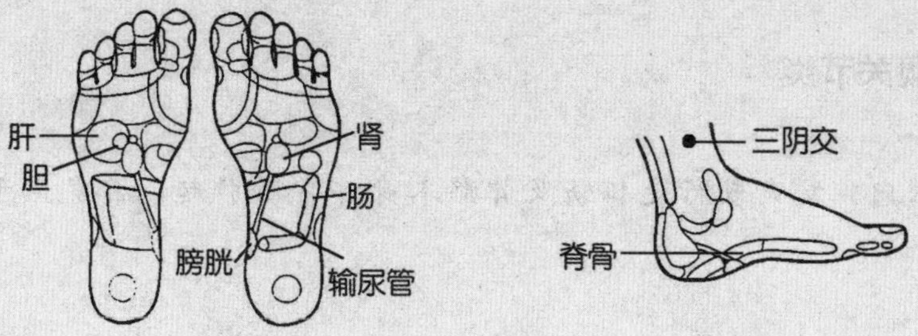

腰痛

伏案久坐、久病体虚、长久站立，以及搬运重物不当，闪挫跌伤都可能产生腰痛，长久下去，还会引起下肢酸麻、腿脚无力、坐骨神经痛等，甚至出现下肢整体的问题。

腰痛与肾密切相关，邪阻肾腑、经脉阻滞、气血运转不畅均可导致腰痛。

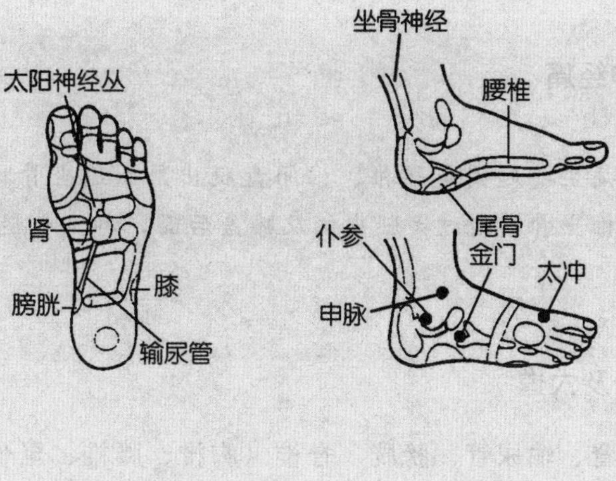

按摩部位及穴道

太阳神经丛、腰椎、尾骨、肾、输尿管、膀胱、膝、坐骨神经反射区和仆参、申脉、金门、太冲。

髋关节炎

多因内脏发炎或行走扭伤及骨骼本身异常所引起，常发生于男性青壮年。

按摩部位及穴道

肠、胃、腰椎、髋关节、肩关节反射区。

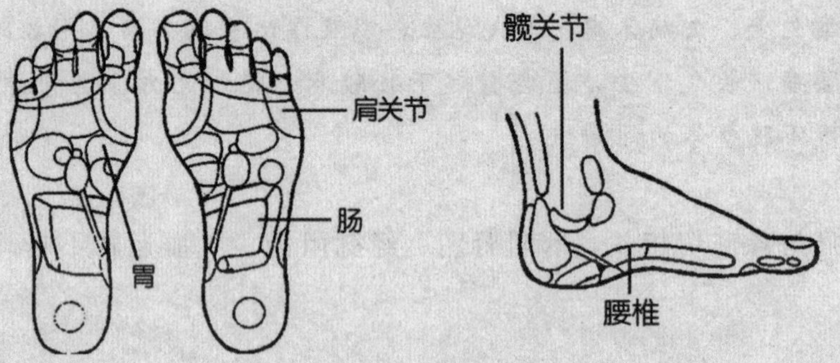

坐骨神经痛

坐骨神经痛主要起因是腰椎、椎间盘脱出，压迫坐骨神经所造成的，其疼痛是由腰椎坐骨，经过大腿内侧及膝盖后面，再至小腿肚与脚底，疼痛剧烈。

按摩部位及穴道

肾上腺、肾、输尿管、膀胱、脊椎（胸椎、腰椎、尾骨）、坐骨神经反射区及三阴交。

按足部坐骨神经反射区，加强刮按三阴交，有快速的止痛功效。

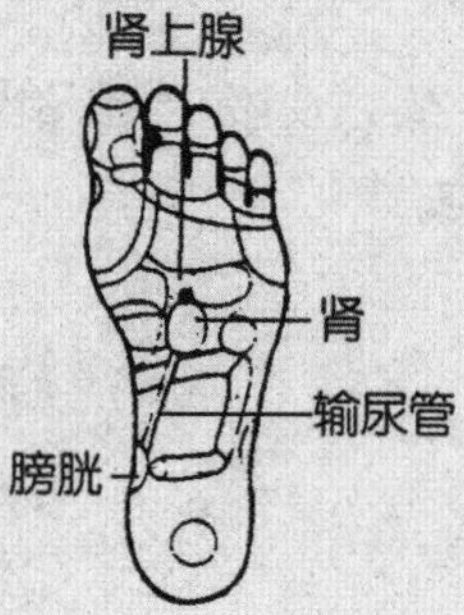

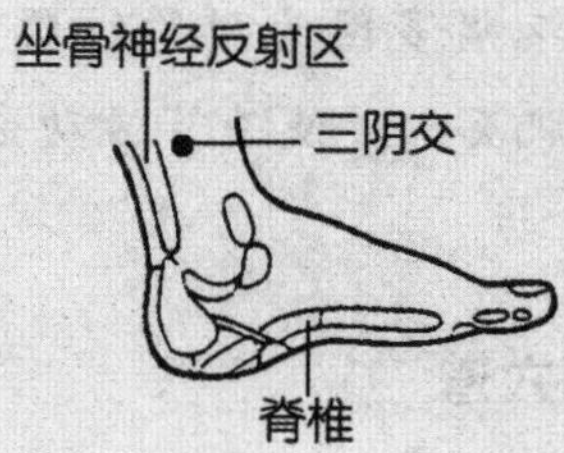

痛风性关节炎

痛风性关节炎是血液中的尿酸增加，积存在关节处，其痛彻骨，重者甚至引起手足关节变形。

按摩部位及穴道

肾、输尿管、膀胱、肾上腺反射区。

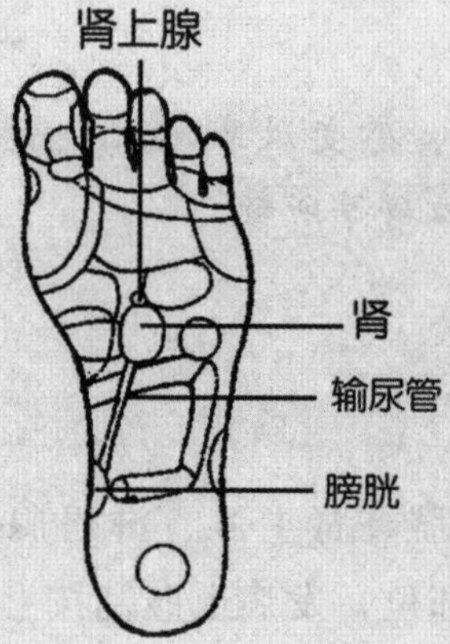

肘关节疾病

肘关节引起疼痛多因为用力过猛所致，受伤严重者常因骨膜剥离掀起，而并发骨膜肌炎，致使关节活动受限。

按摩部位及穴道

肘关节、膝关节反射区。

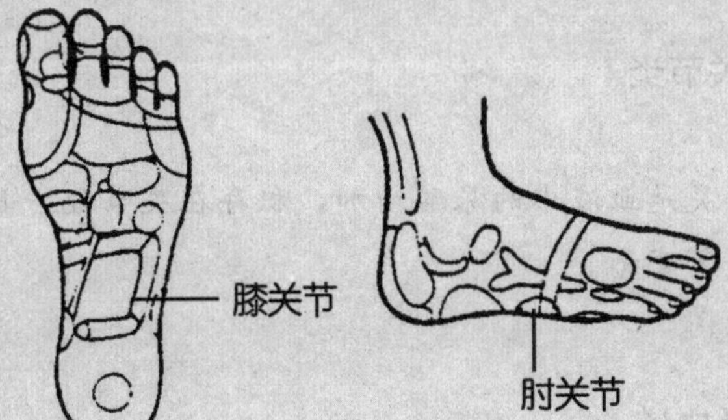

关节炎

关节炎通常多由体虚、感受风寒潮湿、受伤瘀血未能彻底治疗以及代谢障碍等所致。

按摩部位及穴道

肘或膝关节、肾、膀胱、肾上腺、淋巴腺反射区、阿是穴［（身体发病部位）发病上肢刮按上身淋巴；发病下肢刮按下身淋巴］。

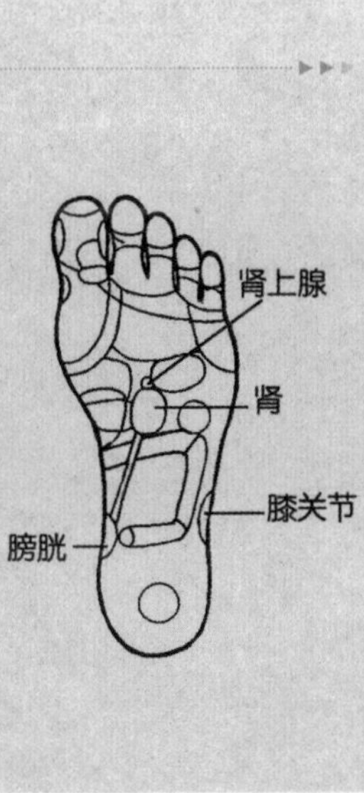

踝关节肿痛

受外伤或其他疾病引起的脚踝关节肿胀、疼痛。应尽早调理，肿胀久了，渐行麻木，多为风湿关节炎的发作部位。

按摩部位及穴道

肾、输尿管、膀胱反射区及解溪、太溪、昆仑。

当受伤后，即刻刮按，很容易在受伤对应的关节处找到一个疼痛反应点，刮按3～5分钟，即有止痛消肿的效果。

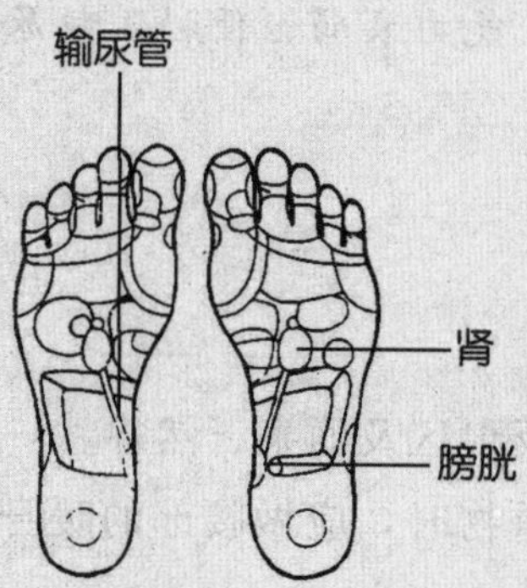

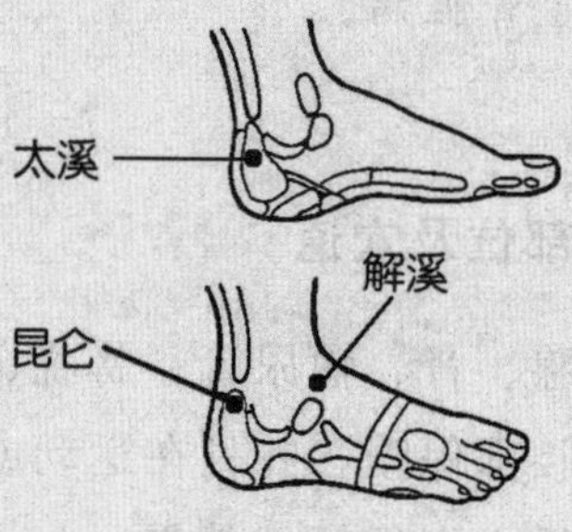

泌尿科的病症疗法

夜尿症

膀胱神经功能不全的幼儿，或遗传神经质又怕冷的小儿易患此症。

按摩部位及穴道

脑上垂体、太阳神经丛、肾、输尿管、膀胱反射区及足部的大敦、三毛配合手足刮按。

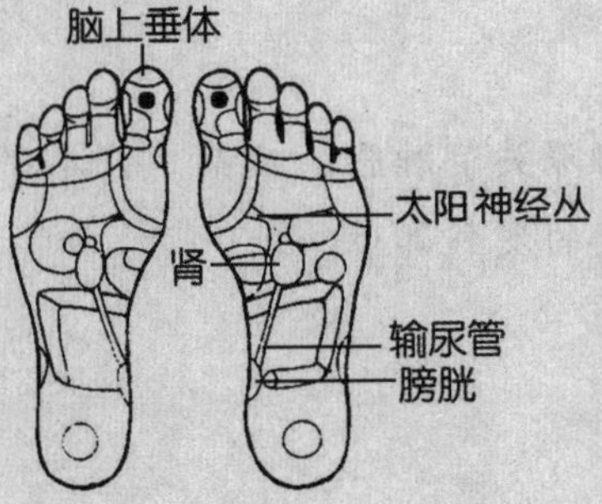

肾脏病

往往当人有脸水肿、身体常感疲劳、气力衰弱、便秘、频尿等症状出现，即患了肾脏病。

按摩部位及穴道

淋巴腺、肾、输尿管、膀胱、脚跟反射区及涌泉、然谷。

注意腰部保暖，并且在运动或搬运重物时，应做腰部的暖身运动。平时刮按手足心有很好的效果。

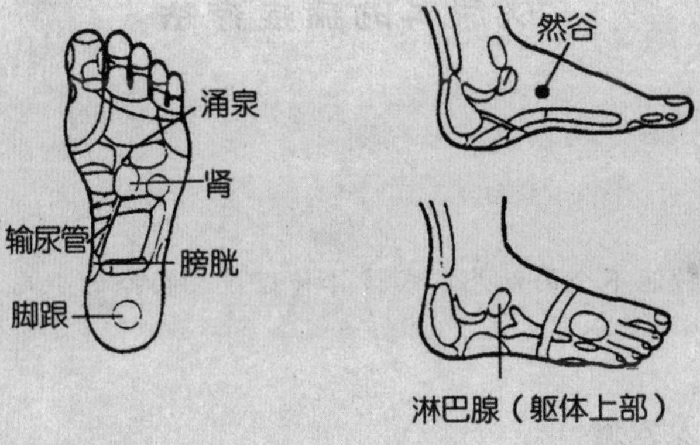

输尿管炎症

输尿管炎症大多因细菌感染而引起，也有因生理功能异常所造成的。

按摩部位及穴道

肾、输尿管、膀胱、淋巴腺反射区。
同时在下腹部疼痛点将手轻搓热后熨按其上。

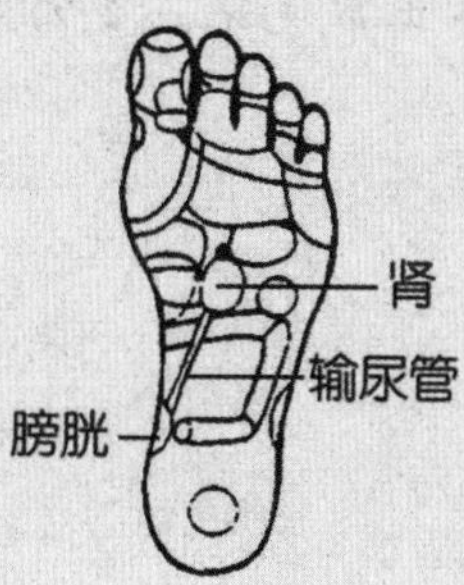

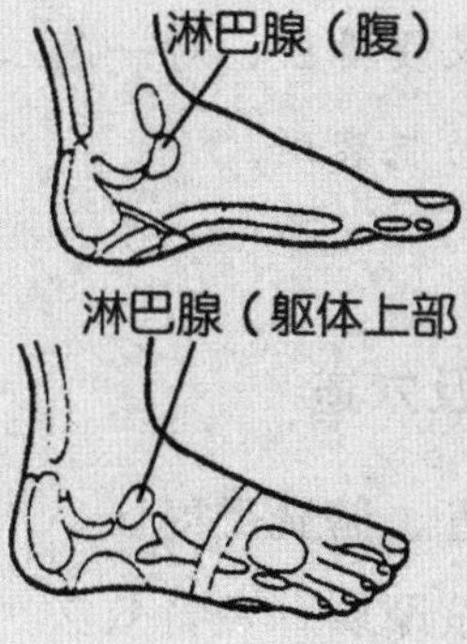

膀胱炎症

膀胱炎症一般可由外伤、尿蓄积、尿道炎波及或饮用酸败酒类，细菌侵入所致。

按摩部位及穴道

淋巴腺、肾、输尿管、膀胱反射区。

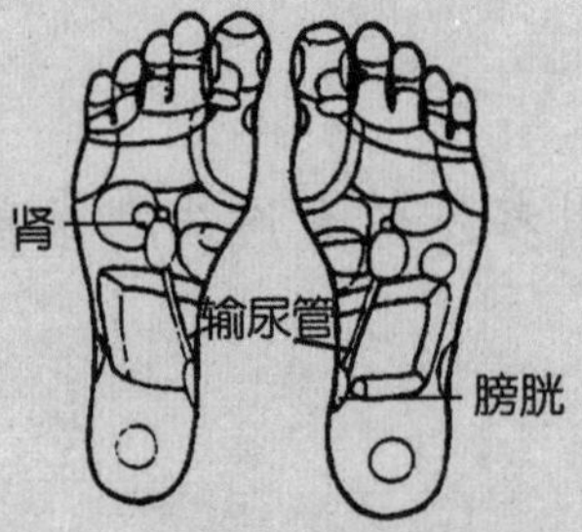

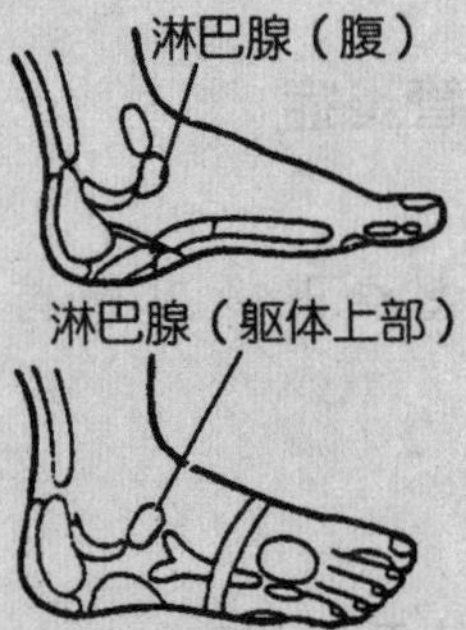

遗尿（尿失禁）

无力控制尿液排出，对一般人来说属不正常现象。多因疾病或生理衰老引起括约肌功能衰退。

按摩部位及穴道

肾、输尿管、膀胱反射区。

足部拇指按摩属针灸特效法。平时可将两手搓热，置于大腿根部腹股沟处，向下单方向用力按摩，同时配合手足刮痧。持之以恒，两周左右即可起到良好疗效。

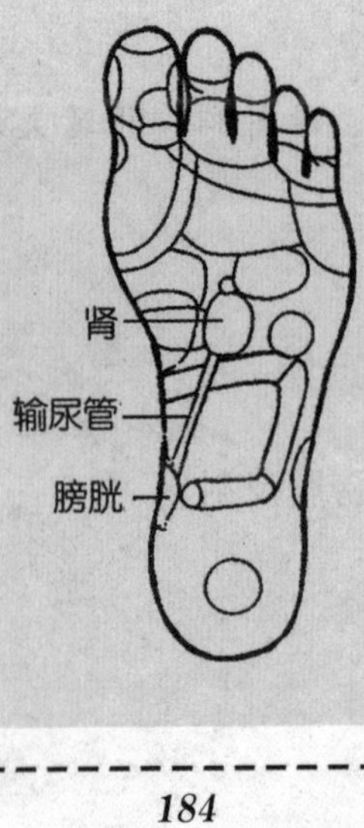

妇科的病症疗法

卵巢囊肿或发炎

如果出现卵巢功能异常，则会引起子宫内膜障碍，导致堆积废物于卵巢中，初期产生不正常出血，并常伴有右下腹疼痛、腰痛等症状。

按摩部位及穴道

卵巢、淋巴腺、脑垂体、甲状腺、肾、输尿管、膀胱反射区。

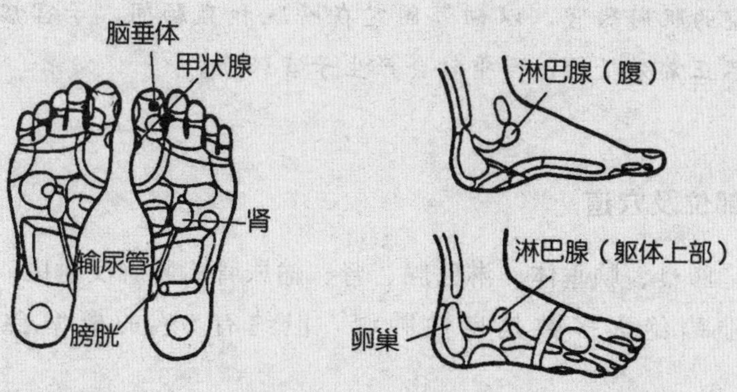

输卵管炎症

输卵管炎症是受病菌感染所引起的腹痛、高热，严重时可能影响生育。

按摩部位及穴道

卵巢，可相对一侧，淋巴腺、甲状腺反射区、肾、输尿管、膀胱部淋巴腺反射区。

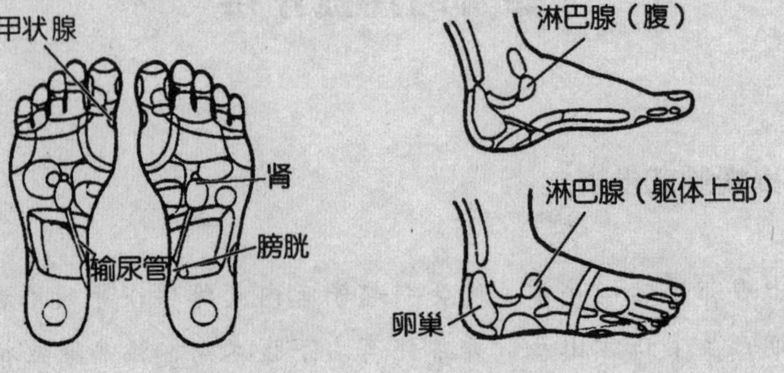

子宫发炎出血或子宫肌瘤

当激素分泌失调，使排卵情形产生异常，导致子宫内膜变厚。子宫是个梨形中空的肌肉器官，以韧带固定在膀胱和直肠间，子宫虚弱或发炎时，会有不正常分泌物，严重时会产生子宫肌瘤。

按摩部位及穴道

子宫、卵巢、脑垂体、淋巴腺、肾、输尿管、膀胱反射区。

子宫肌瘤绝大多数是良性肿瘤，但约有3‰的概率会变成恶性肿瘤。

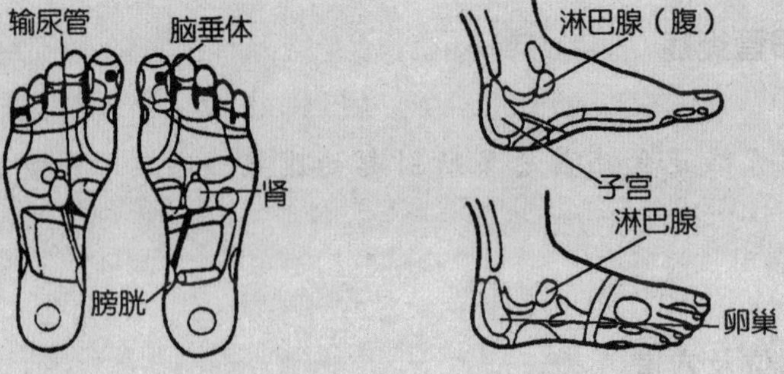

阴道阵痛、瘙痒、溢液

由阴道分泌物量过多或病菌入侵，引起阴道发痒、灼热、疼痛。

按摩部位及穴道

阴道、子宫、淋巴腺、肾、输尿管、膀胱反射区。

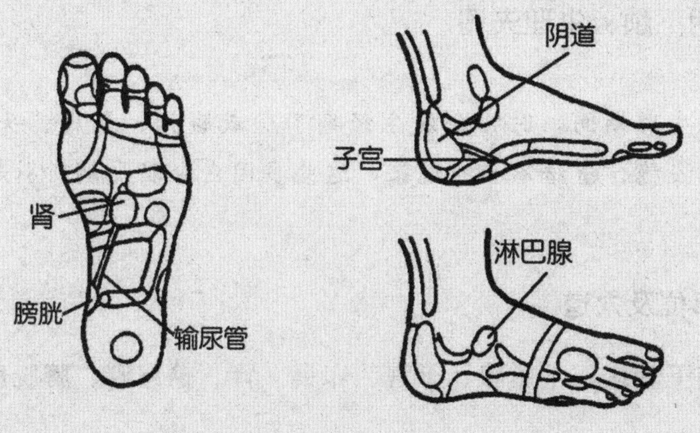

痛经

许多女性在月经前后容易产生小腹疼痛、腰背酸痛、月经延迟或有分泌物、身体疲倦等症状，这主要因气滞血瘀，或气虚血少，经行不畅所致。

按摩部位及穴道

子宫、卵巢、腹部痉挛反射区、肾、输尿管、膀胱反射区。

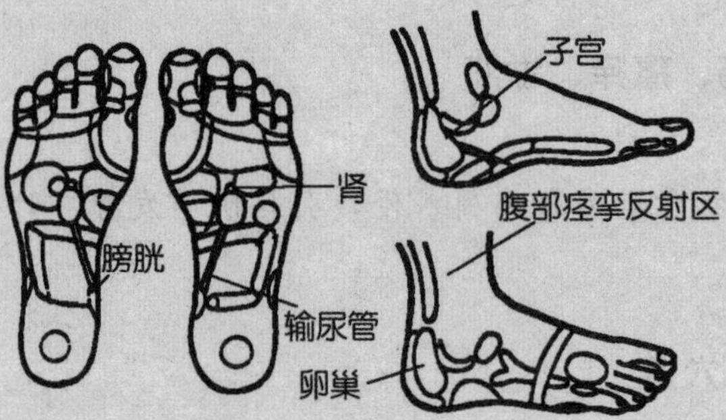

经期不顺、生理失调

女性在生理期间，时常会发生经期不顺或腹胀、焦虑、头昏、脚冷、肢冷、睡不安稳、情绪不安的现象，这些多因内分泌失调所引起的。

按摩部位及穴道

颈、脑下垂体、生殖腺、子宫、卵巢、肾、输尿管、膀胱反射区。

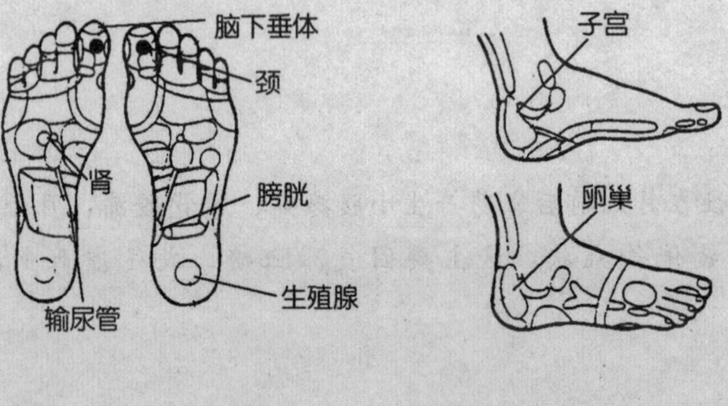

性冷淡

女性内分泌失调、生理发育不全、精神状态无法放松均是性冷淡发生的原因。

按摩部位及穴道

脑垂体、卵巢、子宫、心、肾、输尿管、膀胱反射区。

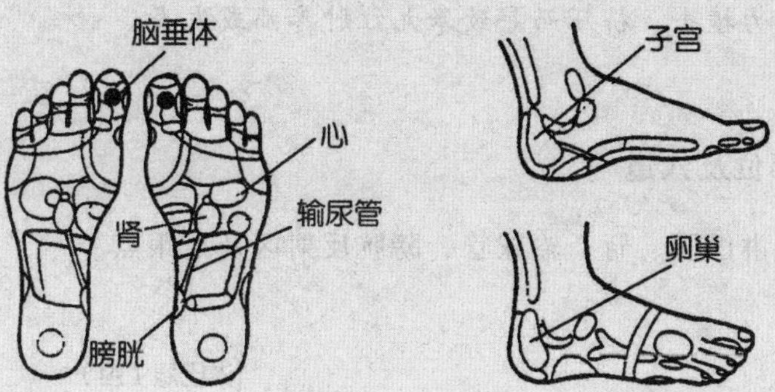

男科的病症疗法

隐睾症

由于睾丸未降至阴囊内，停留在小肠、鼠蹊等位置，称为隐睾症。易引起疝气，严重者可能影响生育。

按摩部位及穴道

睾丸、精囊、脑垂体、肾、输尿管、膀胱反射区及手部的阳谷。

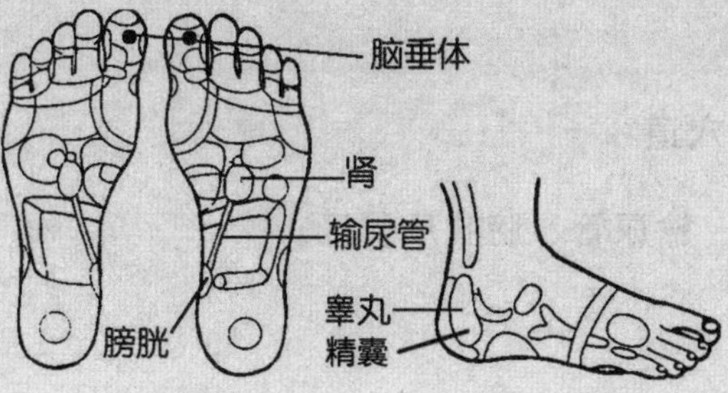

睾丸充血

由于外力撞击、挤压而导致睾丸红肿疼痛或发炎。

按摩部位及穴道

睾丸、淋巴腺、肾、输尿管、膀胱反射区及足跟点。

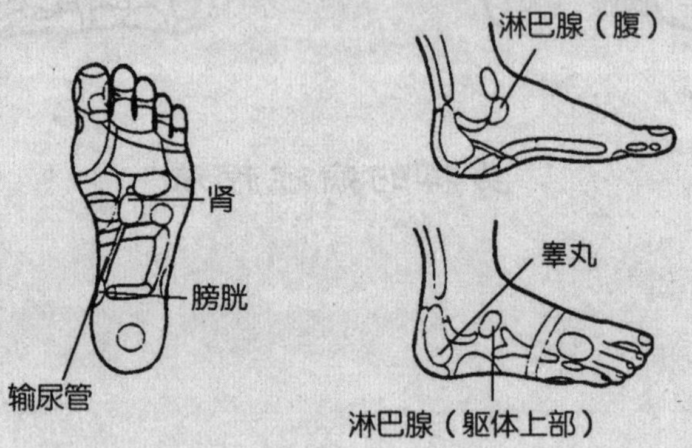

前列腺障碍

一般男性自五六十岁以后，身体功能退化，体内性激素分泌失调，前列腺逐渐肥大，患者有尿频或尿闭现象，有时会腰酸。多因老年肾气虚衰，膀胱气化失调所致。

按摩部位及穴道

前列腺、肾、输尿管、膀胱反射区。

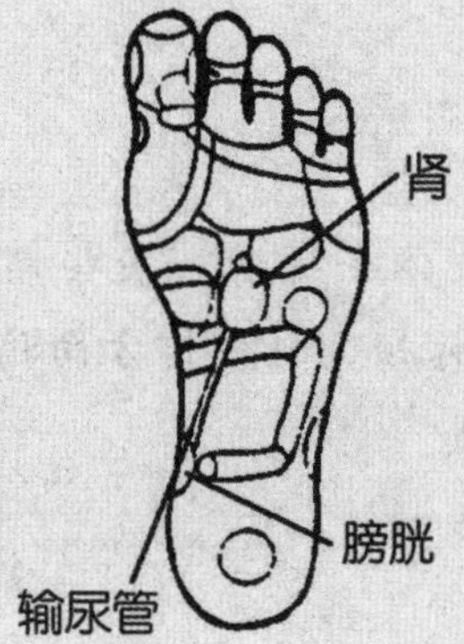

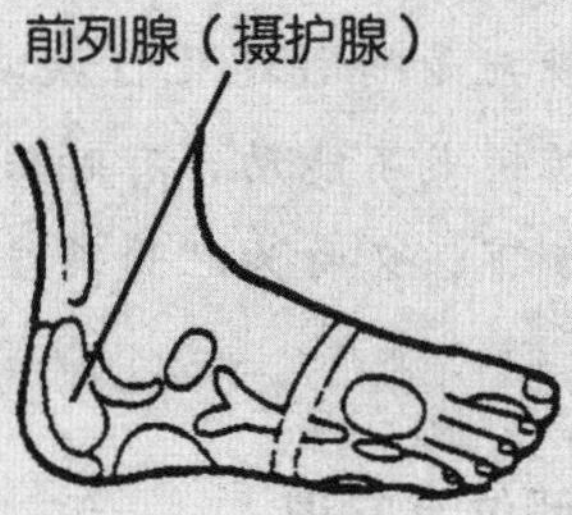

其他的病症疗法

癫

癫属于大脑中枢神经方面的病变。病变时会全身痉挛，口吐白沫，或突然发呆，或一边手脚抽筋，同时皮肤有蚂蚁爬的感觉。

按摩部位及穴道

头、脑垂体、肾上腺、肾、输尿管、膀胱、淋巴腺、心、生殖腺反射区。

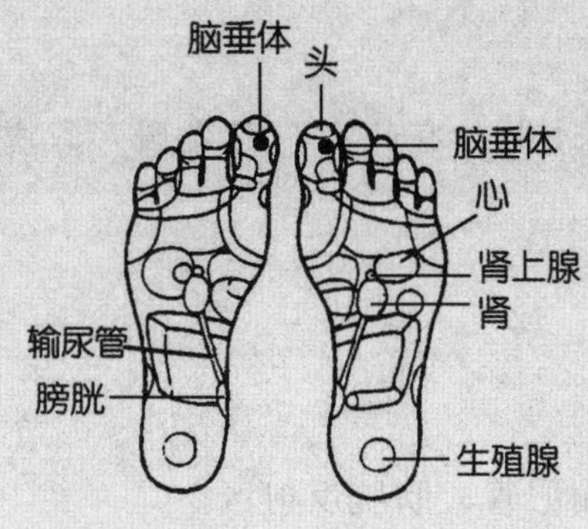

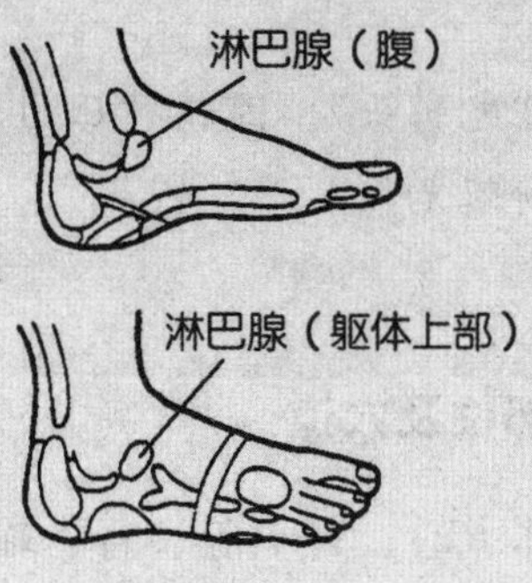

帕金森症

帕金森症是一种退化性疾病，休息时肢体会抖动，某些部分开始僵硬，动作缓慢或不能动，有时转身时会突然停顿，自任何方向稍碰一下患者，便会倒下，又称为“舞蹈症”。

按摩部位及穴道

肾、输尿管、膀胱、肾上腺、头、颈、甲状腺、肝、胆、生殖腺反射区。

平时应多摄取蛋、动物脑、动物肝脏、海鲜、干果等类食物。

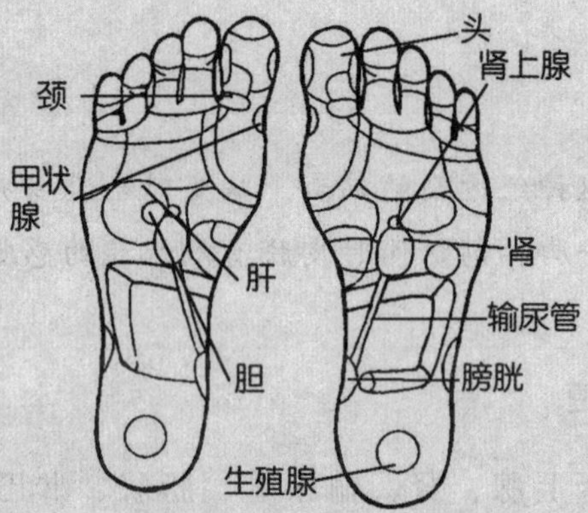

脱发

俗称“鬼剃头”。因精神压力过大，有的人会引发圆形或整片头发脱落，并逐渐落光。

按摩部位及穴道

脑垂体、心、肾上腺、肾、输尿管、膀胱反射区。

应避免情绪激动、紧张，可适当运动以缓解压力。

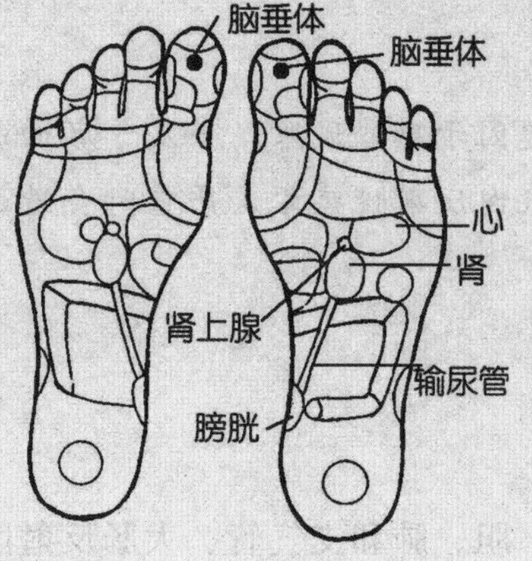

白发

未到老年而头发花白，属早白，多与身体功能有关，过度的情绪刺激也可能导致该病。

按摩部位及穴道

肺和支气管、肾、肾上腺、输尿管、膀胱、心、小肠反射区。

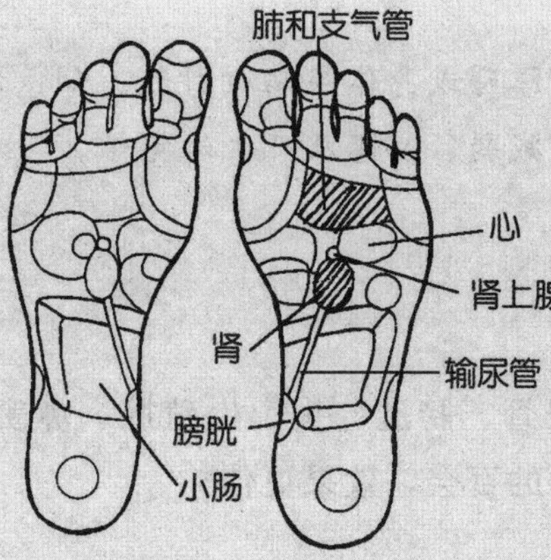

颜面神经痛

颜面神经痛大都起因于感冒风寒，多发于颜面的一侧，发作时突感剧痛，甚至可引起颜面肌肉反射性痉挛，严重时会造成颜面神经麻痹、口歪眼斜的症状。

按摩部位及穴道

脑垂体、头、肝、胆、肺和支气管、大肠反射区及足部的太冲。

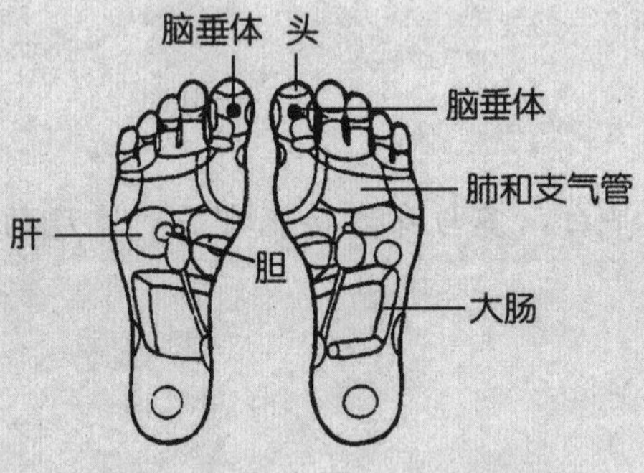

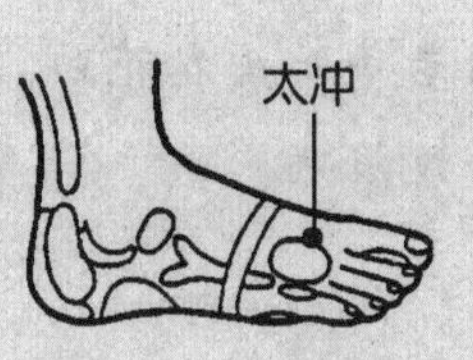

神经衰弱

神经衰弱常由精神障碍或身体疾病所引起。如：记忆力衰退、缺乏定向感、判断力和计算力减弱、妄想及产生幻觉等。

按摩部位及穴道

甲状腺、肾、输尿管、膀胱、头、生殖腺、鼻窦反射区及手部的神门。配合刮按头顶正中的百会，效果更佳。

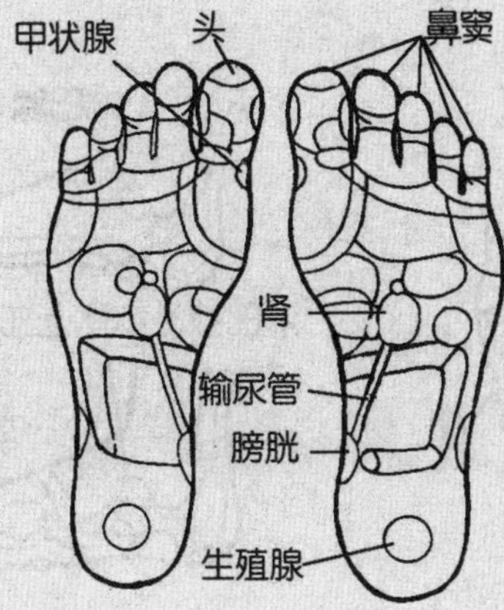

焦虑不安

由于长期精神压抑，从而陷入神经紧张、焦躁不安之中，情绪容易失控。

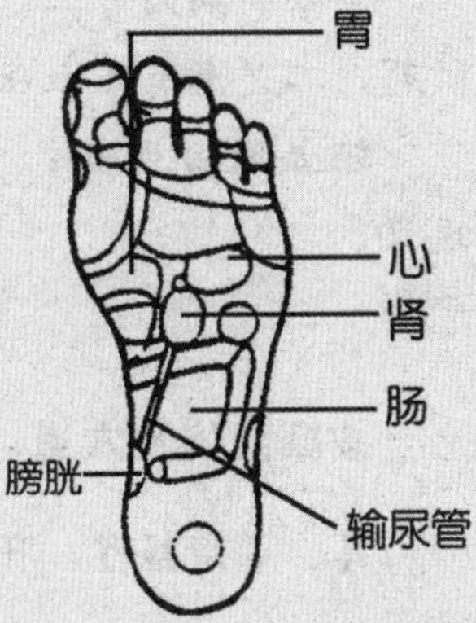

按摩部位及穴道

心、肾、膀胱、输尿管、肠、胃反射区及手部的癔点、中渚、劳宫。多按摩与头部相关的大脚趾，使头脑清醒，无名指属主管内分泌的三焦经，可多加强对整根无名指的刮按。

发热

发热多因疾病引起体温调节功能障碍而产生。

按摩部位及穴道

颈椎、淋巴腺、扁桃腺、脾反射区及退热点。

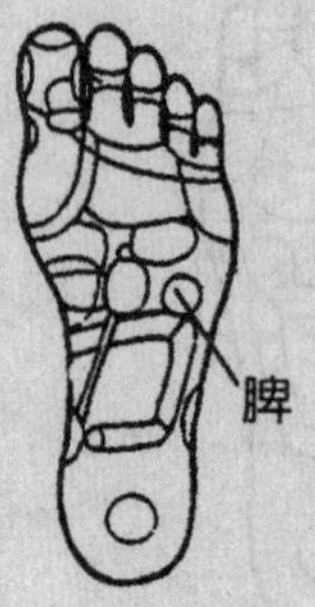

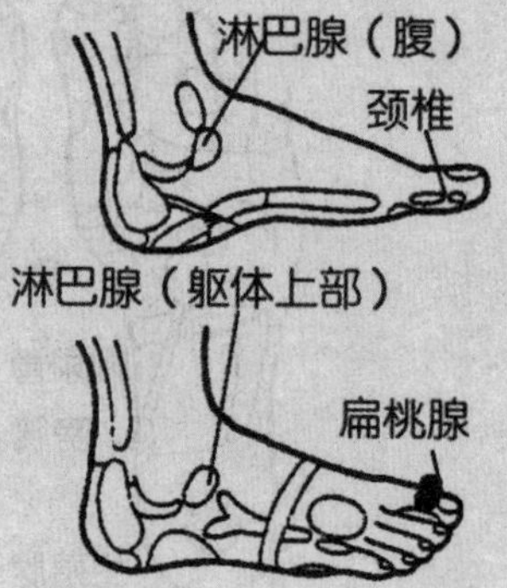

眩晕

眩晕的病因有二：一是由于自律神经及激素分泌失调，导致身体平衡障碍；二是患有高血压或低血压，血液循环不顺畅。

轻者闭目即止；重者旋转不定、站立不稳，并伴有呕吐、恶心等现象。

按摩部位及穴道

耳、平衡器官、肝、胆反射区。

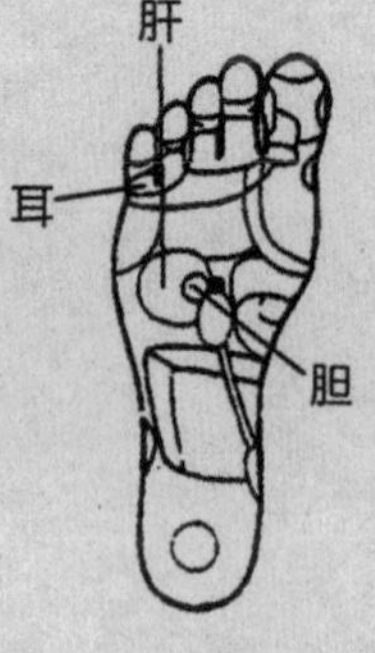

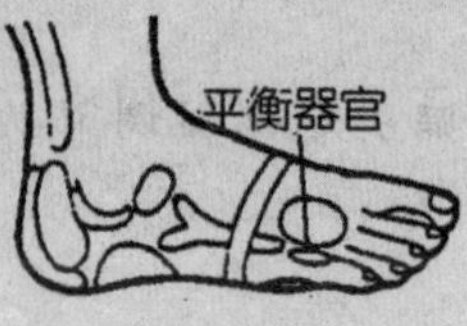

头痛

传统医学将头痛划分为头顶痛、偏头痛、全头痛、后头痛等症。主要由风邪引起，或因气血亏虚、肝肾不足及痰火、瘀血等，以致气血或脑失濡养而产生痛感。

按摩部位及穴道

头、心、肝、胆、脾、胃、肾、输尿管、膀胱反射区。

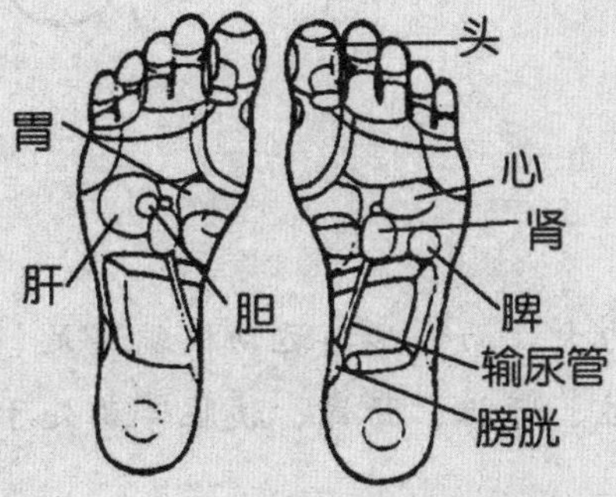

健康知识馆 Jiankangzhishiguan

头痛的预防

减少酒的摄入量：所有酒精类饮料都会引发头痛，特别是红酒含有更多诱发头痛的化学物质。如果一定要喝，最好选择白酒这类无色酒。

进行有规律的运动：对有偏头痛的人来说，着重呼吸训练、调息的运动（例如瑜伽、气功），可帮助患者稳定自律神经系统，减缓焦虑、肌肉紧绷等症状。

失眠症

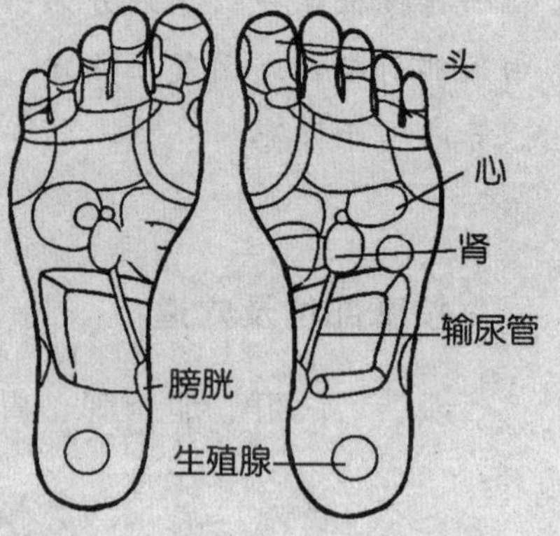

多因精神紧张、久病体虚、劳逸失调、阴血不足所引起，以致难以入眠，且常伴随有从心窝到左右腰腹均感不适、背部中间发硬、脚冷头昏等症状。

按摩部位及穴道

头、心、肾、输尿管、膀胱、生殖腺反射区。

疲劳

如果长期工作压力大，而休息与运动极端不足、生活非常不规律，就会积劳成疾，以致心脏、肝胆、肠胃、胰脏等都处于疲劳衰弱状态。

按摩部位及穴道

肾、输尿管、膀胱、甲状腺、头、肝、胆反射区。

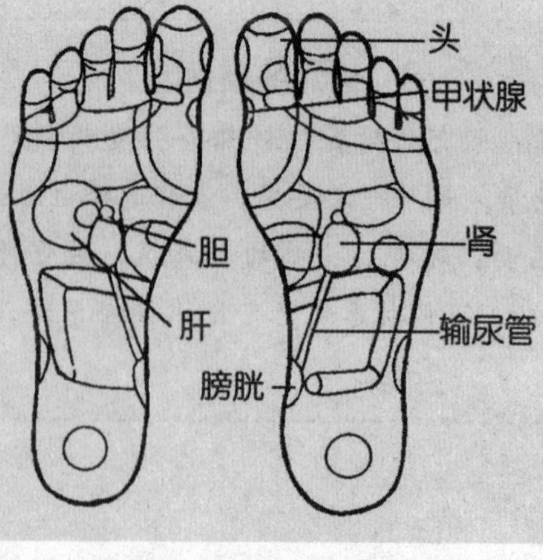

体质虚弱

体质虚弱的主要原因是营养不均、缺乏运动，症状表现为脸色不佳、容易疲倦、食欲不振，经常肚子痛、感冒，且常偏食。

按摩部位及穴道

胃、淋巴腺、大肠、小肠、头、肾、输尿管、膀胱反射区及整个手、足部的小趾。

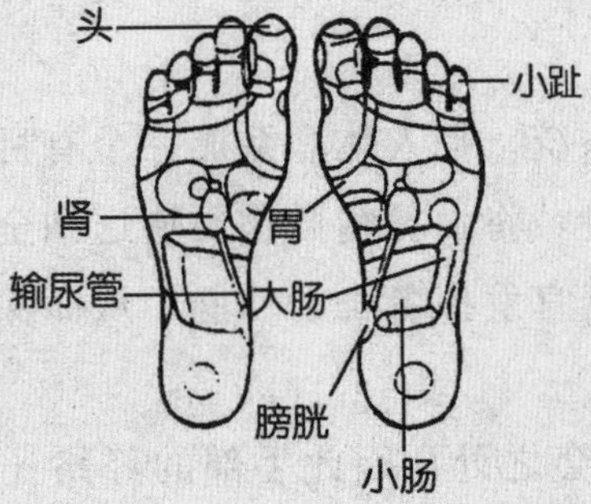

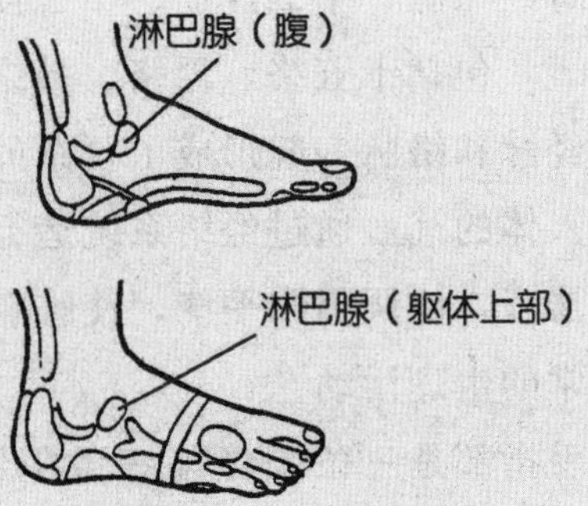

五、手部穴道按摩

手部经络

经络是经脉和络脉的总称，是人体气血运行的通路。

经是经脉，为纵行的主干，循行部位较深，包括十二正经、十二经别、奇经八脉、十二经筋、十二皮部；络是络脉，为横行的分支，循行部位浅表，包括十五络、浮络、孙络。

经脉和络脉一起形成了复杂的经络系统，把人体联系成一个有机的整体。人体的气血通过经络系统运行于全身，将水谷精微物质输送到全身各组织器官，协调阴阳平衡，使脏腑组织器官发挥各自的功能，从而保障人体正常的生理活动。

手指部是三条阳经与三条阴经相交会之处，因此手部的经络比较集中。其中掌侧为手三阴经，背侧为手三阳经，它们都有各自的循行路线。

▲拇指

拇指分布有手太阴肺经，它从腕后（寸口）走到大鱼际，沿着大鱼际边缘，延伸至拇指桡侧末端的少商穴，是与肺、支气管等呼吸器官有密切联系的经络。

▲食指

食指分布有手阳明大肠经和手太阴肺经。

手阳明大肠经起始于食指末端桡侧的商阳穴，沿食指桡侧上缘，走出于第一和第二掌骨间，向上延伸入拇长伸肌腱和拇短伸肌腱中。它与大肠有着密切的联系。

手太阴肺经从腕后桡骨茎突上方分出分支，向手背到达食指桡侧末端，接手阳明大肠经。

▲中指

中指分布有手厥阴心包经，它从掌长肌腱和桡侧肌腱正中进入手掌，沿着中指内侧延伸到中指末端的中冲穴。

心包经与心脏及循环系统关系密切。同时，由于心包经与小肠也有着内在联系，因此消化系统与它也有着密切的联系。

▲无名指

无名指分布有手少阳三焦经和手厥阴心包经。

手少阳三焦经从无名指靠小指一侧末端的关冲穴向上走出，循行于第四和第五掌骨之间，沿手背到达腕关节外侧。

手少阳三焦经与淋巴系统及内分泌系统有着密切的联系，控制淋巴系统与内分泌系统的功能，维持内脏功能平衡。

手厥阴心包经从掌中分出，沿着无名指靠小指的一侧分布于手指末端，接于手少阳三焦经。

▲小指

小指分布有手少阴心经和手太阳小肠经。

手少阴心经从手掌沿着小指内侧走到指甲内侧末端的少冲穴，与手太阳小肠经相接，是与心脏及血液循环系统有着密切联系的经络。手太阳小肠经起自于手小指外侧末端的少泽，沿着掌侧和背侧的交界线上到腕部，与小肠有着密切的联系。

手部穴位与病理反应点

手部病理反应点是指某些病症发生后，在手部产生特有反应的区域。这些部位寻找方便，疗效显著，为临床按摩所常用。

手阳明大肠经穴

▲阳溪

穴位找法：阳溪位于腕背横纹桡侧端，当拇指翘起时，两筋（拇短伸肌腱与拇长伸肌腱）之间的凹陷中取之。

功能：主治目赤肿痛、头痛、耳聋、齿痛、耳鸣、咽喉肿痛、手腕痛等。

▲曲池

穴位找法：将胳膊屈肘成直角，曲池就位于肘横纹外端与肱骨外上髁连线的中点处。

功能：主治齿痛、咽喉肿痛、瘾疹、目赤肿痛、热病、腹痛、高血压、吐泻等。

▲手三里

穴位找法：手三里位于阳溪穴与曲池穴连线上，曲池穴下 2 寸处。

功能：主治上肢活动不利、齿痛颊肿、腹痛、腹泻等。

▲上廉

穴位找法：上廉位于阳溪穴与曲池穴连线上，曲池穴下 3 寸处。

功能：主治手臂麻木、头痛、肠鸣腹痛等。

▲下廉

穴位找法：下廉位于阳溪穴与曲池穴连线上，曲池穴下 4 寸处。

功能：主治眩晕、头痛、目痛、腹胀、肘臂痛、腹痛等。

▲温溜

穴位找法：位于阳溪穴与曲池穴连线上，阳溪穴上 5 寸处。

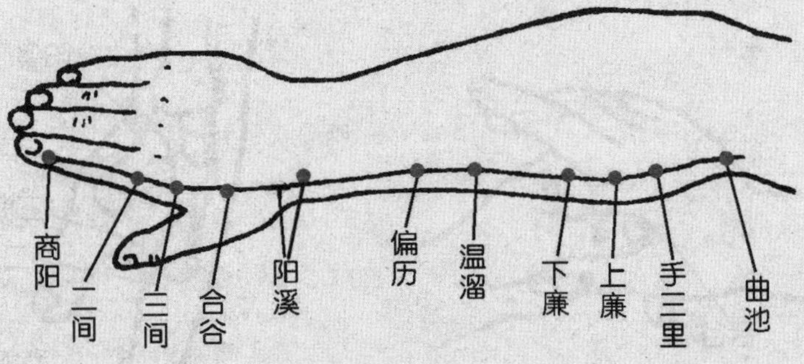

功能：主治头痛、面肿、咽喉肿痛、疔疮、肩背酸痛、肠鸣、腹痛等。

▲偏历

穴位找法：偏历位于阳溪穴与曲池穴连线上，阳溪穴上3寸处。

功能：主治耳鸣、目赤、鼻出血、手臂酸痛、喉痛等。

▲合谷

穴位找法：合谷位于手背第一、第二掌骨之间，约平第二掌骨桡侧处的中点。取穴时，以一手的拇指指间关节横纹放在另一手拇指与食指之间的指蹼缘上，拇指指尖下的位置即是。

功能：主治眩晕、头痛、目赤肿痛、咽喉肿痛、鼻渊齿痛、口眼歪斜、面肿等。另治咳嗽、伤风、哮喘、消渴、吐泻、黄疸、痹证、水肿、脑卒中、乳少、多汗、腹痛、便秘、经闭、滞产等。

▲三间

穴位找法：微握拳，三间在手第二掌指关节后桡侧凹陷处（第二掌骨小头上方）。

功能：主治齿痛、目痛、咽喉肿痛、身热、气喘、腹胀、泄泻、肠鸣等。

▲二间

穴位找法：微握拳，二间在第二掌指关节前缘桡侧赤白肉际处（第二

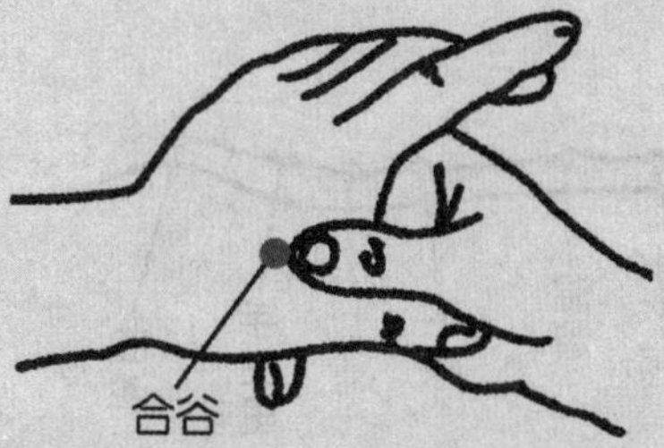

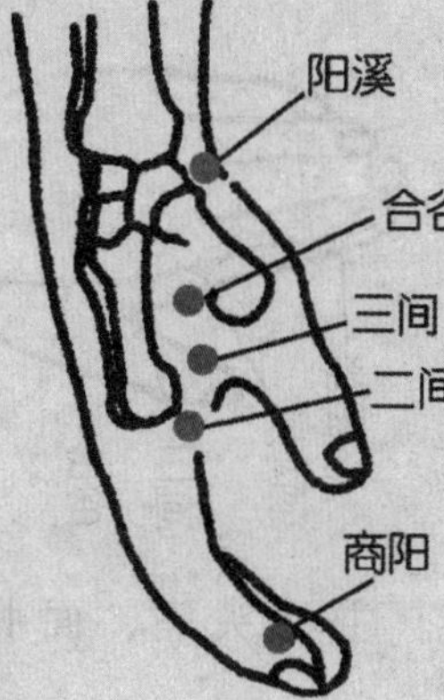

掌骨小头桡侧前凹陷中）。

功能：主治齿痛、鼻出血、口歪、咽喉肿痛、热病、目赤肿痛等。

▲商阳

穴位找法：商阳位于食指末节桡侧，指甲旁约 0.1 寸处。

功能：主治耳聋、耳鸣、齿痛、颌肿、咽喉肿痛、青光眼、呕吐、手指麻木、热病、昏迷等。

手少阳三焦经穴

▲四渎

穴位找法：四渎位于尺骨鹰嘴下 5 寸，桡骨与尺骨之间。

功能：主治咽喉肿痛、耳聋、暴喑、上肢痹痛、齿痛等。

▲三阳络

穴位找法：三阳络位于腕背横纹上 4 寸，桡骨与尺骨之间。

功能：主治暴喑、耳聋、上肢痹痛、齿痛等。

▲会宗

穴位找法：会宗位于腕背横纹上 3 寸处，支沟穴尺侧约 1 寸处，取于尺骨的桡侧缘处。

功能：主治耳聋、痫症、上肢肌肤痛。

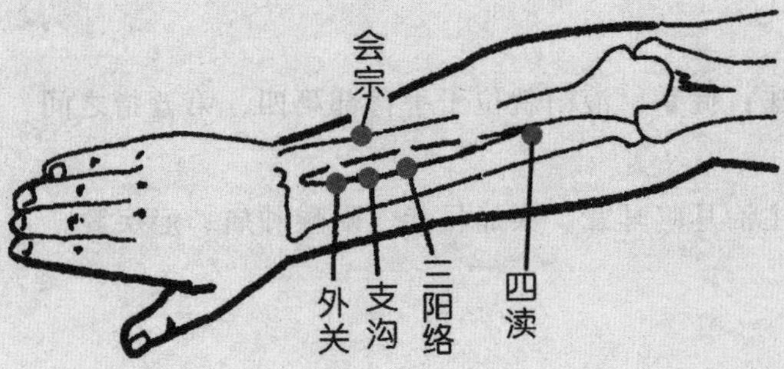

▲支沟

穴位找法：支沟位于腕背横纹上 3 寸处，在桡骨与尺骨之间。

功能：主治耳聋、耳鸣、暴喑、便秘、胁肋痛、热病等。

▲外关

穴位找法：外关位于腕背横纹上 2 寸处，在桡骨与尺骨之间。

功能：主治头痛、热病、目赤肿痛、耳聋、耳鸣、胁肋痛、上肢痹痛等。

▲阳池

穴位找法：阳池位于腕背横纹中，指总伸肌腱尺侧缘凹陷中。

功能：主治耳聋、目赤肿痛、咽喉肿痛、疟疾、消渴、腕痛等。

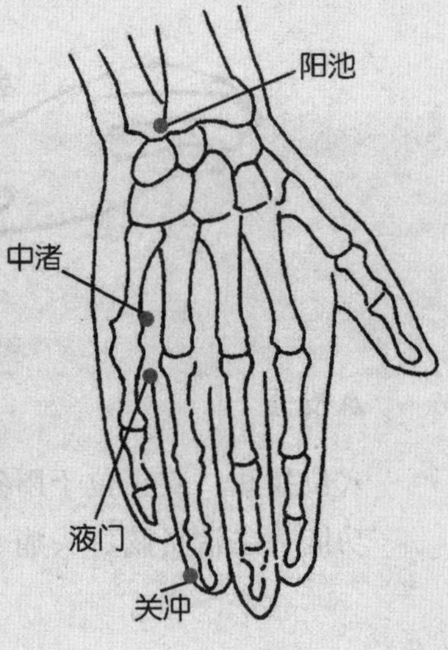

▲中渚

穴位找法：握拳，中渚就位于手背部第四、第五掌骨小头后缘之间的凹陷中，液门上 1 寸处。

功能：主治耳鸣耳聋、头痛目赤、咽喉肿痛、热病、踝关节扭伤、手指不能屈伸等。

▲液门

穴位找法：握拳，液门就位于手背部第四、第五指之间，掌指关节前凹陷中。

功能：主治耳鸣耳聋、头痛目赤、咽喉肿痛、疟疾等。

▲关冲

穴位找法：关冲位于第四指末节尺侧，指甲角旁约 0.1 寸处。

功能：主治耳鸣耳聋、头痛目赤、咽喉肿痛、昏厥、热病等。

手太阳小肠经穴

▲小海

穴位找法：屈肘，小海就位于尺骨鹰嘴与肱骨内上髁之间的凹陷中。

功能：主治肘臂疼痛等。

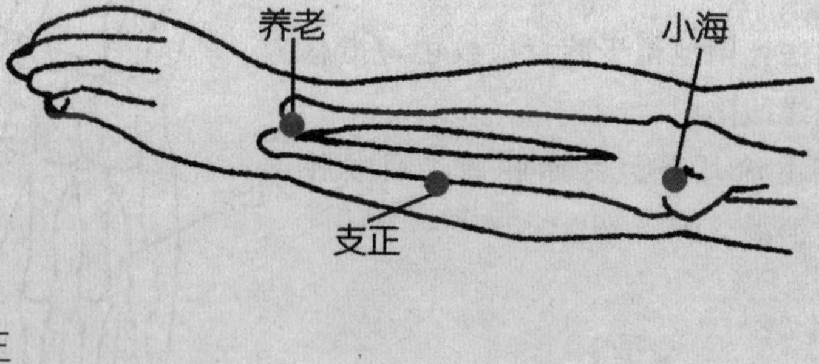

▲支正

穴位找法：支正位于阳谷穴与小海穴的连线上，阳谷穴上 5 寸。

功能：主治目眩、头痛、热病、肘臂酸痛、项强等。

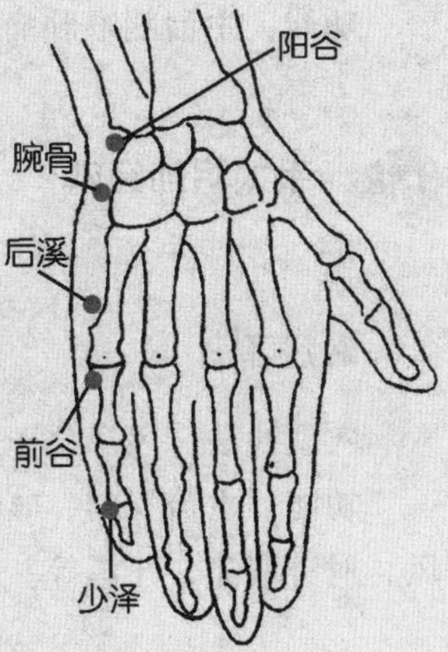

▲养老

穴位找法：以掌向胸，养老就位于尺骨茎突桡侧缘凹陷中，腕背横纹上1寸处。

功能：主治肩、背、肘、臂酸痛，视物不清等。

▲阳谷

穴位找法：阳谷位于腕背横纹尺侧端，尺骨茎突前凹陷中。

功能：主治耳鸣耳聋、头痛目眩、齿痛、腕痛、热病等。

▲腕骨

穴位找法：后溪穴直上，腕骨便位于第五掌骨基底与三角骨之间的赤白肉际处。

功能：主治耳鸣、头痛、项强、黄疸、疟疾、热病、指挛、腕痛等。

▲后溪

穴位找法：握拳，后溪便位于第五掌指关节后尺侧横纹头赤白肉际处。

功能：主治头痛、项强、目赤、耳聋、腰背痛、咽喉肿痛、疟疾、指挛、腕痛、多汗等。

▲前谷

穴位找法：握拳，前谷便位于第五掌指关节前尺侧横纹头赤白肉际处。

功能：主治目痛、头痛、耳鸣、乳少、咽喉肿痛、指痛、热病等。

▲少泽

穴位找法：少泽位于小指末节尺侧，指甲角旁约0.1寸处。

功能：主治咽喉肿痛、头痛、耳鸣耳聋、昏迷、乳少、热病等。

手太阴肺经穴

▲尺泽

穴位找法：尺泽位于肘横纹中，肱二头肌腱桡侧缘。

功能：主治气喘、咳嗽、咯血、潮热、咽喉肿痛、胸部胀痛、小儿惊风、肘臂挛痛、吐泻等。

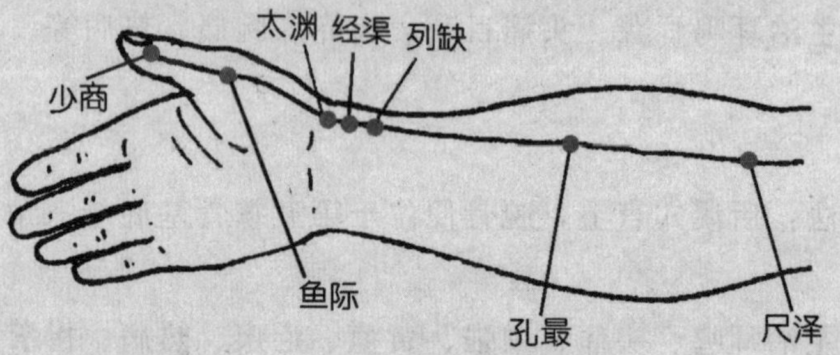

▲孔最

穴位找法：孔最位于尺泽与太渊的连线上，腕横纹上 7 寸处。

功能：主治咯血、气喘、咳嗽、肘臂挛痛、咽喉肿痛等。

▲列缺

穴位找法：位于桡骨茎突上方，腕横纹上 1.5 寸处。取穴时，两手虎口自然平直交叉，一手食指按在另一手桡骨茎突上，食指指尖触碰处便是。

功能：主治咳嗽气喘、头痛、项强、咽喉肿痛、口眼歪斜、齿痛等。

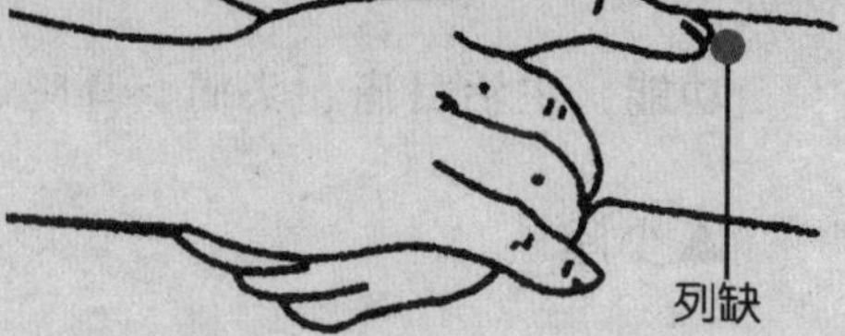

▲经渠

穴位找法：经渠位于桡骨茎突内

侧，腕横纹上 1 寸处，桡动脉桡侧凹陷中。

功能：主治气喘、咳嗽、胸痛、手腕痛、咽喉肿痛等。

▲太渊

穴位找法：太渊位于掌后腕横纹桡侧端，桡动脉桡侧的凹陷中。

功能：主治气喘、咳嗽、咯血、咽喉肿痛、胸痛、无脉症、腕臂痛、经闭、呕吐等。

▲鱼际

穴位找法：鱼际位于手掌侧面，第一掌指关节后凹陷处，约第一掌骨中点，赤白肉际处。

功能：主治咯血、咳嗽、咽喉肿痛、发热、失音等。

▲少商

穴位找法：少商位于拇指末节桡侧，指甲角旁约 0.1 寸处。

功能：主治咳嗽、咽喉肿痛、鼻出血、呕吐、发热、昏迷、呃逆等。

手厥阴心包经穴

▲曲泽

穴位找法：曲泽位于肘横纹中，肱二头肌腱尺侧。

功能：主治心悸、心痛、胃痛、腹泻、呕吐、肘臂挛痛、热病等。

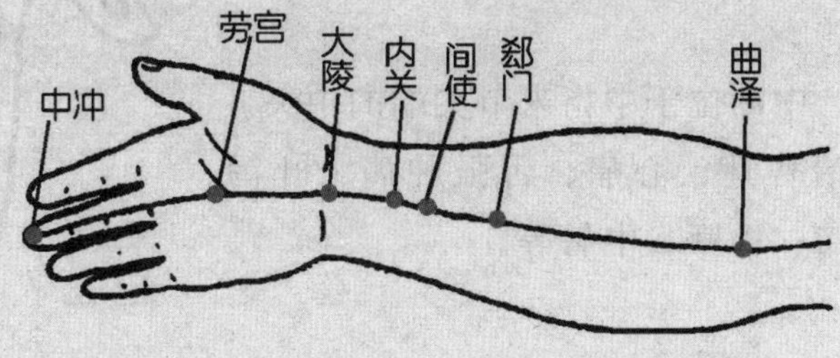

▲郄门

穴位找法：郄门位于腕横纹上 5 寸，两筋之间。

功能：主治心痛、心悸、呕血、咯血、疔疮等。

▲间使

穴位找法：间使位于腕横纹上 3 寸。

功能：主治心悸、心痛、胃痛、热病、呕吐、疟疾等。

▲内关

穴位找法：内关位于腕横纹上 2 寸。

功能：主治心悸、心痛、胃痛、热病、呕吐、上肢痹痛、失眠、偏头痛、眩晕等。

▲大陵

穴位找法：仰掌，大陵便位于腕横纹的中点处（掌长肌腱与桡侧腕屈肌腱之间）。

功能：主治心悸、心痛、呕吐、胃痛、失眠、疮疡等。

▲劳宫

穴位找法：劳宫位于第二、第三掌骨之间，握拳屈指时，中指指尖所指处便是。

功能：主治呕吐、心痛、口臭、口疮等。

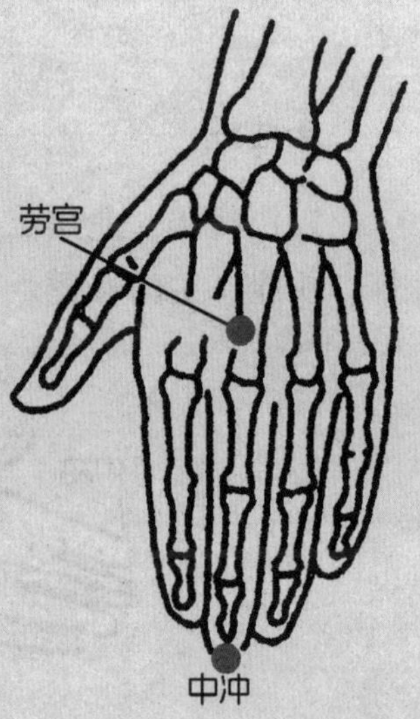

▲中冲

穴位找法：中冲位于中指末节尖端的中央。

功能：主治昏迷、心痛、舌强肿痛、吐泻、热病、小儿夜啼、昏厥、中暑等。

手少阴心经穴

▲少海

穴位找法：屈肘，少海便位于肘横纹内端与肱骨内上髁连线的中点处。

功能：主治心痛、头顶痛、肘臂挛痛等。

▲灵道

穴位找法：灵道位于腕横纹上 1.5 寸处，尺侧腕屈肌腱的桡侧。

功能：主治暴喑、心痛、肘臂挛痛等。

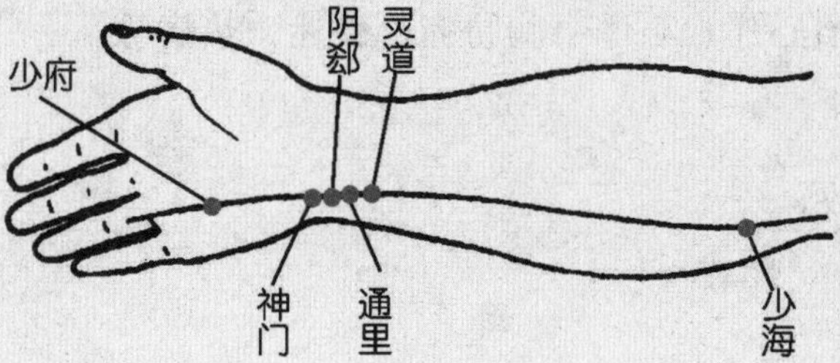

▲通里

穴位找法：通里位于腕横纹上 1 寸处，尺侧腕屈肌腱的桡侧。

功能：主治暴喑、心悸、腕臂痛、舌强不语等。

▲阴郄

穴位找法：阴郄位于腕横纹上 0.5 寸处，尺侧腕屈肌腱的桡侧。

功能：主治心痛、心悸、骨蒸盗汗、鼻出血、吐血、暴喑等。

▲神门

穴位找法：神门位于腕横纹上尺侧端，尺侧腕屈肌腱的桡侧凹陷中。

功能：主治心烦、心痛、失眠、健忘等。

▲少府

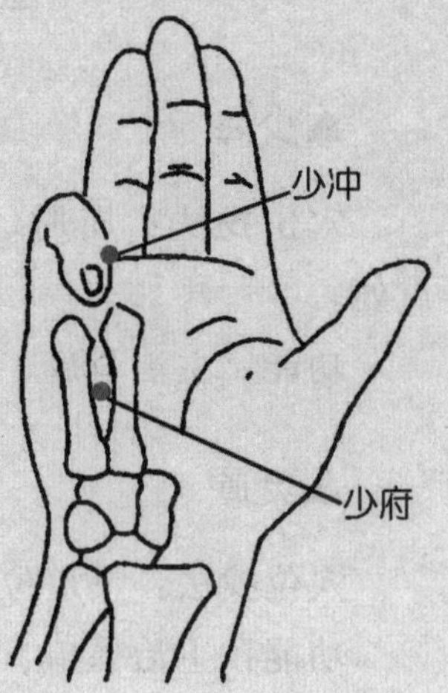

穴位找法：手掌面，少府位于第四、第五掌骨之间。握拳时，小指端与无名指指端之间便是。

功能：主治胸痛、心悸、小便不利、小指挛痛、遗尿等。

▲少冲

穴位找法：少冲位于小指末节桡侧，指甲旁约0.1寸处。

功能：主治心痛、心悸、胸胁痛、昏迷、热病等。

经外奇穴

▲十宣

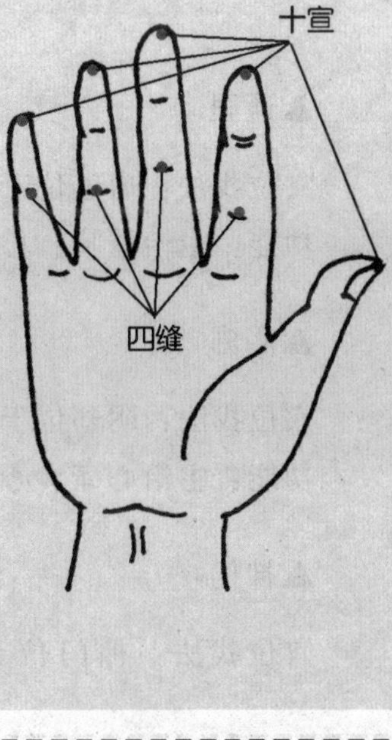

穴位找法：十宣位于十指尖端，距指甲游离缘0.1寸处。

功能：主治高热、昏迷、咽喉肿痛、目赤肿痛等。

▲四缝

穴位找法：仰掌，伸指，四缝便位于第二、第三、第四、第五指掌面，近端指间关节横纹中点处。

功能：主治消化不良、小儿疳积、腹泻、

咳嗽、肠虫症等。

▲中魁

穴位找法：中魁位于手背，中指近端指间关节横纹中点处。

功能：主治食欲不振、呕吐、呃逆、鼻出血、牙痛等。

▲八邪

穴位找法：八邪位于手背侧，微握拳时，第一至第五指间的横纹端赤白肉际处即是，左右共8个穴。

功能：主治烦热、头痛项强、咽痛、目痛、齿痛、手指麻木、指挛等。

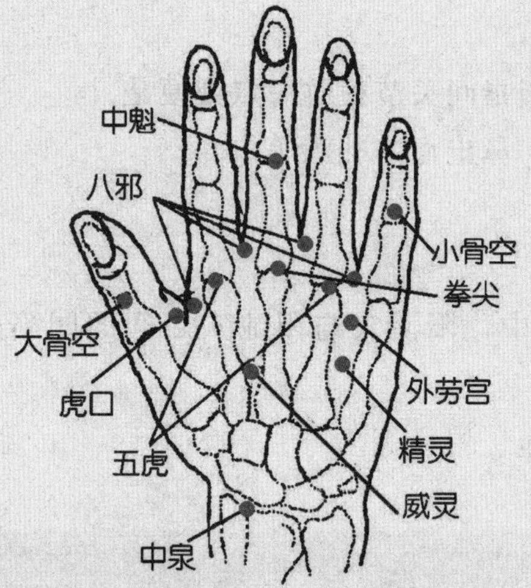

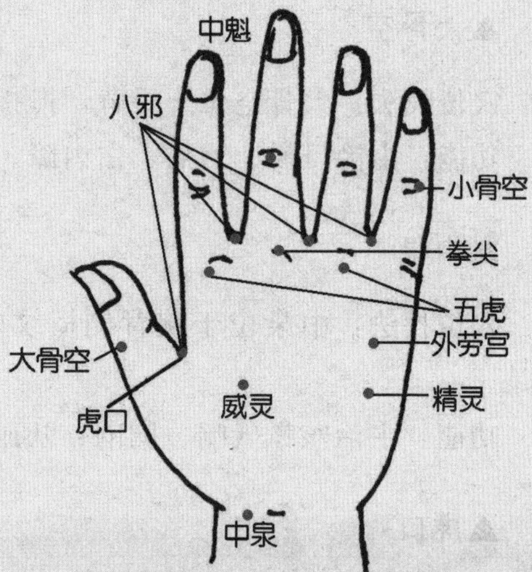

▲外劳宫

穴位找法：外劳宫位于手背第二、第三掌骨之间，掌指关节上约0.5寸处。

功能：主治手臂痛、落枕、腹痛、腹泻、颈椎病、小儿消化不良等。

▲腰痛点

穴位找法：腰痛点位于手背侧，第二、第三掌骨及第四、第五掌骨之间，腕横纹下约1.5寸处，尺侧为精灵，桡侧为威灵，合称腰痛点，左右共4穴。

功能：主治急性腰扭伤、小儿惊风、头痛等。

▲小骨空

穴位找法：小骨空位于手背，握拳时，手小指背侧近端指间关节横纹中点处便是。

功能：主治目翳、目赤肿痛、指关节痛、喉痛等。

▲大骨空

穴位找法：大骨空位于手背，拇指指间关节横纹中点处便是。

功能：主治目翳、目痛、白内障、鼻出血、吐泻等。

▲中泉

穴位找法：中泉位于腕背侧横纹中，阳溪穴与阳池穴之间的凹陷处便是。

功能：主治咳嗽气喘、胸闷、吐血、胃痛等。

▲虎口

穴位找法：将拇指、食指分开，手指蹼中点上方赤白肉际处便是虎口。

功能：主治烦热、唇紫、头痛、齿痛、眩晕、失眠等。

▲五虎

穴位找法：握拳，五虎便位于手背第二、第四掌骨小头之高点处，左右共4穴。

功能：主治指挛等。

▲拳尖

穴位找法：握拳，拳尖便位于手背第三掌骨小头之高点处。

功能：主治目翳、指挛、目痛等。

▲二白

穴位找法：二白位于前臂内侧，腕横纹上 4 寸，桡侧屈腕肌腱两侧，一手两穴。

功能：主治脱肛、痔疮等。

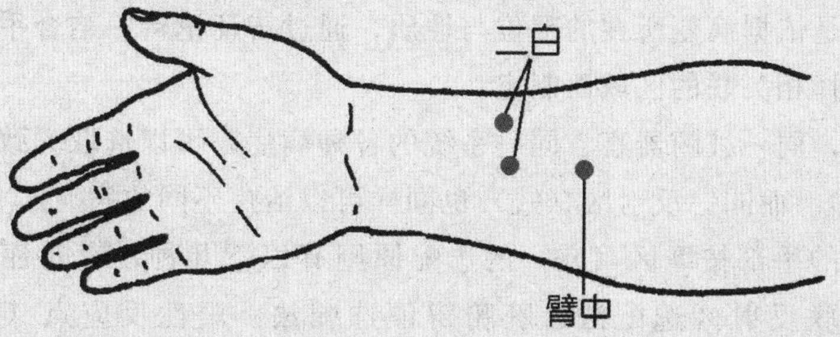

▲臂中

穴位找法：臂中位于前臂内侧，腕横纹与肘横纹之间的中点处，桡骨与尺骨之间。

功能：主治上肢瘫痪、前臂神经痛、痉挛等。

手部病理反应点

▲胸痛点

穴位找法：胸痛点位于拇指指关节桡侧，赤白肉际处。（大拇指侧为桡侧，小指处为尺侧）。

功能：主治吐泻、胸痛等。

▲小肠点

穴位找法：小肠点位于掌面，食指近端指间关节横纹之中点。

功能：主治便秘、小肠病等。

▲大肠点

穴位找法：大肠点位于掌面，食指远端指间关节横纹之中点。

功能：主治大肠病等。

手部按摩区域的选配

手部按摩保健，首先要确定按摩的部位，而选取反射区（穴）的原则，主要是依据病变所在的部位与性质，通过辨证论治，结合手穴的特殊功效，选择相关联的区域而制定。

因此，同一脏腑器官、同一系统的各种病症，可以选取大致相同的反射区（穴），而同一反射区（穴）也同样可以治疗不同的病症。

常见的手部按摩区（穴）的选配原则有以下几种，有对症（位）选配法、关联反射区选配法、脏腑辨证选配法、阳性反应点（区）选配法等。

对症（位）选配法

对症（位）选配法是手部反射区按摩保健法中最为常见的选取方法。凡某个脏腑或器官的病变，可选用相应的反射区或对应点来进行治疗。

关联反射区选配法

正因为人体脏腑器官间是相互影响的，所以有些反射区与疾病症状之间虽然没有直接关系，但可能存在某种因果关系，这些反射区就称为关联反射区。

例如，胃病的直接反射区是胃，虽然胰、十二指肠、肝、胆、大肠等反射区看似与胃病症状无直接关系，但对这些反射区进行按摩后，发现治疗的效果较单用胃区好得多，且疾病不易复发。因而在选择治疗的区域时，常常需要选择这类关联反射区。较为常用的有以下几种情况。

▲病症关联区选配

①炎症

人体各淋巴结是免疫系统的组成部分之一，刺激后可激活机体的免疫细胞，如T淋巴细胞、单核巨噬淋巴细胞等，增强其吞噬和杀伤能力，从而抵抗各种感染。因此，各淋巴结反射区是治疗炎症的重要关联反射区。

例如，支气管炎对症反射区是支气管反射区，关联反射区可选择胸部淋巴结和上身淋巴结反射区；慢性肾小球肾炎，对症反射区为肾、肾上腺反射区等，关联反射区可选生殖腺、下身淋巴结反射区等。

②神经症状

太阳神经丛是副交感神经激活阀，激活副交感神经后，可调节植物神经的功能，缓解神经症状。因此，治疗失眠、神经衰弱等导致的神经症状时，太阳神经丛反射区就是非常重要的关联反射区。

③疼痛

脑干中的网状结构能够感知疼痛的导入，对其进行有效刺激，能阻断这种感觉的传入。刺激大脑反射区，能促进机体内源性镇痛物质（如内啡肽）的分泌，从而产生明显的镇痛效果。因此，脑干和大脑反射区是治疗各种疼痛的重要关联反射区。

▲病理关联区选配

病理关联区选配法是揭示了疾病的病因与演变，治疗的目的在于消除病因和阻止疾病的传播。

比如，选择全身各淋巴系统、脾、扁桃体、腹股沟等关联反射区，可以增强免疫功能，用于治疗感染性疾病或肿瘤等；选择肾上腺反射区，能增强抗过敏的能力；选择松果体、脑垂体等反射区，可以调整人体内分泌功能，用于治疗各种内分泌失调。

▲生理解剖关联区选配

根据人体解剖学原理，选择与对症反射区关系密切的反射区作为关联反射区进行治疗。常见的有以下几种：

（1）胃病选择上消化系统、小肠、横膈膜、太阳神经丛反射区；

（2）肺病选择鼻咽、胸腔、心脏反射区；

（3）胆囊炎选择肝、十二指肠反射区；

（4）肝病选择胆、胰反射区；

（5）耳病选择肾、扁桃体反射区；

（6）鼻病选择上呼吸系统各反射区；

（7）眼病选择大脑、肝反射区；

（8）心脏病选择肺、甲状腺、胸椎、横膈膜反射区；

（9）肾病选择输尿管、膀胱反射区；

（10）甲状腺病选择脑垂体、肾上腺反射区；

（11）子宫疾病选择生殖腺、盆腔、尾骨、骶骨、输卵管、下腹部反射区。

脏腑辨证选配法

脏腑辨证是根据脏腑的生理功能、病理表现，对疾病症状进行分析归纳，用来判断病位、病因、病性及正邪盛衰等情况的辨证方法，从而为临床治疗提供依据。中医学将人体分为五脏六腑，按中医学辨证论治的方法，确定病变的脏腑后，即可选配该脏腑在手部的反射区（穴）作为治疗用区。

▲心病辨证

心的主要功能表现在主血脉与神明两方面。心主血脉，即心具有推动血液在脉道中运行不息的作用；心主神明，即心为人体精神和意识思维活动的主宰者。

因此，心病常见的症状有心悸、怔忡、心痛、心烦、失眠多梦、健忘、嬉笑无常、谵语发狂、表情淡漠、昏迷、面色苍白无华。当辨证为心病时，可选用手部“心”区和“心”穴。

▲肝病辨证

肝主疏泄，主藏血，主筋，即肝具有调畅全身气机、调节情志及贮藏血液、调节血量的生理功能，其病变主要表现为情志异常和气机不畅。

因此，当出现精神抑郁、急躁易怒、胸胁疼痛胀满、眩晕、头痛眼花、肢体震颤、关节不利、痉挛拘急、月经不调、乳房胀痛、睾丸疼痛等症状时，应辨为肝病，可选用手部“肝”区。

▲脾病辨证

脾主运化水谷（即消化吸收），输布精微至全身，为气血生化之源，故有“后天之本”之称。另外，脾还能统摄血液，升清阳，以防血液溢出血管外，并使内脏维持在一定的空间位置。

如果出现腹满胀痛、食少便溏、黄疸、四肢倦怠、水肿乏力，或见胃下垂、脱肛、子宫脱垂等内脏下垂，或有便血、崩漏、紫癜等病症时，当辨为脾病，可选用手部“脾”区。

▲肺病辨证

肺主气、司呼吸，故称肺为“气之主”。肺又主宣发肃降、通调水道，参与津液在人体内的输布。其病变主要表现为呼吸功能活动减退与水液代谢输布失常等。

当出现咳嗽、喘促、胸闷、胸痛、咯血、音哑、自汗等症状时，应辨为肺病，可选用手部“肺”区和“肺”穴。

▲肾病辨证

肾主骨、生髓，主藏精与生殖，为人体水液代谢的主要脏器，有“先天之本”之称。肾病主要表现在人体生长发育和生殖功能障碍、水液代谢失常等方面。

肾病临床症状，主要表现为腰膝酸软、阳痿遗精、女子经少、经闭不孕、耳鸣耳聋、齿摇发脱、健忘、头晕、水肿、小便不利、尿频、尿急、遗尿等症状。

▲小肠病辨证

小肠主要的生理功能为受盛化物和泌别清浊，其病变主要表现为消化与吸收功能的异常。常见症状为腹痛、腹泻或呕吐（受盛失常）、食后腹胀（化物不能）、上吐下泻等。当辨为小肠病时，可选用手部“小肠”区和“小肠”穴。

▲胆病辨证

胆主要的生理功能是贮藏与排泄胆汁和主决断。

胆汁有助于食物的消化，若胆汁分泌排泄受阻，则会导致消化功能障碍，出现厌食、腹胀、腹泻等症状。若湿热蕴结于肝胆，肝失疏泄，胆汁外溢，浸渍肌肤，则发为黄疸。

胆主决断，在判断事物、做出决定中起着重要作用，对防御和消除某些精神因素的不良刺激有重要意义。故而胆气虚弱之人，易出现胆怯易惊、失眠多梦等症状。

▲胃病辨证

胃主受纳、腐熟水谷，为“水谷之海”，胃气以降为顺，喜润恶燥。胃病多以胃失和降等消化功能障碍为主，表现为食少、脘胀或痛、呕恶、呃逆、嗳气等。

▲大肠病辨证

大肠有转化糟粕与主津的生理功能。主要是对食物残渣中的水液进行吸收，形成大便并排出体外。其病变主要表现为排便的异常，如大便干结，排出不畅，或大便次数增多，泻如水样，甚至下利脓血，并伴有里急后重等症状。

▲膀胱病辨证

膀胱是贮存和排泄尿液的器官，故而膀胱的功能失常主要表现在尿液的排泄异常，如尿频、尿急、尿痛、尿浊、遗尿、小便失禁等。

▲脏腑表里病辨证

中医学认为，脏腑之间有相互表里、相互络属的关系，脏属里（如心、脾、肺、肝、肾），腑属表（如胃、大小肠等）。其具体的表里关系为肺与大肠相表里，心与小肠相表里，肝与胆相表里，脾与胃相表里，肾与膀胱相表里。

相表里的脏腑之间有经气相通，可互相影响。因而在治疗时亦可选配相表里的脏腑反射区。如辨证为肺病，可选取手部“大肠”区。若辨证为大肠病，可选取手部“肺”区。

阳性反应点（区）选配法

体内脏腑发生病变时，往往在手部可以找到相应的阳性反应点（区），如局部的压痛、结节、丘疹或条索状物。

这些反应点也是进行治疗的理想部位。比如，慢性支气管肺炎患者，大都在肺区及支气管区出现压痛及脱屑等，治疗时选取这些相应的反应点（区）有助于提高疗效。

手部按摩基本知识

手部按摩是指以手按压手部反射区（穴），以特定的手法来刺激该反射区（穴），达到调整内脏功能、促进机体血液循环、增强机体新陈代谢的目的，从而起到治疗保健的效果。

但要想获得有效的治疗保健效果，事先必须掌握一定的按摩技法和操作要领。而且，应把握好按摩的适应证与禁忌证，以确保治疗的安全性。

手部按摩手法

▲推法

手部按摩中常用的推法是指推法。

如用拇指指端或指腹着力于手部一定的部位，进行单方向的直线推动，为直推法；如用双手拇指从某线状穴位的中点向两侧分推，称为分推法；如用两手拇指指端或指腹自某线状穴两端向中间推动合拢，为合推法，又称“合法”。

该技法适用于手部各线状穴位。操作时，配合适量的按摩介质，手指着力部位要紧贴体表，用力要稳，速度要缓慢均匀。

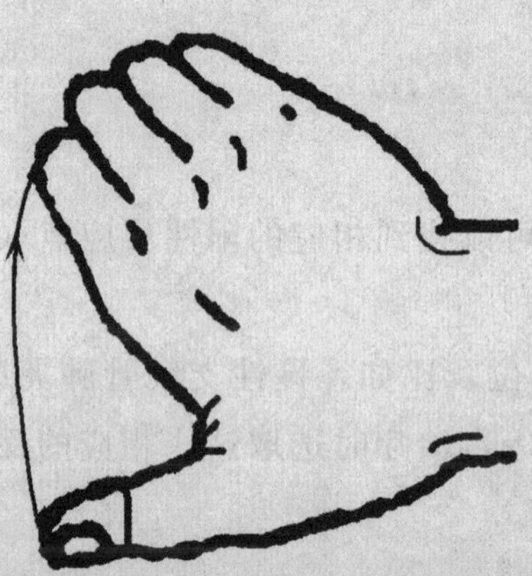

推法

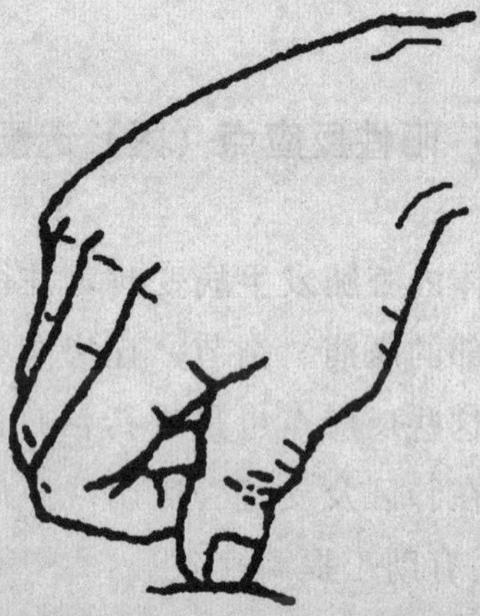

按法

▲按法

按法是指用拇指的指端或指腹着力于手部穴位或病理反射区上，逐渐用力下按，由轻到重，使刺激充分到达肌肉组织的深层，产生酸、麻、重、胀、走窜等感觉，持续数秒钟，渐渐放松，如此反复操作。

按法适用于手部各穴，常和揉法结合使用。操作时，用力不要过猛，不要滑动，应持续用力。需要加强刺激时，可用双手拇指重叠施术。对年老体弱或年龄较小的患者，施力大小要适宜。

▲点法

点法是指用拇指指端或屈指骨突部着力于手部穴位或病理反射区上，逐渐用力下按，由轻到重，使刺激充分到达肌肉组织的深层，产生酸、麻、重、胀、走窜等感觉，持续数秒钟，渐渐放松，如此反复操作。

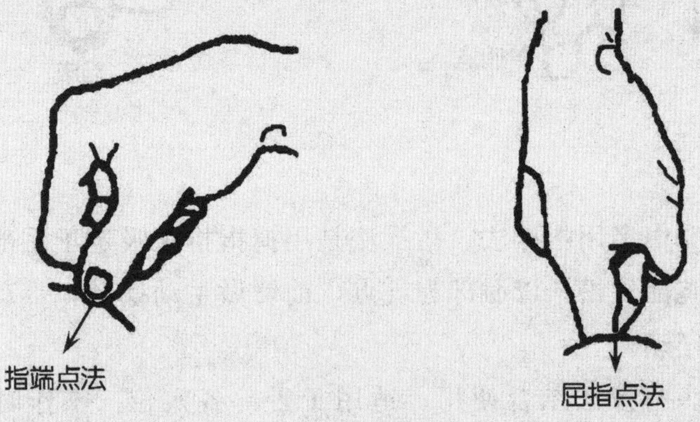

点法适用于手部各穴，常与按法结合使用。点法较按法接触面积小，力度强，刺激更大，对年老体弱或年龄较小的患者，施力大小要适宜。操作时，用力切忌过猛，不要滑动，应持续用力。

▲叩法

叩法是用中指指端叩打手部穴位。

叩法适用于手部反射区较窄的部位。操作时，用力由轻而重，不可突然用力，动作要快而短暂，垂直叩击体表，速度要均匀而有节奏感。

▲掐法

掐法是指将力量灌注于拇指端，用拇指指甲重掐所找穴位。

在手部按摩中，属掐法刺激最强，多用于急症、重症。掐前要找准穴位，为了避免刺破皮肤，可在重掐部位上覆盖一层薄布，掐后可轻揉局部以缓解疼痛。

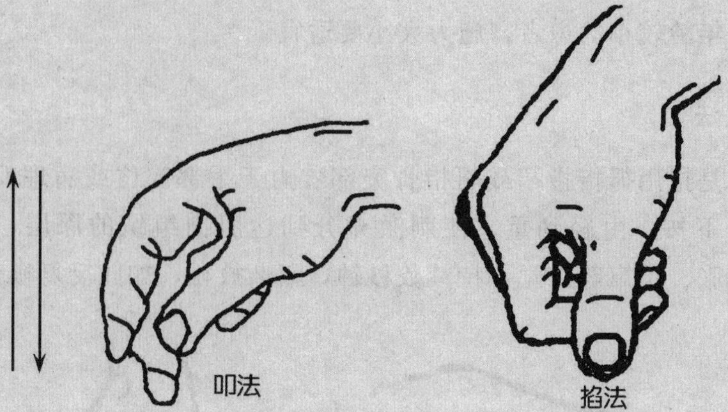

▲揉法

手部按摩中多用指揉法。指揉法是用拇指指腹吸定于手部一定的穴位或部位上，腕部放松，以肘部为支点，前臂做主动摆动，带动腕和掌指做轻柔缓和的摆动。

指揉法多与按法结合使用，适用于手部各穴位。操作时，压力要轻柔，动作要协调而有节律，持续时间宜长些。

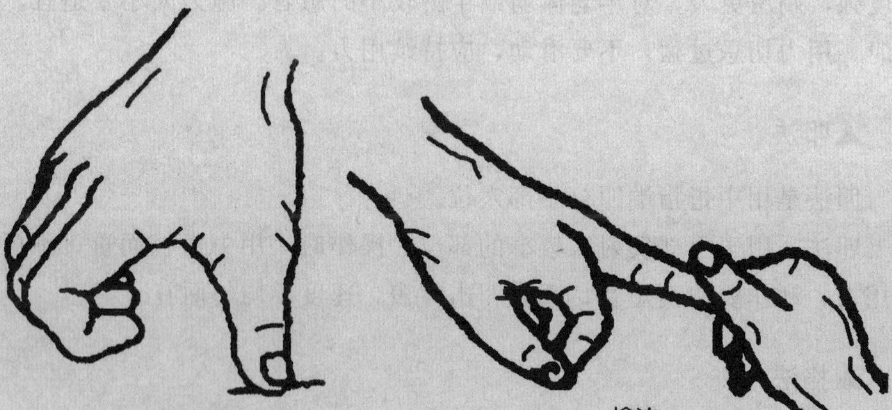

▲捻法

捻法是用拇指、食指指腹夹持住一定部位，两指相对做搓揉动作。

捻法主要用于手部各指的指小关节，常与掐法、推法合用。操作时，动作要灵活、快速，用力不可呆滞。

▲摇法

摇法是使手部指关节、手腕部关节做被动均匀的环形摇转动作称为摇法。摇法一般需要双手配合，一手固定，一手操作。

摇法主要适用于手部指关节及手腕部关节。操作中，动作要缓和，用力要稳，摇动方向及幅度要在生理许可范围内进行，由小到大，切忌突然单向用力，以防止损伤关节。

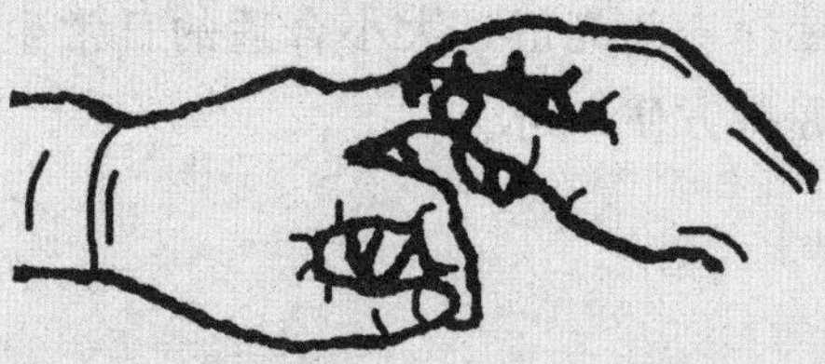

摇法

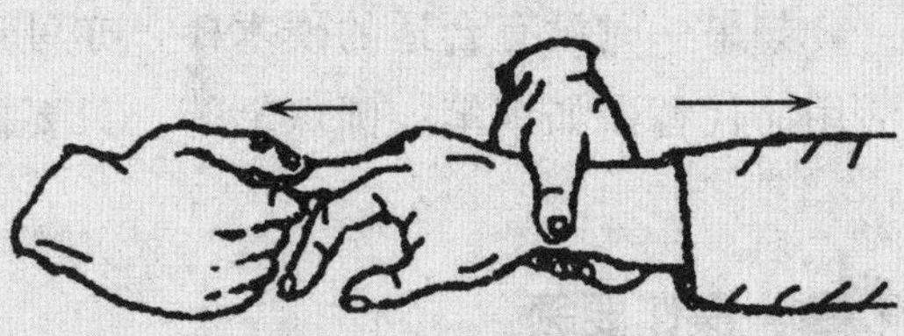

拔伸法

▲拔伸法

拔伸法是用两手分别各执手部相应关节的一端，以相反方向做拉伸、牵引动作的方法。

拔伸法适用于手指关节、掌指关节及腕关节与手部关节的局部病症。操作时，应沿关节连接纵轴线操作，两手用力要适度，不可强拉硬牵，也不可偏斜用力，速度要均匀，以免损伤关节和韧带。

▲摩法

摩法是以手掌面或食指、中指、无名指指腹附着于手部一定部位，以腕关节为中心，连同掌指做节律性的环旋运动。

摩法适于手部相对开阔的部位。操作时，肘关节自然屈曲，腕部放松，指掌自然伸直，动作要缓和而协调，迅速而持久。

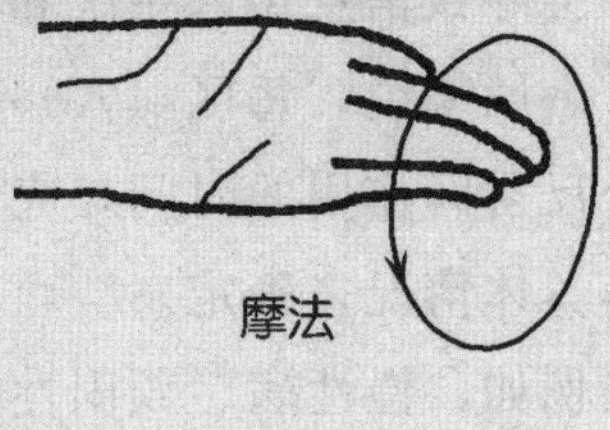

摩法

手部按摩工具

在手部按摩实际操作过程中，如果操作者没有经过专业训练，单纯用手指按摩，手指很快就会疲劳、酸软，达不到按摩疗效。因此，最好配置一些按摩工具，最常见而又实用的按摩工具是按摩棒。

制作按摩棒时，宜选一长度、粗细合适的硬木棒，大头直径约 1.5 厘米，小头直径约 0.5 厘米，两头均磨成圆球形，用细砂纸打磨光滑即可使用。

如果一时没有合适的硬木棒，亦可选择一头光滑、大小合适的日常生活用品代替，如钢笔、圆珠笔等，只要握持方便即可。

操作要领

按摩过程中产生的刺激信息，经过一定的途径，到达病变部位，从而达到一定的治疗效果。刺激信息的产生与作用于按摩部位的功有关，做功量不够，信息量不多，则达不到应有的治疗效果；做功量过大，信息量过多，会造成穴位疲劳，反而导致穴位接受刺激信息的能力减弱，降低治疗效果。所以，按摩要定时定量、有规律、有节奏地进行，不要盲目地反复按摩。

▲按摩时间

进行手部按摩时，必须掌握好按摩的时间。因穴位的感受必须传入大脑，并产生某种反应变化，才能取得一定的治疗效果。若一次按摩时间过长，会导致信息传入系统和信息整合调节系统的疲劳而降低疗效。

一般来说，每区（穴）的按压时间为 1～2 分钟，但不是绝对不变的。每个反射区作用的时间，应因人和反射区区别对待，要根据病情和患者体质等具体情况来确定。

例如，慢性病、顽固性疾病，按摩的时间宜长些；急性病、病因明确单一者，按摩的时间可短些；对重点穴位区要重点按压，时间要长些；对严重的心脏病患者，则时间应短些；按摩肝脏反射区时，必须在患者肾脏功能良好的情况下，才可以按摩较长的时间，否则将不利于体内有毒物质的排泄。

每天按摩 1～2 次即可。若能长期坚持每天同一时间按摩，效果更好。一般病症，10 次为 1 个疗程，疗程之间可间隔数天，亦可连续进行下一疗程。经过按摩使疾病基本痊愈后，应再坚持一段时间，以巩固疗效，减少复发。

▲按摩力度

手部的按摩要有一定的力度，力度要持久、有力、均匀、柔和，力求深透。

持久是指手法能按要求持续运用一定时间；有力是指手法必须具有一定的力量，并根据不同病症，不同部位而增减；均匀是指手法运用要有节奏性，不要时快时慢、时轻时重；柔和是指手法要轻而不浮，重而不滞，用力不可生硬粗暴或用蛮力，变换动作要自然。

按摩的力度，一般来说，年老体弱者、关节较硬者、肌肤娇嫩的患儿、女性等用力要轻，形体壮实者、年龄轻者及男性用力稍重。

另有少数人对疼痛特别敏感或耐受力差。因此，要把可能发生的情况考虑到操作过程中，时刻注意患者的表情变化。如果患者出现脸色苍白或忍受不了的表情，应立即停止按摩。

按摩时，力度不应是同一的，应大小不等。因手上穴位的感受传入大脑后，有反应变化才会产生更好的效果。总用一个强度，大脑的敏感度会下降，也会降低疗效。

手部按摩时，用力要先轻后重，逐渐增加力量和时间，一直增加到被按摩者能接受的最大力度为止。

▲按摩节奏

按摩节奏是指按压反射区的频率，应根据具体情况来定。

一般来说，体质虚者，节奏要慢；体质实者，节奏要快。男性相对于女性节奏要快，老年人相对于青壮年节奏要慢。

▲按摩方向与顺序

按摩双手的方向，要根据疾病性质的不同来决定。一般来说，顺经络气血运行的按摩方向为补，逆经络运行的按摩方向为泻。或以向心按摩为补，离心按摩为泻。但要根据具体情况灵活掌握和运用，而不是一成不变的。

按摩治疗中，应根据病情先按摩主要穴位和反射区，再按摩配穴及次要穴位或反射区。肾、输尿管、膀胱是人体主要的排泄器官，是重点按摩部位。无论治疗，还是保健，一般在按摩的开始和结束时，都要按揉这几个反射区。按摩的顺序也不是一成不变的，在治疗中应根据具体情况灵活变通。

常用按摩膏

使用按摩膏可以保护施术者和受施者的手，起到润滑的作用。而且，选择适宜的药膏还能增强治疗效果。为了保持按摩的力度，每次不要涂得太多。常用的按摩膏有以下几种：

▲按摩乳

按摩乳可用于各种情况。具有润滑皮肤、活血化瘀、清热解毒等功效。

▲冬青膏

以冬绿油（水杨酸甲酯）与凡士林按 1∶5 混合调匀而成，有消肿止痛、祛风散寒等作用，适用于跌打损伤及陈旧性损伤和寒性痛证等。

▲滑石粉

医用滑石粉或市售爽身粉均可，具有润滑、除湿等作用，适用于夏季按摩，尤其适用于婴幼儿及皮肤娇嫩者。

▲薄荷水

将鲜薄荷叶放入适量沸水中，加盖浸泡，待其自然冷却后，去渣取汁即可使用。有祛暑除热、清凉解表的功效，适用于夏季按摩及一切热病。

▲麻油

用其他植物油代替也可。有和血补虚、祛风清热等功效，适用于婴幼儿及久病虚损或年老体弱者。

▲鸡蛋清

将鸡蛋（鸭蛋、鹅蛋亦可）一端磕一小孔后，悬置于容器上，取渗出的蛋清使用。有消导积滞、除烦去热等作用。适用于嗳气吐酸、烦躁失眠、各种热病及久病后期。

另外，手部有皮肤病者，可选用针对性药物。如2%咪康唑霜或联苯苄唑霜（霉克）或克霉唑霜都可用于手部，2%尿素霜可用于手部皲裂者。

适应证与禁忌证

每一种疗法都有一定的适用范围，手部按摩也不例外。

▲适应证

手部反射区按摩保健法适应范围广泛，尤其是对一些痛证、功能性病变和运动、神经系统的顽症，更具意想不到的疗效。大致体现在以下几个方面：

（1）神经官能症和各种神经痛。

（2）慢性胃肠道疾病和小儿厌食、小儿消化不良等。

（3）各种变态反应性疾病，如过敏性哮喘、过敏性鼻炎、过敏性皮炎等。

（4）多种炎症，如上呼吸道感染、喘息性支气管炎等。

▲禁忌证

手部按摩虽然治疗范围广，疗效好，无不良反应，但仍有其局限性，对有些病症是不宜使用的，临证时要谨慎对待。

（1）某些外科疾病：如急性腹膜炎、肠穿孔、急性阑尾炎、骨折、关节脱位等。

（2）各种急性传染病：如伤寒、霍乱、流脑、乙脑、肝炎、结核、梅毒、淋病、艾滋病等。

（3）急性中毒：如食物中毒、煤气中毒、药物中毒、酒精中毒、毒蛇咬伤、狂犬咬伤等。

（4）急性高热病症：如败血症等。

（5）各种严重出血性疾病：如脑出血、胃出血、子宫出血、内脏出血等。

（6）某些严重疾病：如急性心肌梗死、严重肾衰竭、心力衰竭等。

（7）妇女月经期及妊娠期。

（8）精神病患者发作期。

（9）手部皮肤溃烂者。

上述情况，大多数表示病情危重，病势急迫，瞬息万变，因此不能贻误抢救时机。而且，此时的患者身体较为虚弱，承受不了按摩的疼痛刺激，以免出现严重后果。

对上述禁忌证，应及时采用药物、手术等综合治疗措施，待病情趋于稳定或缓解后，在康复期间，再以手部按摩作为辅助疗法进行调理性治疗。

专家提醒：

（1）治疗前应清洁双手，修剪指甲。

（2）按摩前休息片刻。

（3）浴后、饱餐后1小时内及过度疲劳之余均不宜做手部按摩。

（4）治疗中如出现一些反应，应及时处理。治疗后半小时内，须饮温开水 300～500 毫升，严重肾脏病及心力衰竭、水肿患者，喝水不宜超过 150 毫升。

(5) 治疗腰部、颈部及各种关节、软组织扭伤时，应边施手法，边嘱患者活动。

(6) 自我按摩者注意循序渐进，并严格遵守操作要求。

(7) 严重病症应以药物和其他疗法为主，手部按摩为辅。

(8) 手法要熟练，耐力要持久，施术要柔和，用力要深透。对不同体质者，应注意调整刺激的强度。

(9) 手部按摩要有毅力和恒心。

呼吸系统病症

感冒

感冒，俗称伤风，是由病毒或细菌感染引起的上呼吸道炎症，是一种常见的外感性疾病，一年四季均可发病，以冬、春两季更为多见。

感冒主要症状有鼻塞、流涕、咽痛、声嘶、打喷嚏、怕冷，继发头痛、发热、咳嗽、全身酸痛等，并常伴有结膜充血、流泪等症状，有时可有消化道症状。

手部按摩对感冒有较好的疗效状，它能增强机体的免疫功能，提高机体的抗病能力，促进康复。

▲手部按摩

1. 施治穴位

可选择列缺、少商、鱼际等进行按摩，并可灸合谷穴。若同时按摩感冒点、退热点、咽喉点，可加强疗效。

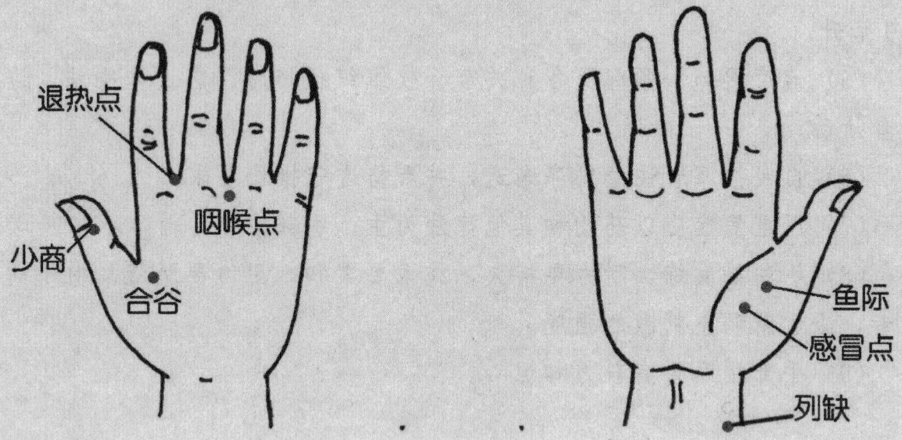

2. 施治反射区

揉按支气管、肺、喉、鼻、气管、胸腺淋巴结、头颈淋巴结、肾、膀胱、输尿管、鼻窦、上下身淋巴结等反射区，重点按摩肺、支气管、胸腺淋巴结、头颈淋巴结反射区。

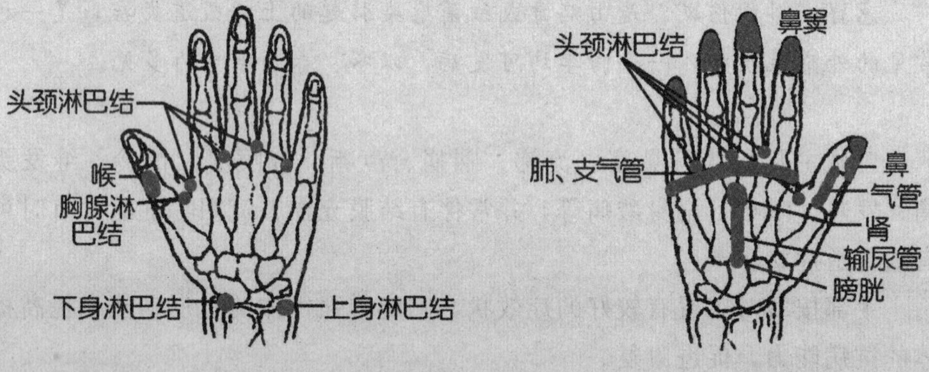

专家提醒：

如有发热、畏寒、酸痛等全身感冒症状明显者，应及时去医院诊治，必要时给予静脉用药，以防病情加重。

治疗期间应多加休息，避免再感风寒；多饮淡盐开水，宜清淡饮食；

多食含维生素C的食物，如水果、蔬菜等；忌食油腻之品。平时应加强锻炼，增强机体抗病能力。

消化系统病症

膈肌痉挛

膈肌痉挛又称呃逆，俗称打嗝，是指膈肌痉挛引起气逆上冲，喉间声响“结嗝”不止，令人不能自控的一种症状，其呃声或疏或密，有几分钟或半小时呃逆一声者，亦有1分钟数十次者。

呃逆的发生有很多原因，正常人在进食过程中食用过凉或过热食物，或过度紧张兴奋，或突然受凉，或吸入冷空气都会发生呃逆现象，这种呃逆无迁延性，可自愈，不用特殊治疗。

呃逆也可能由多种疾病引起，如脑血栓形成、脑炎、中暑、胃炎及肺部或胸膜或膈肌病变等。另外，病后体虚、劳累过度、药物过敏等因素也可导致呃逆的发生。

呃逆一般会在数分钟内自行停止。但有时呃逆会持续30分钟到一个小时之久，给工作和学习带来不便。此时，采用手部按摩疗法可取得满意的效果。不过，若是疾病所致的呃逆，则应积极治疗原发病。

▲手部按摩

1. 施治穴位

揉按合谷、内关、中魁、劳宫等穴位。一般以手指揉压穴道，就可停止打嗝，但是在无法止住的情况下，可使用艾炷灸或牙签的末端，施以较强的刺激，一定能达到满意的效果。另外，应注意对呃逆点进行揉按，以加强疗效。

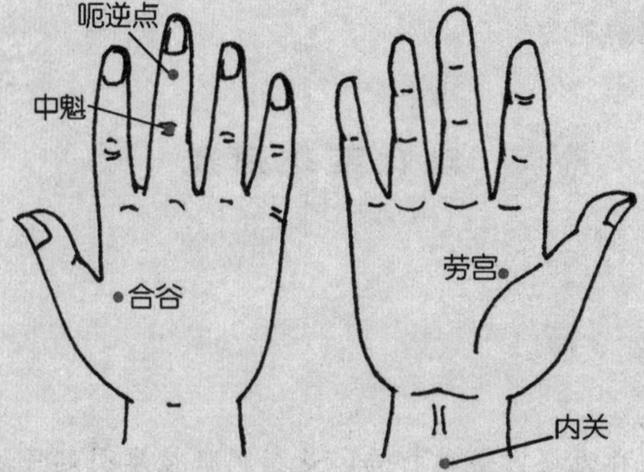

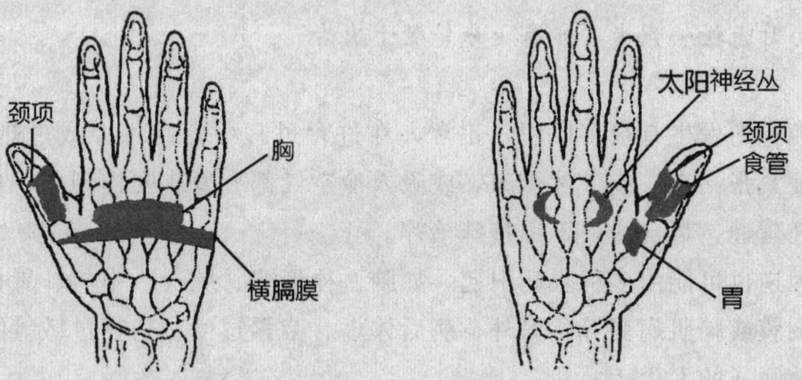

2. 施治反射区

揉按横膈膜、胃、太阳神经丛、胸、颈项、食管等反射区，重点按摩胃、横膈膜、太阳神经丛反射区。

专家提醒：

在进行按摩时，精神要放松，保持情绪安宁。平时应保持精神开朗，不食生冷辛辣食品，避免受凉、劳累。

胃痛

胃痛是指以上腹胃脘部近心窝处经常发生疼痛为主证的一种病症。胃痛的种类很多，但大多数都是因急性胃炎及胃痉挛所造成的。

胃痉挛导致的疼痛是一种无法预知的疾病，剧痛时甚至会导致休克。胃痉挛是因精神忧虑而引起的，称为神经性胃痉挛，大多在空腹时发作。

急性胃炎是胃壁黏膜发生炎症，并且伴随着疼痛的一种疾病。其主要原因是暴饮暴食、食物中毒、药物中毒，或发热性疾病发作时的症状之一。

胃痛常可牵连到胁背，多兼见胸脘痞闷、恶心、纳差、嘈杂、嗳气，或吐酸、吐清水，大便溏薄或秘结，甚至便血等。

当发生疼痛时，要立即安静下来，采用手部按摩疗法，症状便会逐渐缓解，达到止痛的效果。

▲手部按摩

1. 施治穴位

胃肠点和胃、肠等消化器官密切相连，一般胃痛可以刺激胃肠点。当急性胃炎发作时，只要用尖状物强刺激，便可反射性刺激脑部，抑制胃及肠部功能，减少疼痛感。

位于手背，第二、第三掌指关节后的掌骨间凹陷处的落零五，也与胃肠点具有同等效果。刺激胃肠点和落零五的差异，是单纯的暴饮暴食所引起的胃痛，则刺激胃肠点；若为神经性的胃痛时，刺激落零五则比较有效。

2. 施治反射区

揉按胃、脑干、十二指肠、肾、太阳神经丛、胆、肝、膀胱、输尿管

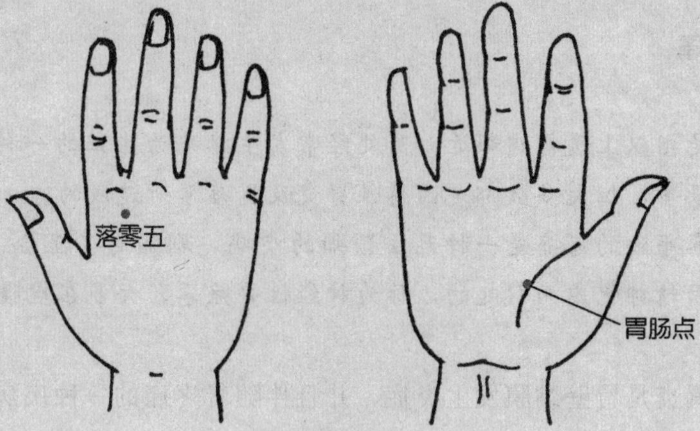

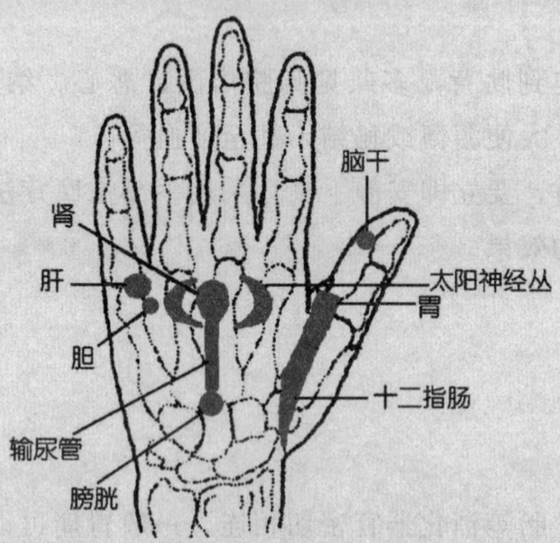

等反射区，重点按摩胃、太阳神经丛、十二指肠反射区。

专家提醒：

胃痛、呕吐严重者，特别是食物中毒所致，应立即去医院诊治，以免延误病情。平时注意饮食卫生，不吃生冷、不洁食物。

便秘

便秘既可作为多种疾病的一种伴随症状，又可作为一种独立的疾病，其主要临床表现为大便次数减少和（或）粪便干燥难解。

常见的便秘多属单纯性的，即功能性或习惯性便秘，常因肠胃蠕动减弱或痉挛等致使粪便无法正常排出。有少数便秘是由肠道器质性疾病所致，称之为器质性便秘。

便秘虽然以大便干燥难解、排便间隔时间延长为主要临床表现。但有时即使是两天排便一次，只要粪便性状正常，排便通畅，也不可误认为是便秘；相反，若每天都排便，但粪便量少而硬，也算是便秘的一种。

便秘的原因除了疾病因素和饮食过于精细以外，运动不足和抑制排便也是便秘形成的重要因素之一。很多人由于饭后过分忙碌或精神紧张而抑制便意，尤其是早晨起床后，不吃早餐就上班的人，最易患有便秘。

便秘常给患者带来很大的痛苦，严重时影响工作和生活。便秘的人易疲劳、失眠等，女性易出现月经不调、粉刺、雀斑、皮肤粗糙等症状；若干硬的大便擦伤黏膜，则可导致便血和肛裂；便停留于肠道时间过长，会使肠道过多地吸收便中的有毒物质，如吲哚、氨等，可产生头晕、头痛等全身性症状。

对于便秘的最佳治疗方法是注意调节饮食生活习惯，加以手部按摩，坚持做的话，可以最终根治便秘。

▲手部按摩

1. 施治穴位

揉按劳宫、合谷、二间、三间、中魁、便秘点等。

2. 施治反射区

按摩肛门、直肠、结肠、大肠、小肠、肾、太阳神经丛、输尿管、膀胱、胃、脾等反射区，重点按摩大肠、直肠、结肠、太阳神经丛反射区。

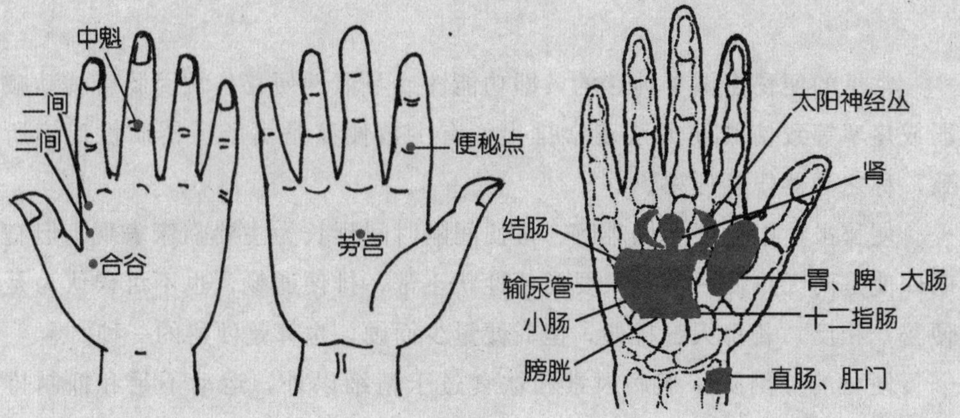

专家提醒：

对器质性疾病所导致的便秘，应重视原发病的治疗。另外，应合理安排生活与工作，解除压力，劳逸结合；适当参加体育锻炼；养成每天定时排便的习惯；忌食辛辣食物，多食富含纤维素的食物及新鲜的蔬菜水果。

慢性腹泻

腹泻是一种较常见的临床症状，是指排便次数增多，大便稀薄，甚至泻出如水样。通常粪便中含有75%～80%的水分，但若是超过85%以上，就是腹泻。

腹泻超过两个月的称为慢性腹泻，常由肠道炎症、肿瘤、用药不当、情绪波动及导致消化吸收障碍的一些疾病等因素引起。慢性腹泻往往会反复发作，久治不愈，还伴有腹胀、腹痛、食欲不振等症状。轻者每日大便数次，重者可十余次，可混有黏液或脓血。

根据病变部位，可分为小肠、结肠、直肠性腹泻。痛在脐周、便后不缓解、便质稀薄，一般为小肠性腹泻；如腹痛有便意、便后腹痛缓解、便质呈黏液或带有脓血的，一般为结肠性腹泻；如伴有里急后重，一般属于乙状结肠或直肠病变。

▲手部按摩

1. 施治穴位

腹泻点是治疗腹泻最有效的穴位，配合三间、合谷等穴位效果更佳。

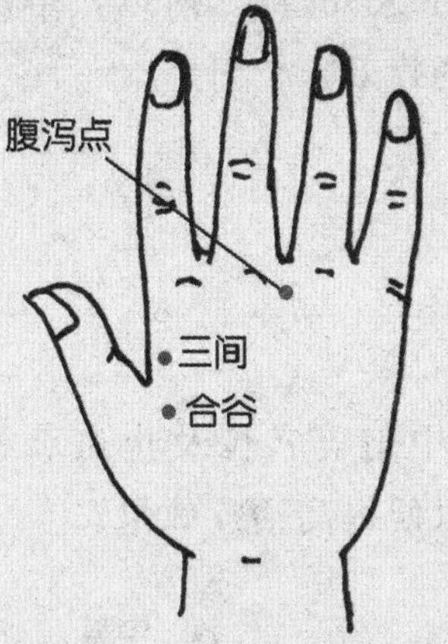

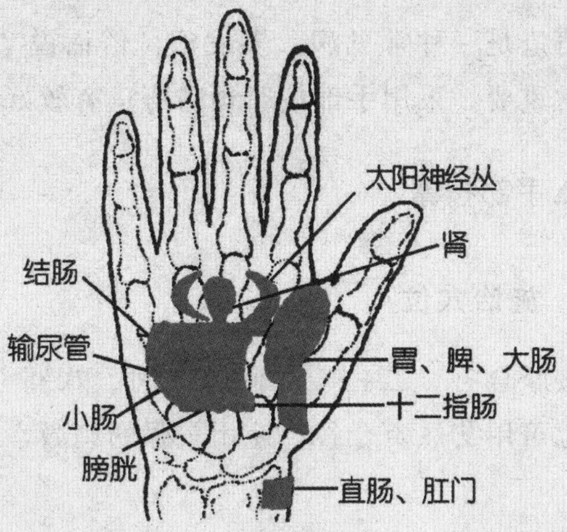

2. 施治反射区

按摩肛门、直肠、肾、结肠、太阳神经丛、小肠、输尿管、膀胱、胃、脾、大肠等反射区，重点按摩直肠、大肠、结肠、太阳神经丛反射区。

专家提醒：

若为感染性腹泻，或长期腹泻而疗效不佳者，应及时去医院诊治。

痔疮

痔疮是指肛门、直肠下端静脉曲张，静脉血液回流受阻所出现的青紫色、圆形或椭圆形包块状静脉团。便秘和妊娠是诱发痔疮形成的常见原因。

痔疮分为内痔、外痔和混合痔。内痔在齿状线以上，表面覆盖黏膜，多见间歇性大便出血和肛门肿物脱出，脱出物发生炎性反应时，出现疼痛；外痔在齿状线以下，表面覆盖皮肤，肛门缘皮肤隆起扩大、坠胀疼痛，伴有异物感，不易出血；内外痔连为一体的称为混合痔。

痔疮的主要症状除痔核外，还有肛门肿痛、瘙痒、出血等。痔疮出血颜色鲜红，不与粪便相混，长期的便血可引起贫血。

痔疮是一种常见病、多发病，俗话说“十人九痔”。所以，痔疮的防治非常重要。采用手部按摩预防痔疮有较好的疗效。

▲手部按摩

1. 施治穴位

按摩合谷、二白、三间、二间、八邪、中魁等穴位及止血点和便秘点。也可用艾炷灸合谷，使用较强的刺激，以便提高治疗效果。

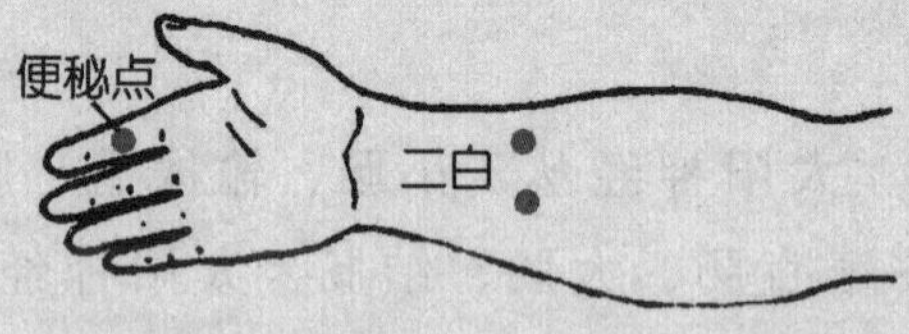

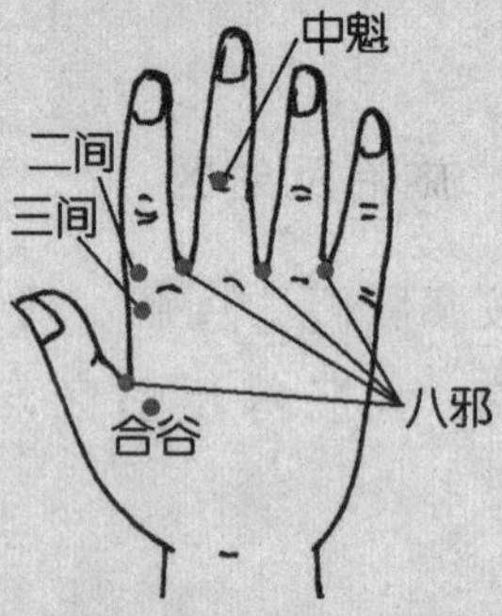

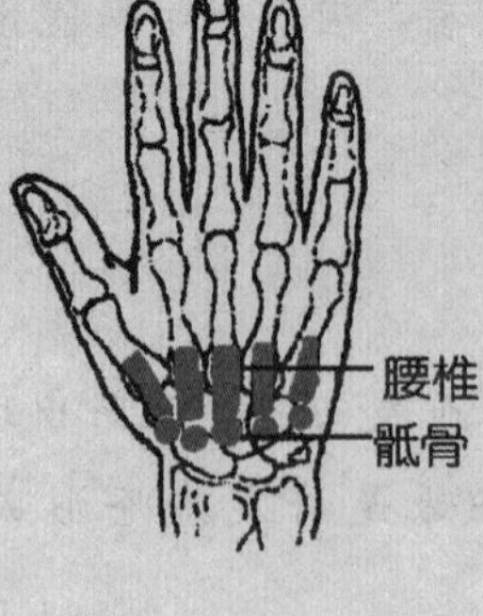

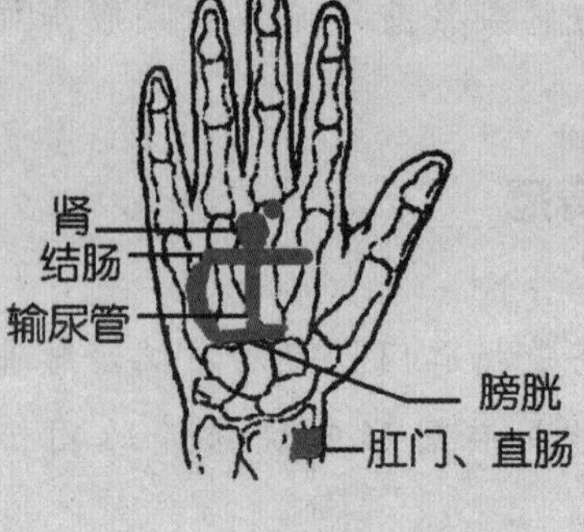

2. 施治反射区

揉按直肠、肛门、膀胱、输尿管、肾、腰椎、结肠、骶骨等反射区，尤其是肛门、直肠、骶骨反射区。

专家提醒：

痔疮大量出血时，应选择适当方法（如药物或手术）止血。平常应保持大便通畅，养成良好的饮食习惯，不食辛辣食物，保持肛门清洁，避免长时间站立或久坐，应经常做缩肛动作，促进肛周血液循环。

心血管系统病症

心律失常

心律失常是指心脏收缩的频率和节律失常。正常人安静状态下的心跳次数在每分钟 60～100 次，当心跳次数超出这一范围或出现心跳秩序改变，即属心律失常。临床表现有过早搏动、窦性心动过速或过缓、阵发性室上性心动过速、房室传导阻滞等，常见症状有心悸、胸闷、头晕、乏力等。

▲手部按摩

1. 施治穴位

揉按大陵、神门、少府、劳宫、中泉、虎口等穴位。

2. 施治反射区

按摩胸、心、大脑、肾上腺、胸腔呼吸器官、肾、输尿管、膀胱、甲

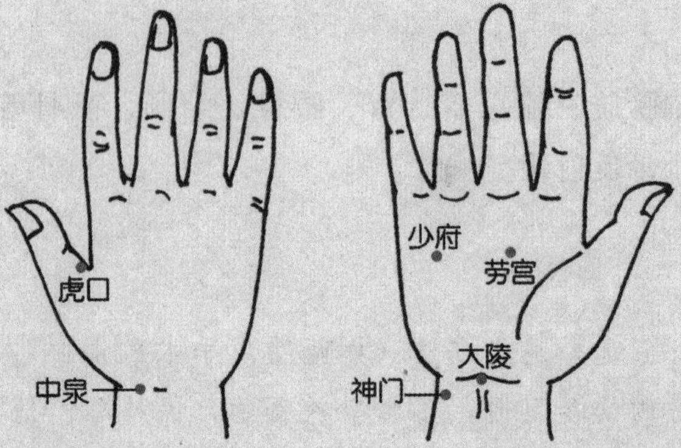

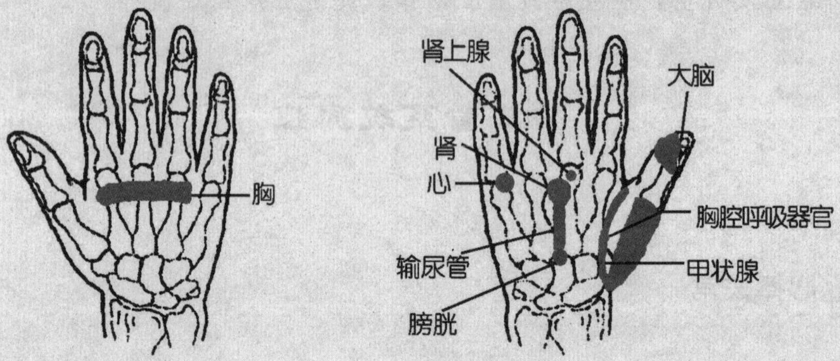

状腺等反射区，尤其是胸、心、肾上腺反射区。

专家提醒：

在用手部按摩治疗心律失常时，用力要轻，时间要短。严重心律失常者更要谨慎细心，注意患者的病情变化。对器质性心律失常者，应查明原因，理性采取相应的治疗方法。

另外，患者应保持愉悦的心情，避免情绪激动；可进行适当的锻炼，忌食刺激性食物，如烟酒、浓茶、浓咖啡、辣椒等。

低血压

低血压是由血管内压力降低所导致的病症，其标准是收缩压在12.0kPa以下和（或）舒张压在8.0kPa以下。

低血压患者，大多体质虚弱，会有站立性目眩、四肢无力、头晕健忘、精神倦怠、视物模糊、心悸失眠、噩梦纷纭等症状。

▲手部按摩

1. **施治穴位**

低血压患者的当务之急就是促进血液循环，而担负血液循环重要任务的就是心脏，因此在刺激手掌时，应以与心脏有密切关系的心经、心包经的穴位为主。因此，可以揉按合谷、劳宫、大陵、神门、中渚、升压点、安眠点等。

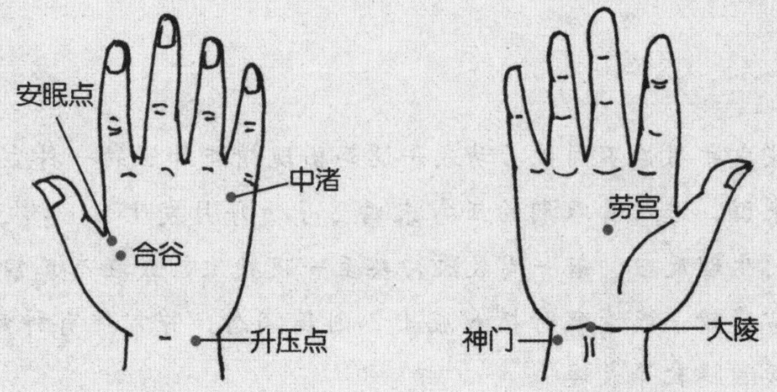

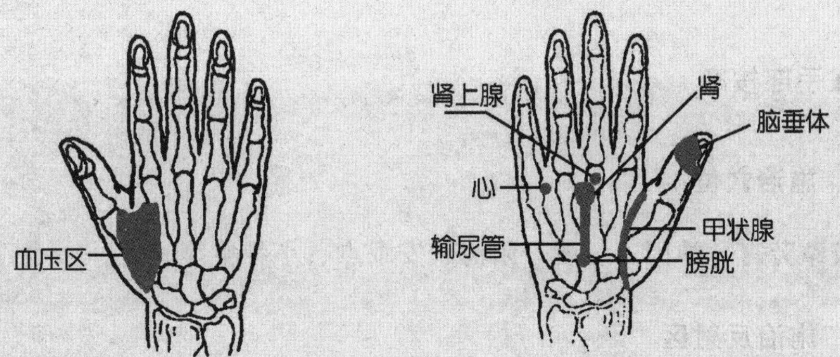

2. **施治反射区**

揉按输尿管、肾上腺、心、血压区、甲状腺、膀胱、肾、脑垂体等反射区，尤其是肾上腺、脑垂体、心、甲状腺反射区。

专家提醒：

应注意低血压症产生的原因，针对发病原因采取治本之法，必要时予以药物治疗。另外，生活要有规律，平常注意锻炼身体和合理的饮食，保持良好的心态，戒烟酒。出现体位性低血压者，改变体位时应缓慢进行，避免突然坐或起立。

泌尿生殖系统疾病

遗精

遗精是指成年男性不因性活动或手淫而出现精液外泄的一种生殖系统病症。一般来说，进入青春期的正常未婚男子，每月发生2～3次遗精现象，为正常的生理反应。若一周数次，甚至一夜数次，或在有正常性生活的情况下经常遗精，或清醒时精液流出，则属病态，并常伴有神疲乏力、头晕耳鸣、腰酸腿软等表现。

▲手部按摩

1. 施治穴位

按摩劳宫、神门、后溪、阳池、安眠点、小骨空等。

2. 施治反射区

揉按肾、肾上腺、肝、心、生殖腺、脑垂体、输尿管、膀胱、前列腺、太阳神经丛等反射区，尤其是肾、肾上腺、脑垂体、心、生殖腺反射区。

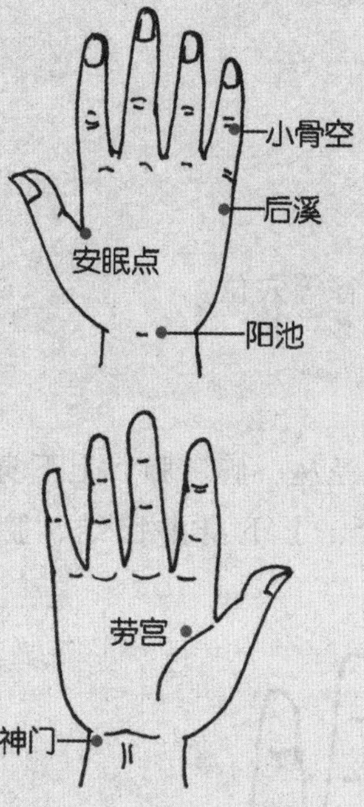

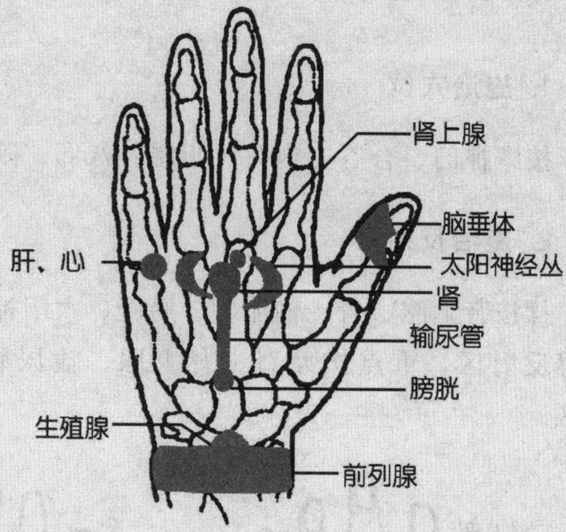

专家提醒：

加强身体锻炼，增强体质，节制房事，戒手淫。

慢性肾炎

慢性肾炎是慢性肾小球肾炎的简称，是一种常见的慢性肾脏疾病，病程持续 1 年以上，男性多于女性，发病年龄大多在青壮年时期。

肾脏的生理功能主要是把停留在血液中的废物和有害物质从尿中排出，以净化血液，保持血液的一定成分。肾脏受损后，体内废物不但不能被完全排出，而且随血液四处流动，影响全身组织和器官的正常功能，从而产生各种症状。

慢性肾炎表现各异，有的无明显症状，有的有明显水肿、血尿、蛋白尿、高血压，并伴有纳差、腹胀、全身乏力、贫血等症状。多数患者呈进行性加重，但有些患者的症状可部分或全部缓解。

▲手部按摩

1. **施治穴位**

按摩神门、合谷、内关、阳溪、八邪、阳谷等穴位。

2. **施治反射区**

揉按肾上腺、肾、输尿管、膀胱、太阳神经丛、脾、肺、上下身淋巴结等反射区，重点按摩肾、肾上腺、输尿管、上下身淋巴结、膀胱反射区。

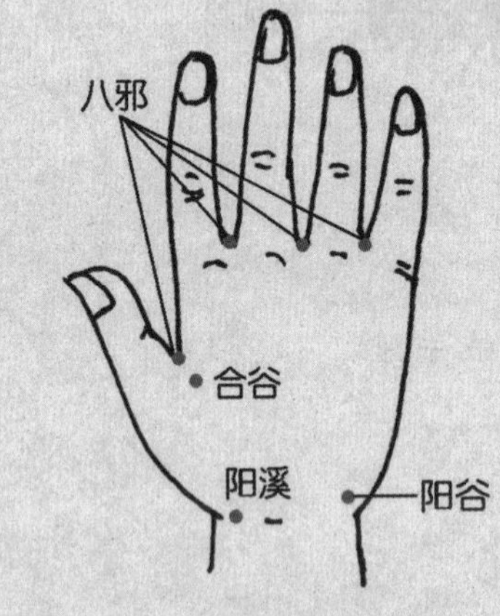

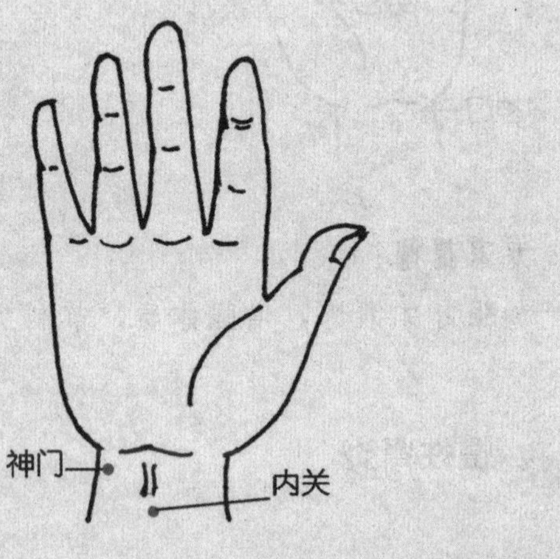

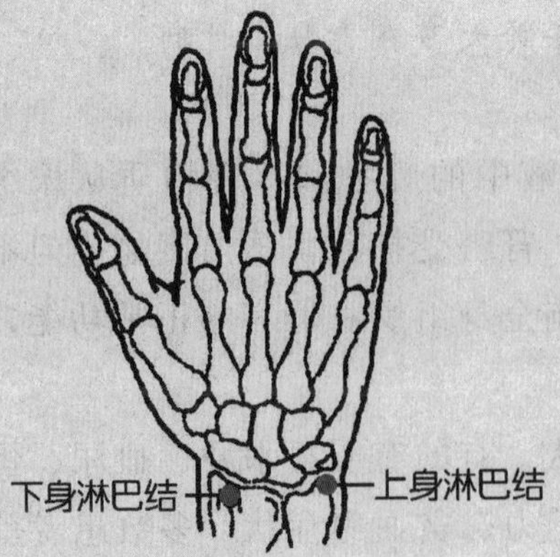

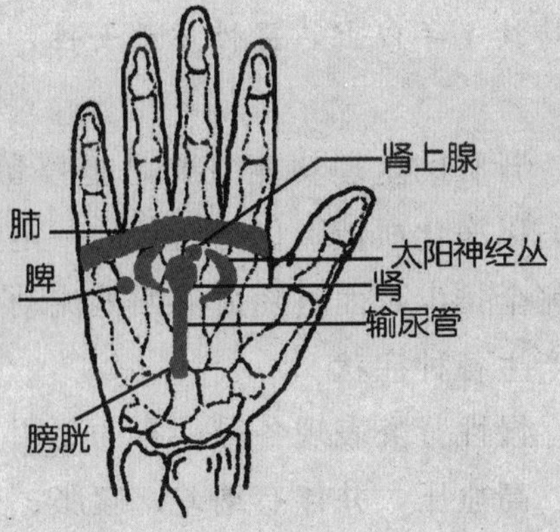

专家提醒：

在治疗过程中，应动态监测病情变化，防止病情恶化，必要时应去医院治疗。另外，应禁食含盐、碱食物，防止感冒，不宜过度疲劳，养成良好的个人卫生习惯。

尿路感染

尿路感染是由病原菌侵犯泌尿系统而引起的炎症性病变，发病急，病程短，以尿频、尿急、尿痛、排尿不畅、血尿及下腹部胀满刺痛为主要临床特征。

临床上尿路感染又分为上尿路感染和下尿路感染，其症状表现略有差异。上尿路感染最常见的是急性或慢性肾盂肾炎，常伴有腰痛、发热等症状；下尿路感染主要是膀胱和尿道炎症，一般血尿颜色鲜红，多为终末血尿（便尽时见血尿），但很少出现腰痛。

人体尿道自净的功能，能抵抗细菌的入侵。当体质虚弱，机体免疫力低下时，就不能及时清除入侵的细菌，导致细菌在尿路增殖，便形成了尿路感染，产生各种临床症状。

急性尿路感染者应考虑药物治疗，或及时去医院诊治，以免耽误病情。手部按摩适合于慢性尿路感染者，可提高人体抵抗力，消除感染病菌。

▲手部按摩

1. 施治穴位

揉按外关、合谷、液门、外劳宫、阳池、腰痛点、夜尿点等。

2. 施治反射区

按摩肾上腺、肾、输尿管、尿道、膀胱、上下身淋巴结、太阳神经

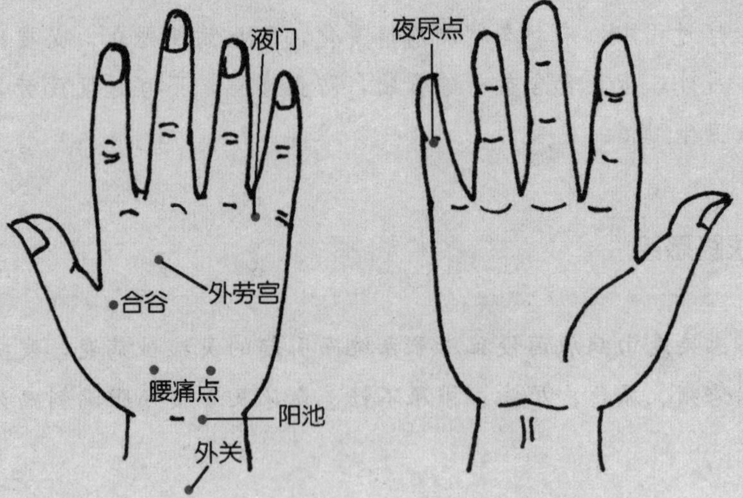

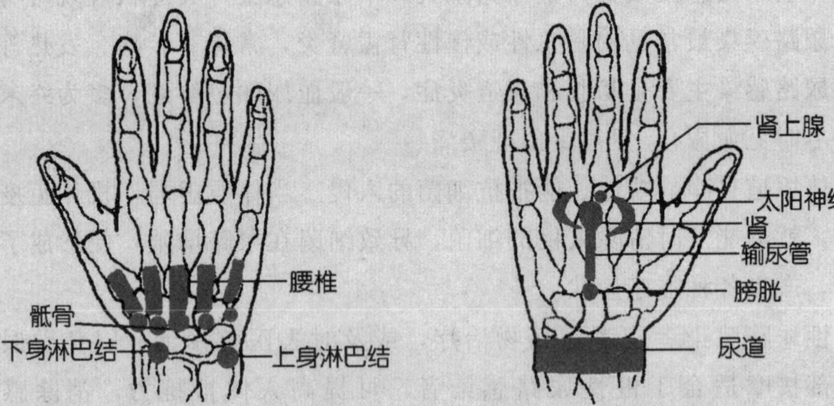

丛、腰椎、骶骨等反射区，尤其是肾、膀胱、输尿管、尿道反射区。

专家提醒：

平时应注意休息，多饮水，勤排尿，忌食辛辣刺激性食物。

尿潴留、尿失禁

尿潴留、尿失禁是常见的膀胱排尿功能障碍性疾病。两者均伴有腰背酸痛、倦怠乏力、纳少等全身症状，但各自又有其自身的特征。

尿潴留以排尿困难、排尿不畅、膀胱充盈和充溢性尿失禁为其重要特征。

尿失禁以小便难以控制，或完全不能控制为主要特征。

▲手部按摩

1. **施治穴位**

揉按二间、合谷、液门、三间、腰痛点、外劳宫等。

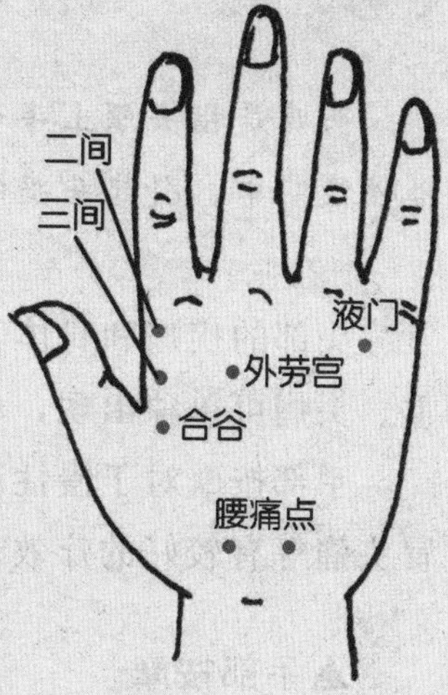

2. **施治反射区**

按摩肾上腺、肾、输尿管、膀胱、太阳神经丛、尿道、肝、肺、腰椎、骶骨等反射区，尤其是输尿管、肾、膀胱、尿道反射区。

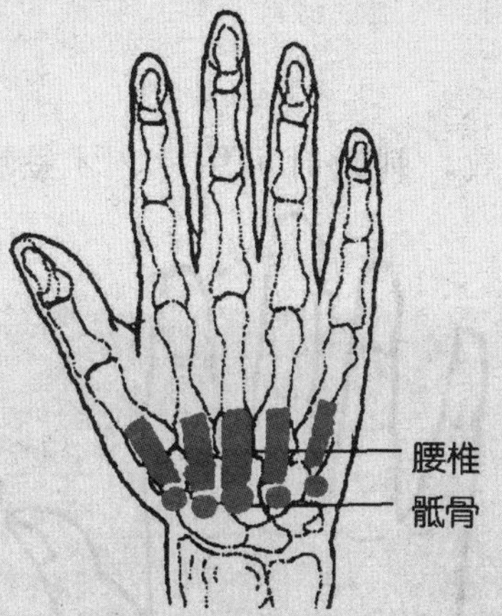

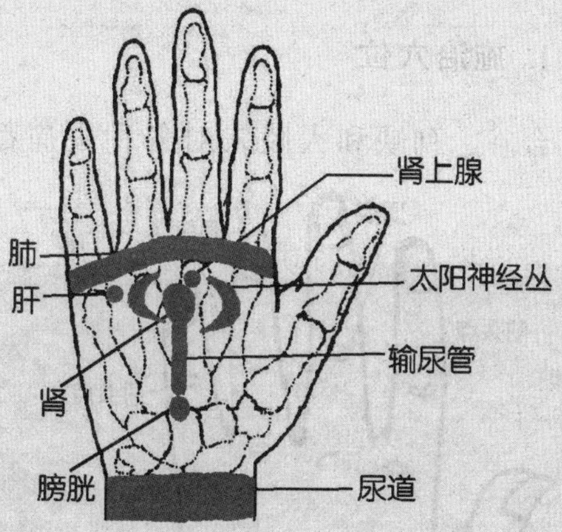

专家提醒：

在治疗前，应清楚尿潴留及尿失禁的成因，因肿瘤等器质性疾病所致者，应及时去医院诊治，切忌拖延。另外，应注意休息，避免劳累，加强营养，忌食寒冷辛辣之品。

神经系统病症

头痛

头痛是指头颅上半部的疼痛，是一种常见的自觉症状，见于各种急、慢性疾病中。引起头痛的原因，大致可分为颅内疾病和颅外疾病两大类。

头部的疾病和身体其他部位的疾病均可引起头痛，可急可慢，可轻可重。头痛可单独出现，也可与其他症状并发。

手部按摩对于慢性高血压引起的头痛、血管神经性头痛、偏头痛、感冒头痛等有较好的疗效。

▲手部按摩

1. 施治穴位

合谷、列缺和大陵穴对各种头痛都有效，刺激时可用针、牙签或发

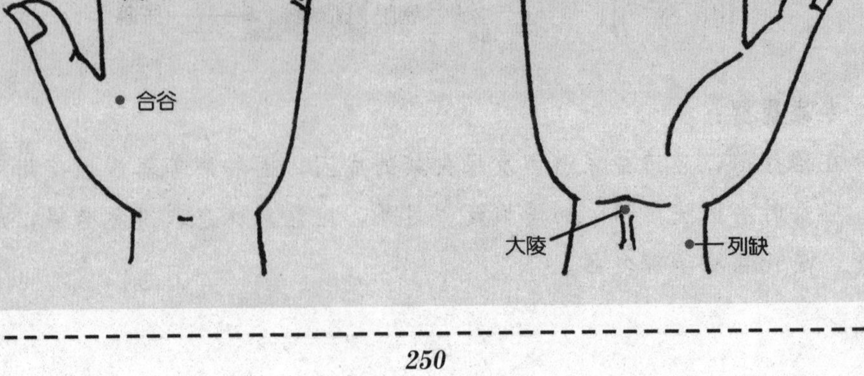

夹。另外，前头部痛时，刺激前头点；头顶部痛时，刺激头顶点；偏头痛，则刺激偏头点；后头部痛时，刺激后头点。可以用艾炷灸，也可用牙签或发夹末端刺激，症状越重刺激的强度越强。

2. 施治反射区

按摩鼻窦、脑垂体、颈项、三叉神经、肾、肾上腺、输尿管、膀胱、脑干等反射区，尤其是脑垂体、颈项反射区。

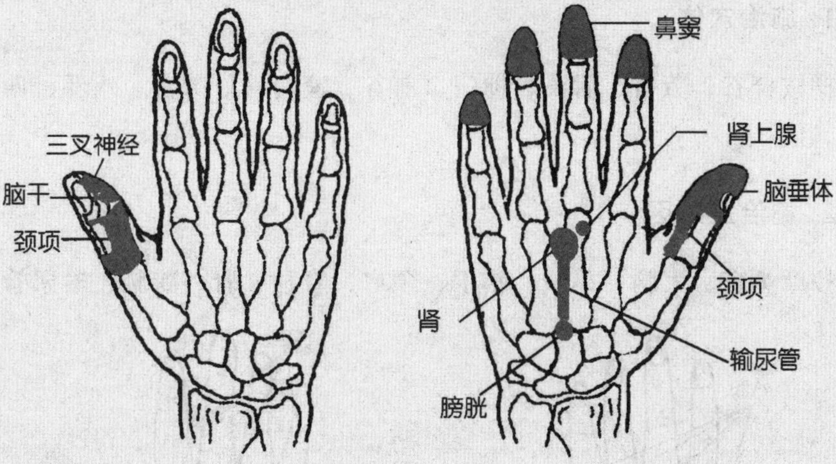

专家提醒：

对于感染性疾病、颅内疾病等头痛重症、危症，或头痛时间较长，疗效不佳者，应去医院接受医师的诊治，切勿延误病情。另外，平时应注意心理调摄，避免情绪紧张而诱发或加重头痛。

脑卒中

脑卒中又称脑血管意外，包括脑出血、蛛网膜下腔出血与脑血栓形成、脑栓塞、脑血管痉挛等出血性和缺血性两大类。

脑卒中以突然发生的昏迷、偏瘫为主要临床表现，一般表现为一侧肢体完全性或不完全性瘫痪、感觉丧失、口眼歪斜、语言障碍、吞咽困难、小便失禁等。

脑卒中的病因较为复杂，心脏病、高血压、糖尿病、饮酒、吸烟、高脂血症、肥胖、遗传等都是导致脑卒中的危险因素。手部按摩可作为预防和治疗脑卒中后遗症的有效方法。

▲手部按摩

1. **施治穴位**

揉按合谷、劳宫、后溪、神门、前谷、液门、外劳宫、八邪、四缝等穴位。

2. **施治反射区**

按摩鼻窦、大脑、小脑、脑干、颈肩、脊柱、肾、膀胱、输尿管、平

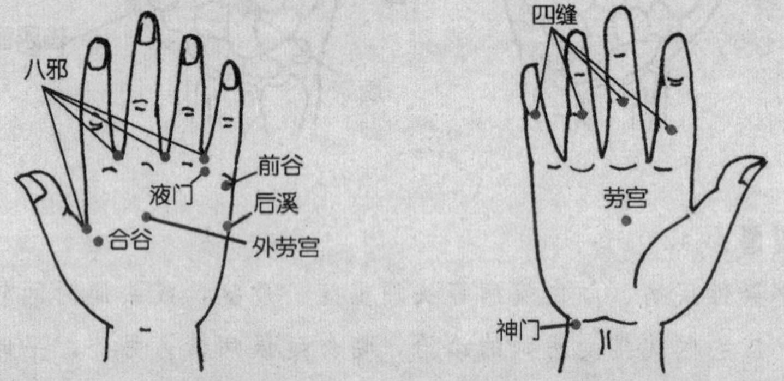

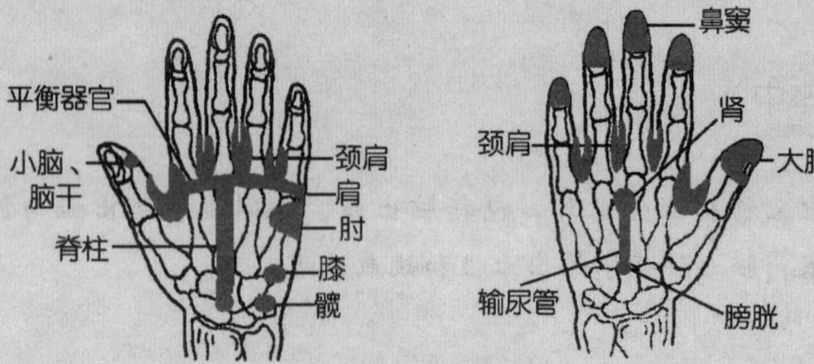

衡器官、肘、肩、膝、髋等反射区，重点按摩脑干、大脑、膀胱等反射区。

专家提醒：

手部按摩主要适用于脑卒中后病情稳定者，尤其是脑卒中后遗症者。对急性期患者应以药物急救为主。治疗期间，应加强肢体功能锻炼，并注意护理，如避风寒、忌辛辣等。

失眠

失眠多属神经功能性疾病，以经常不易入睡，或睡后易醒，或睡后多梦为主要特征，常伴有头晕、记忆力下降等症状。

引起失眠的原因很多，但大多数是精神上的压力，如情绪激动、精神紧张、过度的精神刺激、难以解决的困扰等，使大脑皮质兴奋与抑制失调，导致难以入睡而产生失眠。

神经衰弱也会导致失眠的。如果因为工作的关系，而长期睡眠不足，最终也会导致神经衰弱，而神经衰弱又直接会影响睡眠。结果，想睡而无法入睡，造成恶性循环。这样，不单是导致身体上的损耗，更是精神上的折磨。

▲手部按摩

1. 施治穴位

中医学认为，心肾相交，阴阳互济是正常睡眠的前提。按摩与心、肾相关的穴位，是取得较好治疗效果的关键。不论何种原因导致的失眠，按摩与心、肾相关的穴位必不可少。因此，可揉按神门、合谷、内关、中冲、大陵、安眠点等。

2. 施治反射区

按摩脑干、脑垂体、太阳神经丛、肾、甲状腺、膀胱、脾、输尿管、

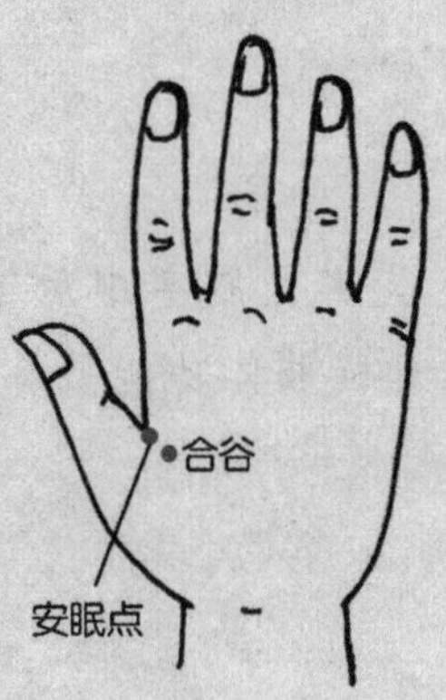

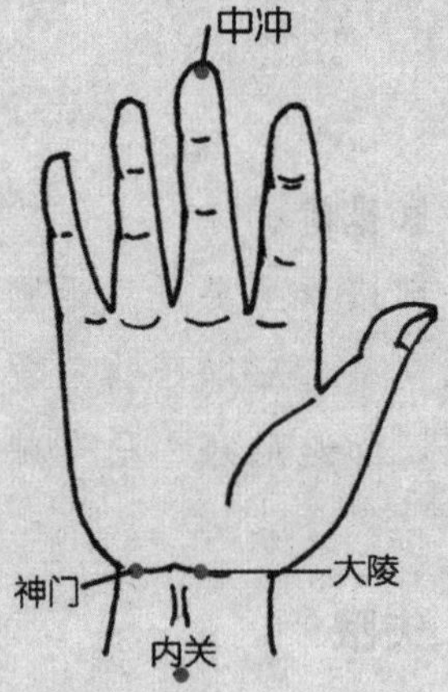

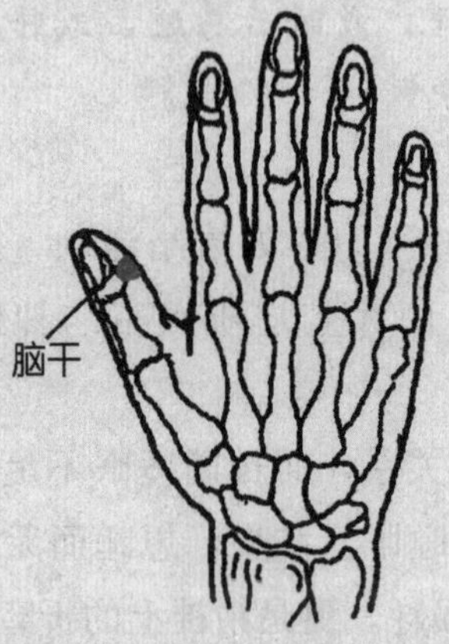

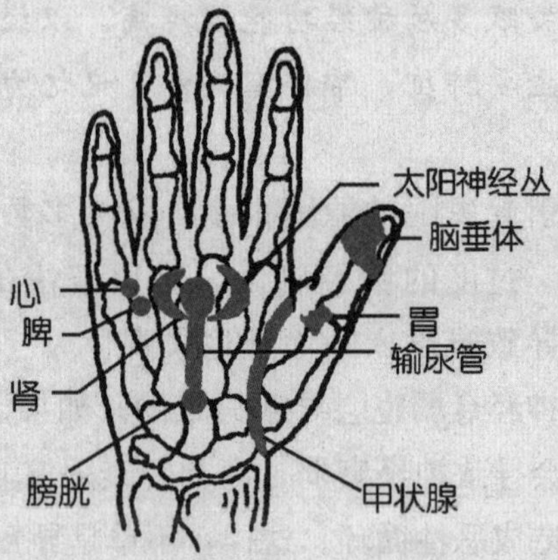

胃、心等反射区，重点按摩脑干、脑垂体、心、太阳神经丛反射区。

专家提醒：

应保持乐观的心态，注意调摄。避免劳累，宜饮食清淡，忌烟酒，并进行适当的体育锻炼。

老年性痴呆

老年性痴呆是一种老年慢性进行性智能衰退的器质性病变，大多以脑组织弥漫性萎缩和退行性改变为主，发病多在65岁以上。

老年性痴呆早期症状多有性格改变，患者表现出主观、任性、顽固迂执、自私狭隘、不喜与人交往、情绪不稳定、易激怒、缺乏羞耻与道德感、不讲卫生，甚至连生活都难以自理。

老年性痴呆的另一显著症状是记忆力障碍，患者常常会找不到家门，不记得家人和自己的名字，还很多疑。

老年性痴呆无特效治疗方法，但长期坚持手部按摩，可减轻病情，缓解临床症状。

▲手部按摩

1. 施治穴位

揉按大陵、劳宫、合谷、神门、后溪、安眠点、定惊点等。

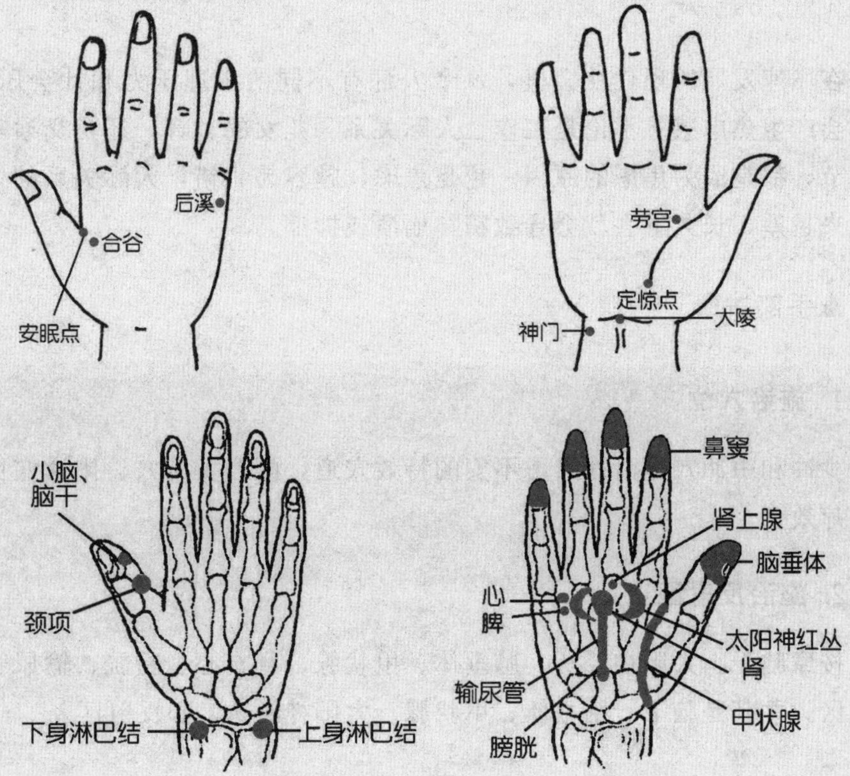

2. 施治反射区

按摩小脑、脑垂体、肾上腺、鼻窦、心、肾、脾、颈项、脑干、太阳神经丛、上下身淋巴结、膀胱、甲状腺、输尿管等反射区，尤其是小脑、脑垂体、肾上腺、心反射区。

专家提醒：

老年人要保持乐观的精神状态，多接受一些新鲜事物，经常给大脑一定的刺激，防止大脑功能的衰退。

焦虑不安

焦虑不安是一种因需求没有得到满足而导致的精神紧张状态。

在飞速发展的现代社会里，每个人都有不同的心理压力和社会压力，从而会产生焦虑感。不论是工作、人际关系、儿女的教育，还是交通等生活小节，都是成为焦虑的原因。越是焦虑，越容易犯错，人际关系的处理也越来越差，长久下去就会导致精神崩溃或抑郁。

▲手部按摩

1. 施治穴位

少冲和中冲穴是治疗焦虑不安的特效穴道，配合大陵穴、阳溪穴可以提高疗效。

2. 施治反射区

按摩脑干、太阳神经丛、脑垂体、甲状腺、肾、心、膀胱、输尿管等反射区，尤其是脑干、脑垂体、甲状腺、太阳神经丛、心反射区。

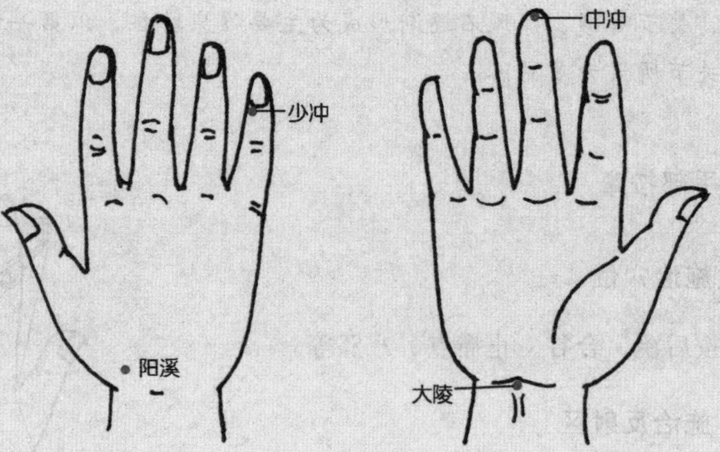

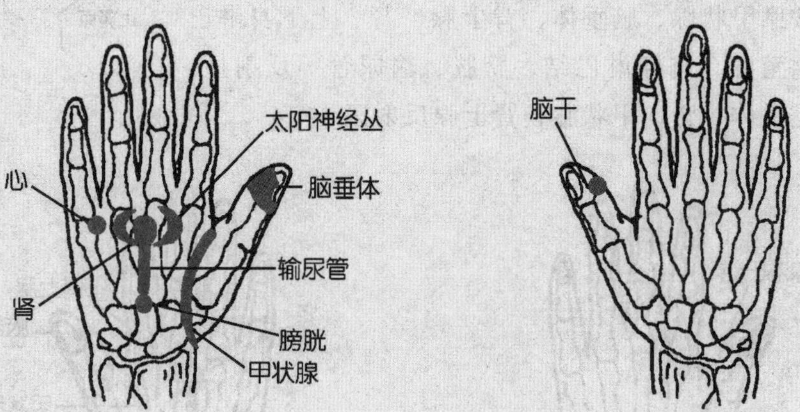

专家提醒：

治疗期间，应保持乐观心态，避免过度焦躁，注意调摄。避免劳累过度，饮食宜清淡。忌烟酒，并进行适当的体育锻炼。

内分泌及代谢性病症

痛风

痛风是嘌呤代谢紊乱所致的疾病，以血清尿酸增高、关节红肿热痛反复发作、关节畸形、痛风石逐渐形成为主要临床特征，以第一跖趾及脚部大脚趾关节所累为多见。

▲手部按摩

1. **施治穴位**

揉按后溪、合谷、止痛点、八邪等。

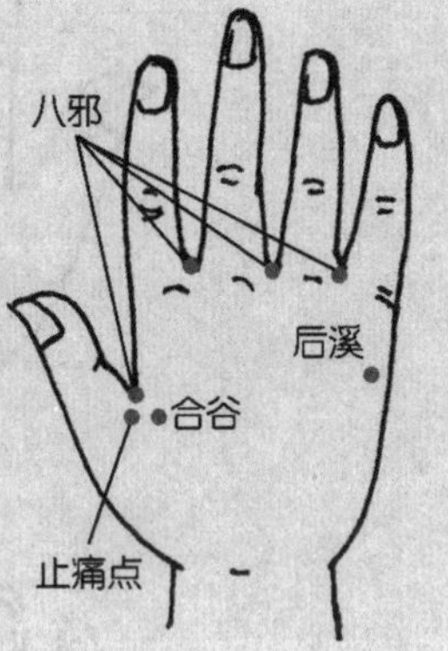

2. **施治反射区**

按摩甲状腺、脑垂体、肾上腺、肾、上下身淋巴结、生殖腺、胸腺淋巴结、膀胱、输尿管等反射区，尤其是垂体、肾、甲状腺、肾上腺反射区。

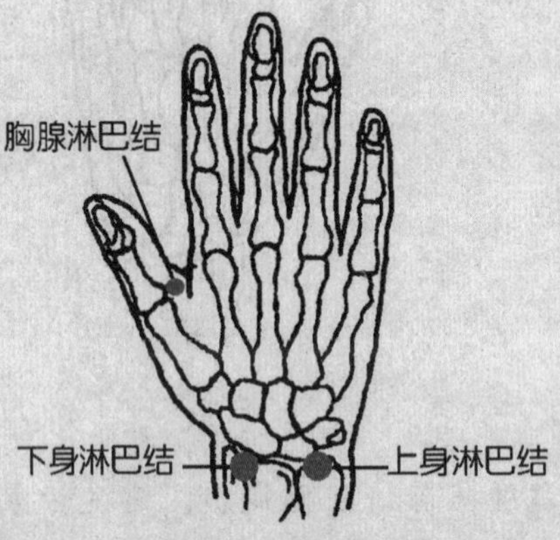

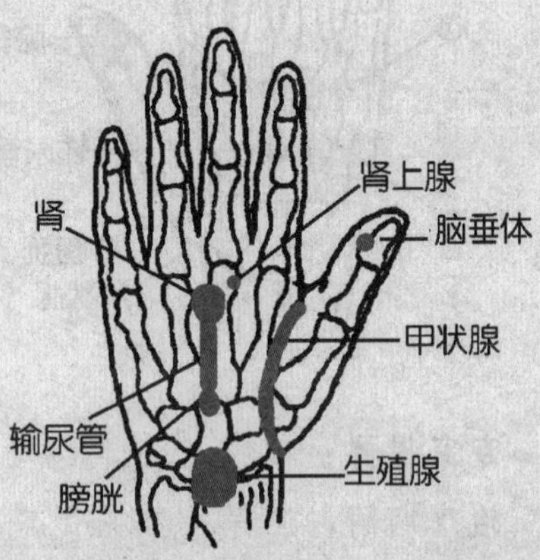

专家提醒：

痛风急性期，应以药物治疗为主。平时应注意调摄，忌食坚果类、海腥发物、动物内脏，戒烟酒、多饮水，避免精神紧张、劳累及受寒。

肥胖症

体内脂肪积聚过多，体重超过标准体重的20%以上或体重指数在24

以上者称为肥胖症。

人体标准体重计算公式为：身高（厘米）－100（男性为105）＝标准体重（千克）。

体重指数的计算公式为：体重（千克）÷［身高（米）］2＝体重指数。

肥胖症分为单纯性肥胖和继发性肥胖两种。继发性肥胖常继发于一些原发病后，临床表现除形体肥胖外，常伴有食欲、睡眠、大便等异常及乏力、心悸等。

肥胖症可始于任何年龄，以40—50岁女性为多见。引起肥胖的原因大致有两种：一种是病理性致肥，由于内分泌失调、脂肪代谢障碍，导致体内脂肪堆积；另一种是生理性致肥，由于饮食失控、营养摄入失衡，导致体内脂肪过量堆积。

随着现代人的生活水平的改善，患肥胖症的人越来越多。肥胖是多种疾病的诱因之一，如糖尿病、高血压、动脉硬化、心肌梗死、脑卒中等，而这些疾病已成为人类健康的一个又一个杀手。所以，治疗和预防肥胖症有着极为重要的意义。

手部按摩有较好的减肥效果，对于内分泌失调引起的肥胖症，手部按摩重在调节内分泌功能，从而调节体内的脂肪代谢；对于因摄食过多引起的肥胖症，手部按摩重在调节胃肠道的功能，减少食物的摄入，从而减少脂肪的堆积。

▲手部按摩

1. 施治穴位

刺激神门、后溪、合谷、中泉、八邪、便秘点等。为了使胃的功能降低，强烈的刺激是有必要的，直到感觉疼痛时为止。若刺激不够强烈，反而会出现反效果。

2. 施治反射区

按摩脑垂体、甲状腺、十二指肠、胃、胰、膀胱、肾、输尿管、肾上

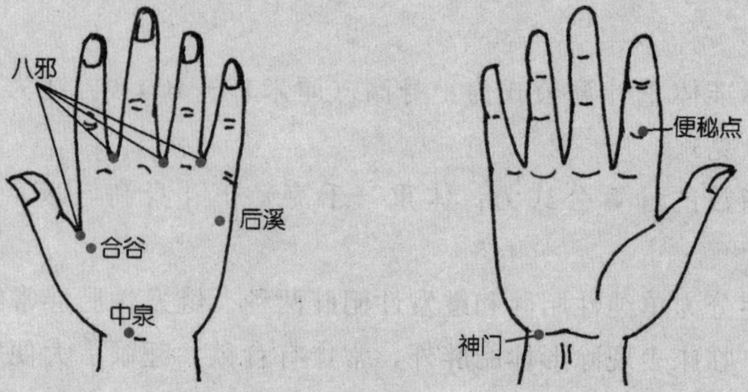

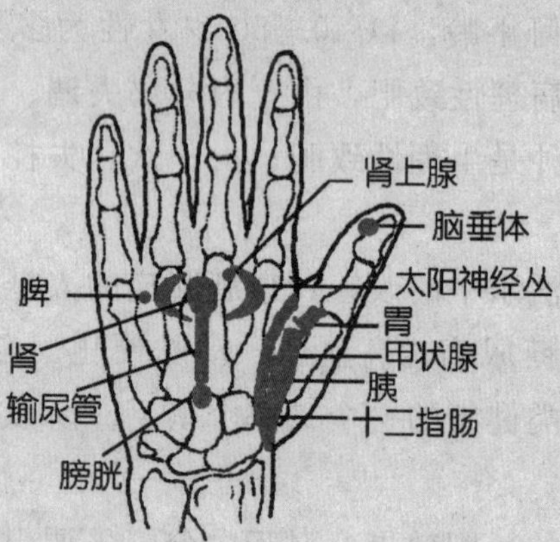

腺、脾、太阳神经丛等反射区，重点按摩胰、甲状腺、脑垂体、胃反射区，要采用强刺激。

专家提醒：

继发性肥胖应重视原发病的治疗。另外，应注意控制饮食，特别是高脂肪、高糖类和高热量的食物，并积极参加体育锻炼。

甲状腺功能亢进

甲亢是甲状腺功能亢进的简称，是甲状腺腺泡细胞分泌过量的甲状腺素所致的内分泌性疾病，多见于中青年女性。

甲状腺功能亢进以甲状腺肿大、食欲亢进、心律过速、情绪急躁、消瘦、出汗、手颤、突眼等症状为其主要表现。若甲亢症状长期得不到有效控制，可导致甲亢性心肌病等并发症。

甲亢的治疗，应以药物等综合治疗为主，手部按摩只可做其辅助疗法，用以增强药物治疗的效果。

▲手部按摩

1. 施治穴位

揉按神门、合谷、大陵、八邪、劳宫、四缝等穴位。

2. 施治反射区

按摩甲状腺、脑垂体、肾、心、肾上腺、太阳神经丛、上下身淋巴结、

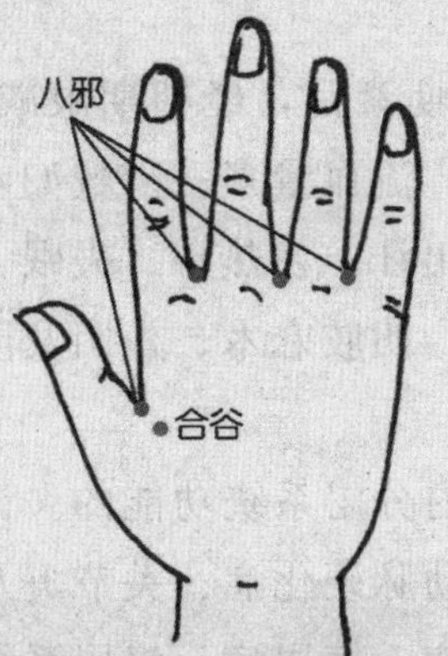

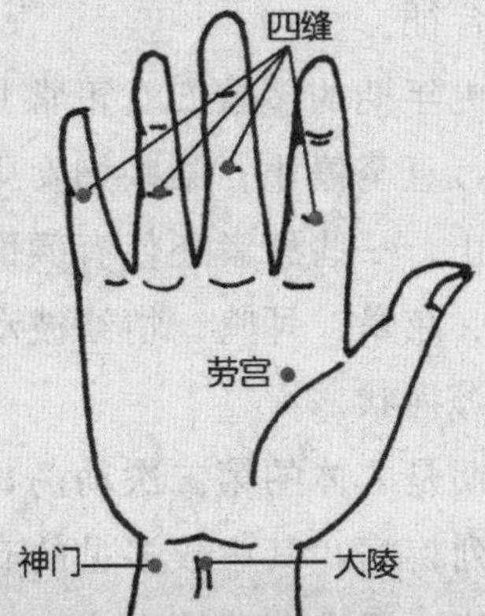

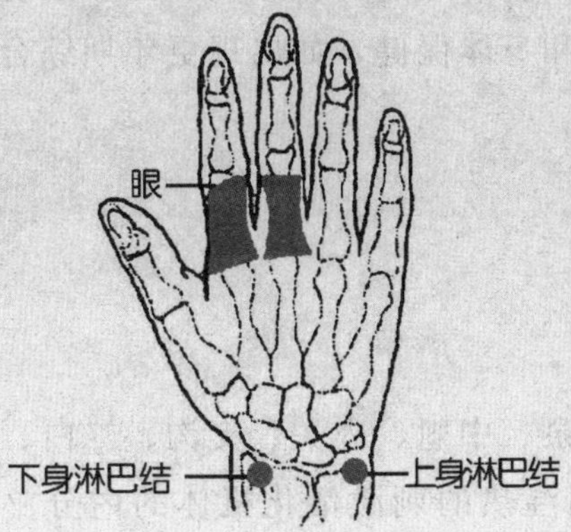

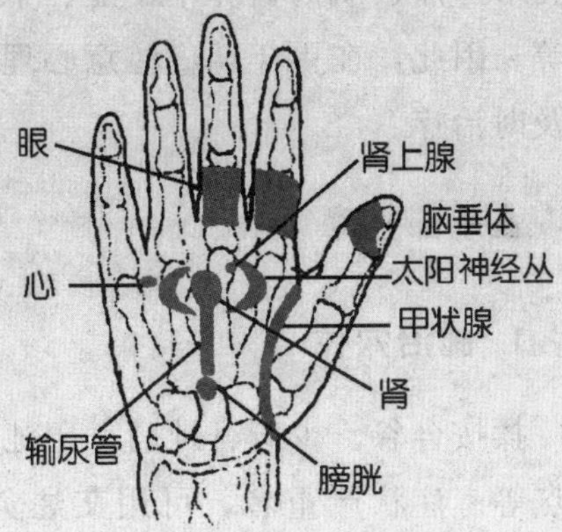

膀胱、输尿管、眼等反射区，重点按摩脑垂体、甲状腺、肾、心反射区。

专家提醒：

多食如紫菜、海带等含碘的食物，忌食油腻食物，忌烟酒，应保持心情舒畅，注意劳逸结合。

更年期综合征

多数妇女从45—55岁便开始停经，这段时间前后称为更年期。对男性来说，则相当于进入老年期的年龄阶段。

更年期综合征是妇女进入更年期后，卵巢功能下降，雌激素分泌随之减少，引起内分泌系统和自主神经功能失调而出现一系列临床症状，又称绝经期综合征。

处于更年期的多数妇女正常月经转为月经周期紊乱，经期期限减少，血量趋少，直至停止；某些妇女则月经周期延长，流血量多；少数妇女月经突然停止。一些患者还伴有颜面阵发性潮红、出汗、发热感、失眠、心烦、乏力、眩晕、耳鸣、情绪波动大、乳房胀痛、四肢麻木、外阴及阴道有瘙痒感等症状。

更年期是人体的第二次动荡，整个机体由于内分泌系统功能的失调会发生一系列疾病，其中较多见的有高血压、冠状动脉硬化症、关节炎及多个关节疼痛、肌肉营养不良症、甲状腺功能亢进症、糖尿病、泌尿系统疾病等。因此，在更年期应注意心理保健和身体保健，如出现更年期综合征应及时治疗。

▲手部按摩

1. 施治穴位

揉按合谷、少府、神门、阳池、中泉、中魁、内关、支沟、二白、安眠点等。症状严重者，可用艾炷灸，用温热的刺激活化机体的内分泌功

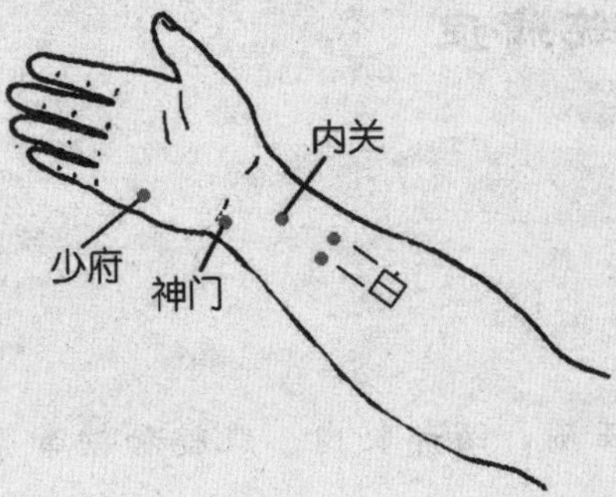

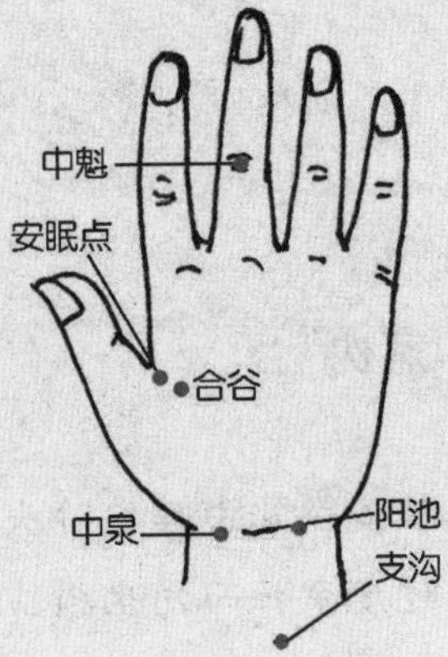

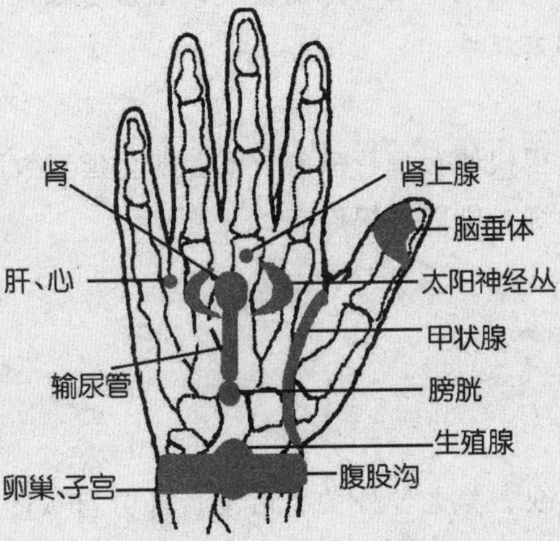

能，使得激素的分泌和精神状态得以稳定。

2. 施治反射区

按摩脑垂体、心、肾、肝、肾上腺、卵巢、甲状腺、子宫、太阳神经丛、生殖腺、膀胱、腹股沟、输尿管等反射区，尤其是脑垂体、卵巢、子宫、太阳神经丛反射区。

专家提醒：

保持乐观的情绪，多加休息，避免过度劳累。家人的鼓励也有利于更年期综合征的治疗。

运动系统病症

落枕

落枕多数是由睡觉时头部姿势不正确，颈部肌肉、肌腱和韧带等软组织受到过度牵拉而发生损伤，导致颈、肩、背部肌肉痉挛所致。临床表现为早晨起床后感到一侧颈部肌肉疼痛僵硬，活动受限，有时酸痛可扩散到肩部或背部，局部有压痛。

落枕症状轻者很快便会自行痊愈，重者则会延至数周。若能进行包括按摩在内的功能锻炼，则能缓解疼痛。

▲手部按摩

1. 施治穴位

揉按内关、列缺、养老、外关、后溪、外劳宫（落枕）、合谷、止痛

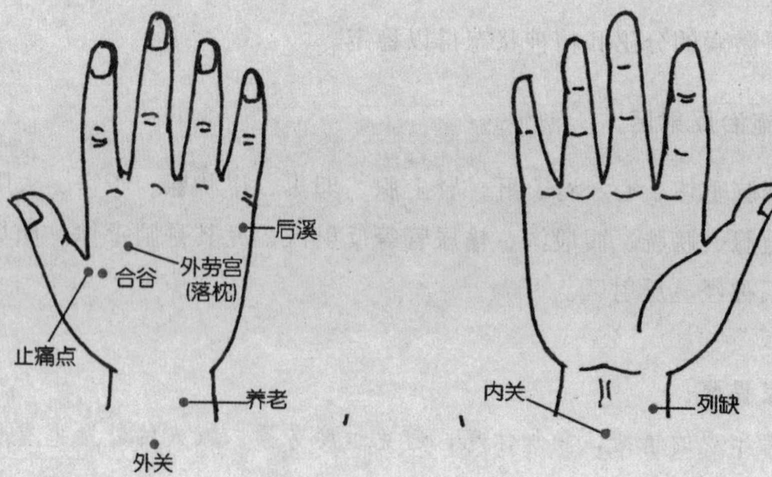

点等，以疏通气血，促进恢复。

2. 施治反射区

按摩颈椎、颈项、颈肩、斜方肌、肾、脑垂体、头颈淋巴结、膀胱、输尿管等反射区，重点按摩颈椎、颈项、脑垂体、斜方肌反射区。

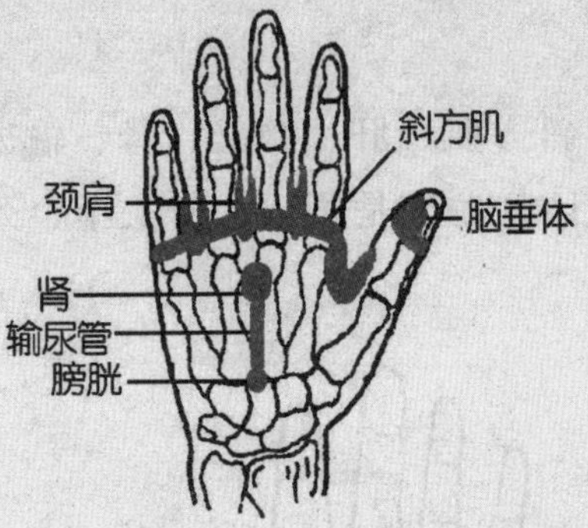

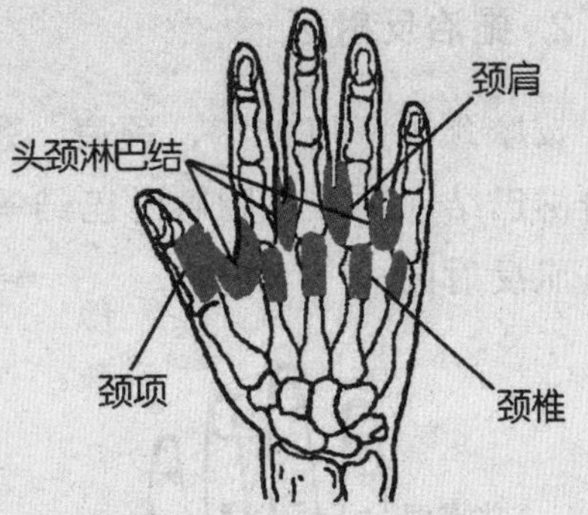

专家提醒：

按摩后宜做颈项转动，动作要和缓。治疗期间应注意局部保暖。

肩周炎

肩周炎是肩关节周围炎的简称，又称漏肩风、五十肩、冻结肩，是指发生于肩关节及其周围软组织，以关节疼痛和活动障碍为主要临床表现的一种综合征，昼轻夜重，并出现不同程度的三角肌萎缩。

肩周炎也是一种老化现象，主要与肩周围组织退行性病变、劳损等因素有关，以单侧发病为多见。最初症状为肩前部疼痛，活动时加重，病情严重时影响患侧，梳头穿衣亦受限制。

防治肩周炎，药物治疗效果甚差，主要靠功能锻炼，应尽早进行自我按摩活动，持之以恒，方能收良效。

▲手部按摩

1. 施治穴位

揉按阳溪、合谷、大陵、液门、外劳宫、后溪、止痛点等。

2. 施治反射区

按摩颈项、肩关节、颈肩、颈椎、斜方肌、肝、膀胱、肾、输尿管、上身淋巴结、胸椎、胸腺淋巴结等反射区，尤其是颈项、肩关节、颈肩、斜方肌反射区。

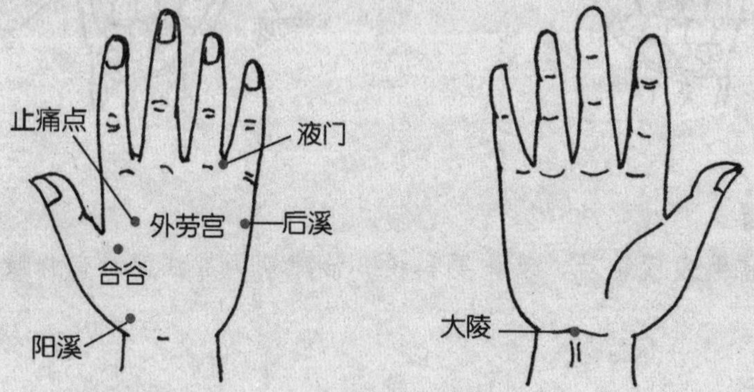

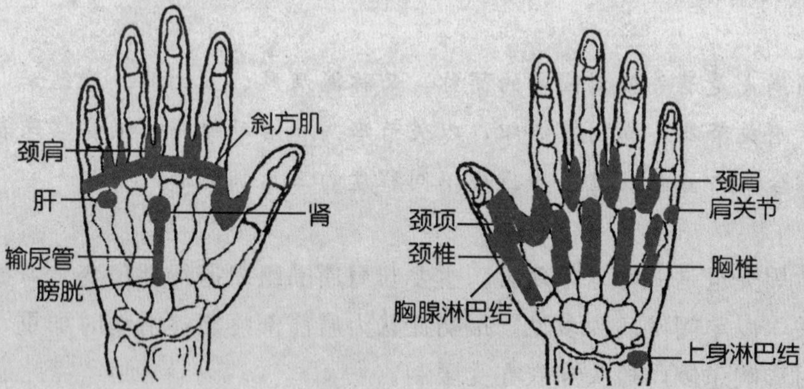

专家提醒：

在治疗过程中，配合肩关节功能锻炼，可加强疗效。应注意局部保暖，不要提抬重物。

膝关节炎

膝关节炎指膝关节软骨变性及唇样骨质增生后产生骨赘，从而压迫膝关节周围组织而产生的临床症状。主要临床表现为膝关节持续性钝痛或酸痛，晨起疼痛较甚，且关节僵硬，活动片刻后症状便会减轻，但活动过多后就会症状加重。

手部按摩可促进膝关节部位的血液循环，促进局部水肿的消退，松解局部组织的粘连，对膝关节炎具有较好的治疗保健作用。

▲手部按摩

1. 施治穴位

揉按外劳宫、合谷、止痛点、腰痛点等，以滑利关节。

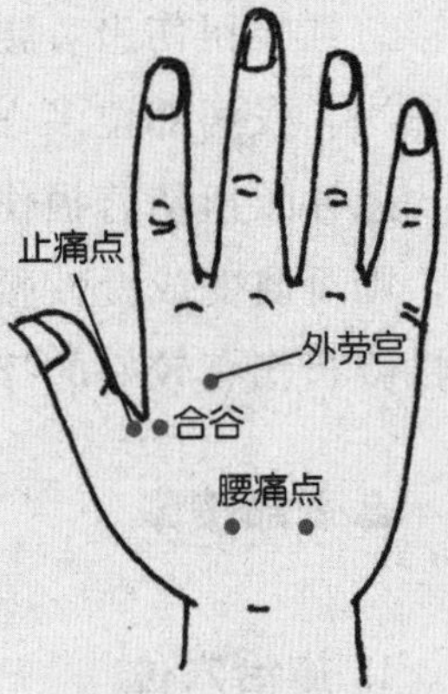

2. 施治反射区

按摩膝关节、肾、肾上腺、膀胱、输尿管、甲状旁腺、上下身淋巴结、腰椎、肝、脾等反射区，尤其是膝关节、甲状旁腺、肾、肾上腺反射区。

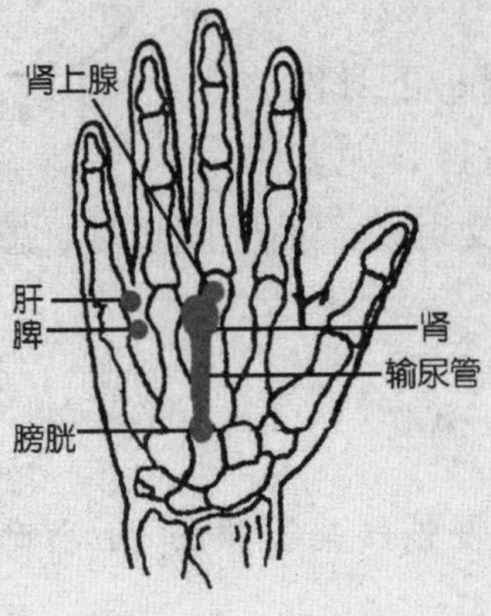

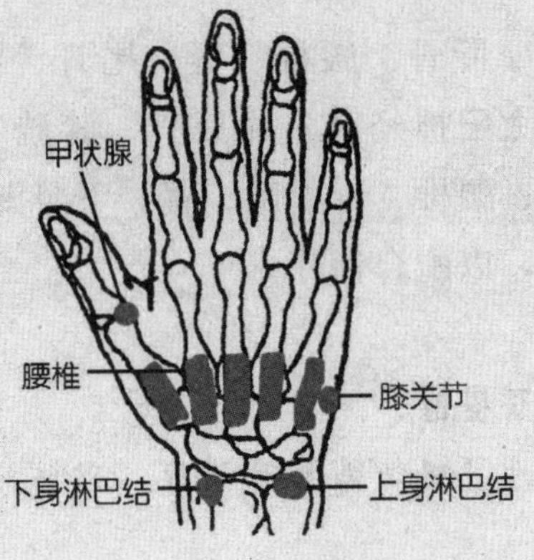

专家提醒：

在治疗期间，避免关节受凉，可做适当的锻炼，不宜过度劳累。

急性腰扭伤

急性腰扭伤俗称闪腰，多为突然遭受间接外力，使腰部肌肉、韧带、筋膜和关节囊等组织受到过度牵拉、扭转，甚至撕裂，导致腰部肌肉、韧带、筋膜、椎间小关节、腰骶关节的急性损伤，而出现腰痛剧烈、腰部活动受限，乃至卧床难起等一系列症状。

急性腰扭伤患者腰部常有明显的压痛点，腰部及下肢的活动会导致疼痛加剧。发病部位多在腰骶、骶部及两侧骶棘肌。多见男性患者。

急性腰扭伤若损伤严重，或未及时治疗，或处理不当，使症状长期存在，则可演变成慢性腰痛。手部按摩可以舒筋活络、活血止痛，对于治疗急性腰扭伤有较好的疗效。

▲手部按摩

1. 施治穴位

揉按合谷、后溪、止痛点、腰痛点等。

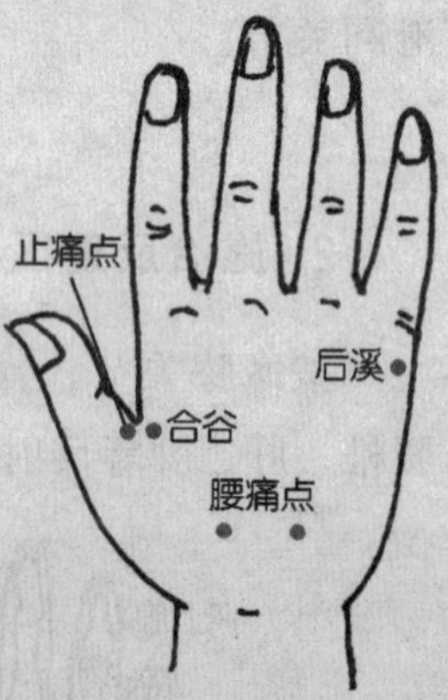

2. 施治反射区

按摩骶骨、腰椎、肾、尾骨、肾上腺、下身淋巴结、太阳神经丛、输尿管、膀胱等反射区，尤其是骶骨、腰椎、肾上腺、肾、下身淋巴结反射区。手部按摩时，患者应活动腰部，以配合治疗。

专家提醒：

急性腰扭伤需及时治疗，以防演变为慢性腰痛。损伤24小时内，忌

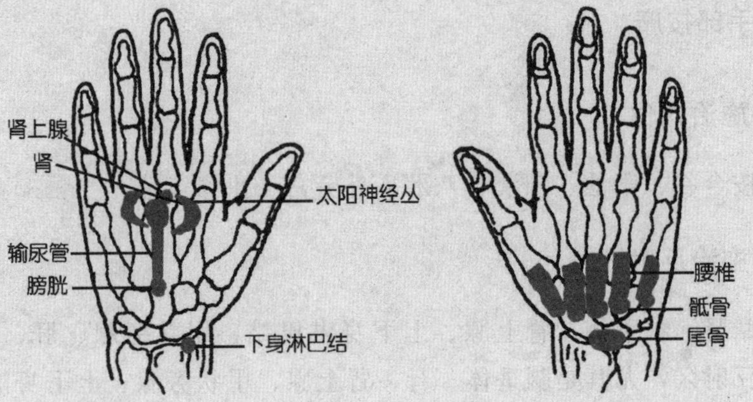

热敷腰部，以免局部出血加重症状。治疗期间，患者应卧硬板床休息，腰部制动，以促进恢复。

类风湿性关节炎

类风湿性关节炎是一种慢性全身性自身免疫性疾病，以对称性小关节炎症为其主要临床特征，多见于青年女性。

类风湿性关节炎起病缓慢，先有几周到几个月的疲倦乏力、体重减轻、胃纳差、低热，随后以游走性关节疼痛和功能障碍为主要临床表现。类风湿性关节炎病程长，大多迁延许多年，在进展中可有多次缓解和复发交替，晚期则出现关节硬和畸形，甚至功能丧失等。关节的病变常从四肢远端的小关节开始，逐渐影响到其他关节。

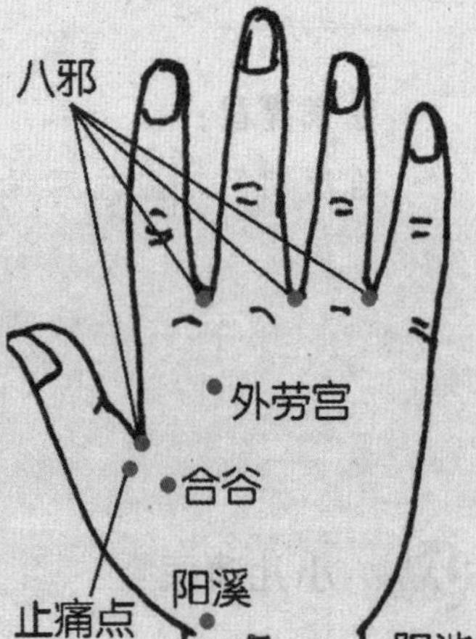

手部按摩是治疗类风湿性关节炎常用的方法之一，能调整机体的免疫功能，改善局部的血液循环，结合药物治疗与功能锻炼，可有效控制病情。

▲手部按摩

1. 施治穴位

揉按合谷、阳池、阳溪、八邪、外劳宫、止痛点等。

2. 施治反射区

按摩肾、脑垂体、肾上腺、上下身淋巴结、甲状旁腺、肝、输尿管、膀胱等反射区，尤其是脑垂体、肾、肾上腺、甲状旁腺、上下身淋巴结反射区。

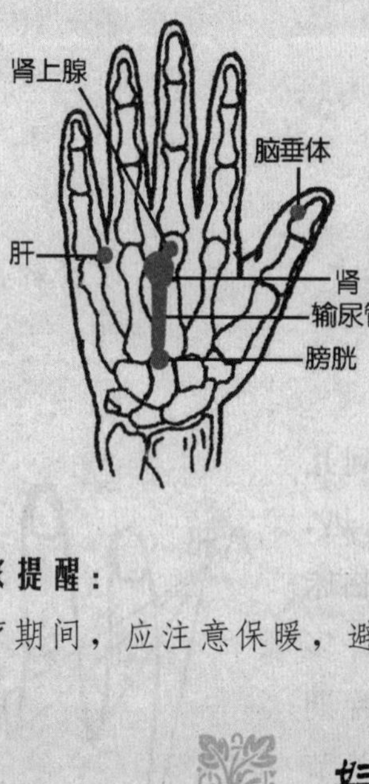

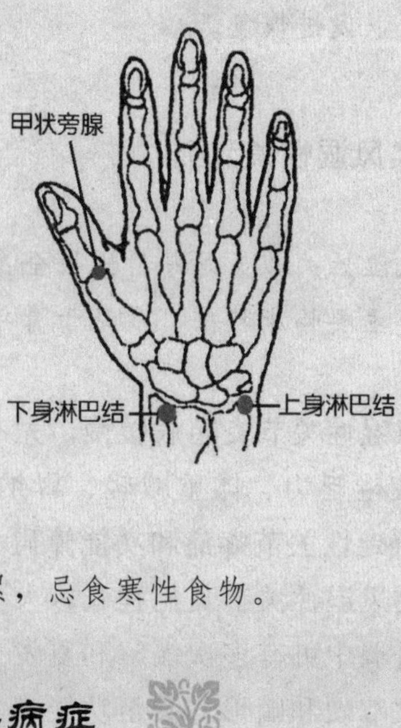

专家提醒：

治疗期间，应注意保暖，避免劳累，忌食寒性食物。

妇儿科病症

小儿遗尿

小儿遗尿俗称尿床，是指3岁以上的小儿在睡眠中无知觉地撒尿，便称为遗尿。轻者数夜一次，重者一夜数次，时间长会有精神不振、紧张、智力减退等症状。

小儿遗尿是由于神经系统以及大脑皮质的功能紊乱，调节失调所致，多见于过于敏感、易兴奋的儿童。3岁内小儿，由于智力发育不全，或年长儿因白天游戏过度、睡前多饮、初换新的环境等，以致偶尔发生尿床，均属正常。

▲手部按摩

1. **施治穴位**

揉按阳池、合谷、外劳宫、八邪、夜尿点等。

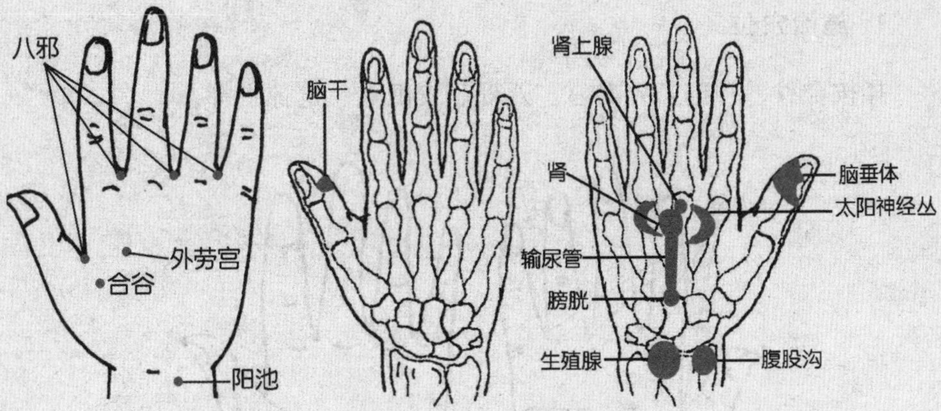

2. **施治反射区**

按摩脑干、膀胱、肾、太阳神经丛、输尿管、脑垂体、腹股沟、肾上腺、生殖腺等反射区，尤其是脑干、脑垂体、膀胱、肾反射区。

专家提醒：

对患儿应加倍护理，均衡营养，不要责骂患儿，以免产生心理障碍，合理安排患儿的休息时间。

小儿多动症

小儿多动症是一种不同程度的运动、行为和学习功能障碍的轻度脑功能失调综合征，其智力正常或接近正常。临床表现为注意力不集中、动作过多、冲动行为、学习困难等特征。

手部按摩能促进大脑神经系统的发育，长期运用对小儿多动症有良好的治疗作用。

▲手部按摩

1. 施治穴位

揉按合谷、神门、外劳宫、八邪、安眠点、定惊点等。

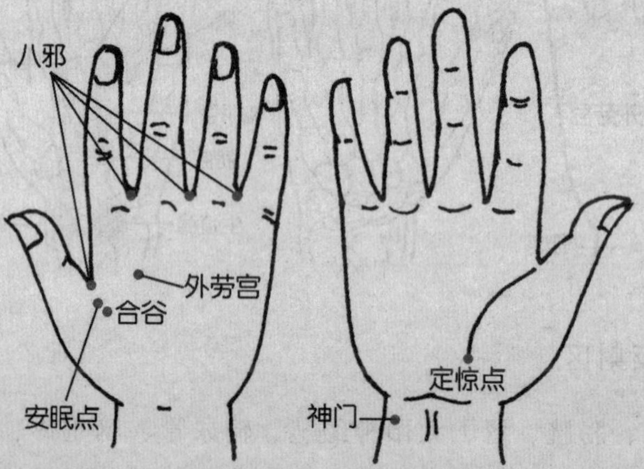

2. 施治反射区

按摩脑垂体、甲状腺、肾、肾上腺、膀胱、心、输尿管、太阳神经丛等反射区，尤其是脑垂体、肾上腺、甲状腺反射区。

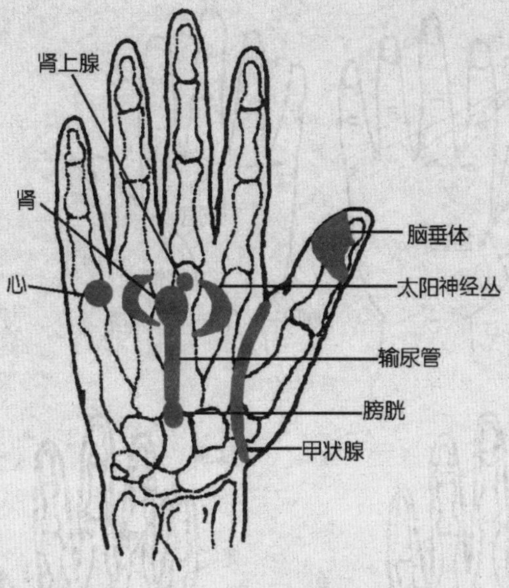

专家提醒：

小儿多动症的发生与心理和社会因素有着一定的关系，应因势利导，不可歧视打骂患儿，若配合心理治疗，效果会更佳。

小儿夜啼、夜惊

小儿夜啼是指小儿入夜经常啼哭不安，或每夜定时啼哭，或间歇啼哭，或持续不断，甚则通宵达旦。多见于6个月以内的婴儿。

小儿夜惊是指小儿入夜惊惕不安，时发惊啼，甚则肌肉抽搐。久病不愈的患儿会出现面色萎黄、消瘦、发育迟缓等症状。

▲手部按摩

1. 施治穴位

揉按神门、合谷、劳宫、大陵、安眠点、八邪、定惊点等穴位。

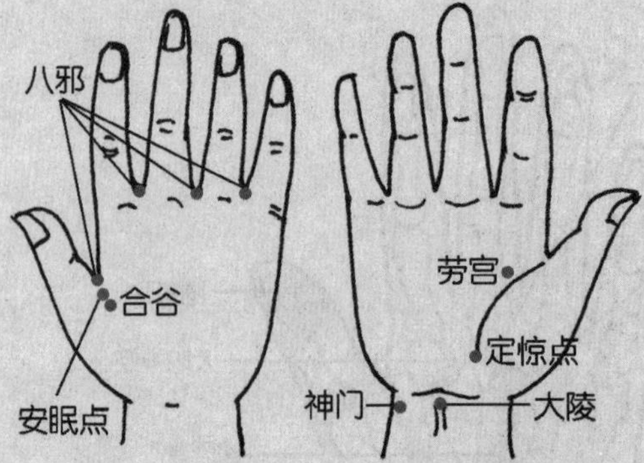

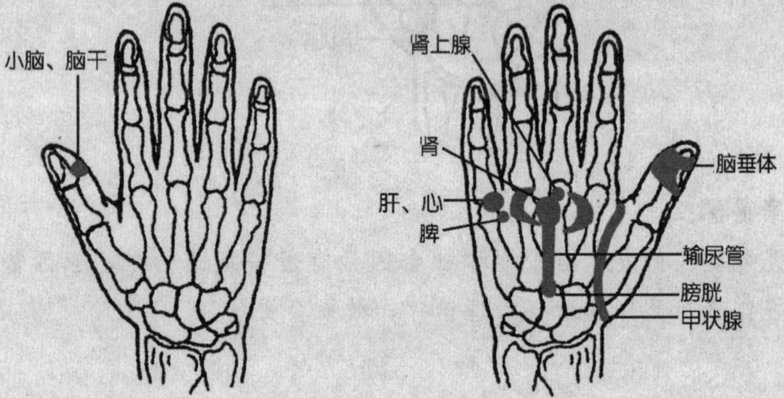

2. 施治反射区

按摩脑干、小脑、肾上腺、脑垂体、心、脾、肾、肝、输尿管、甲状腺、膀胱等反射区，尤其是脑干、脑垂体、肾、心反射区。

专家提醒：

保持环境安静，消除引起小儿夜啼、夜惊的可能因素。